HEINER FREI

DIE POLARITÄTSANALYSE

Die Polaritätsanalyse

Ein präziser Weg zum homöopathischen Arzneimittel

Lehrbuch von Heiner Frei

ISBN 978-3-95582-045-9

1. deutsche Auflage 2014

© 2014 Narayana Verlag

Narayana Verlag

Blumenplatz 2, 79400 Kandern

Tel.: +49 7626 9749700

info@narayana-verlag.de

www.narayana-verlag.de

Cover Abbildung: Fabian Oefner

Design: Chragokyberneticks

Typfaces: Ideal Sans & Din

HEINER FREI

DIE POLARITÄTSANALYSE

EIN PRÄZISER WEG ZUM HOMÖOPATHISCHEN ARZNEIMITTEL

LEHRBUCH

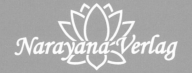

Narayana-Verlag

INHALTSVERZEICHNIS

VERWENDETE ABKÜRZUNGEN

ADHS	Aufmerksamkeitsdefizit Hyperaktivitäts-Syndrom
ADS	Aufmerksamkeitsdefizit Syndrom
BÖ-AG	Bönninghausen Arbeitsgemeinschaft
CGI	Conners Global Index
CPRS	Conners Parent Rating Scale
CTRS	Conners Teacher Rating Scale
GS	C. Hering, The Guiding Symptoms of our Materia medica
HNO	Hals-Nase-Ohren
KFA	Komplexe Fallaufnahme
KI	Kontraindikation
(KI)	Relative Kontraindikation
ORG	S. Hahnemann, Organon der Heilkunst
(P)	Polare Symptome
PA	Polaritätsanalyse
PD	Polaritätsdifferenz
RA	S. Hahnemann, Reine Arzneimittellehre
TB	C. von Bönninghausen, Therapeutisches Taschenbuch, 2000

VORWORT IN UNSEREM BESTREBEN, DIE HOMÖOPATHIE VORAN ZU
BRINGEN, MÜSSEN SICH WISSEN, RATIONELLE METHODEN
UND BESSERE RESULTATE GEMEINSAM ENTWICKELN.

— RUSSELL MALCOLM

HOMÖOPATHISCHE
VERSCHREIBUNGEN
VERBESSERN...

„Macht's nach, aber macht's genau und sorgfältig nach." Mit diesen
Worten ermahnte Hahnemann seine Rezensenten zur genauen
Umsetzung der Homöopathie (Reine Arzneimittellehre [RA], Band 3,
S. 5)[1]. Trotzdem hat sich die Homöopathie seit ihrer Entdeckung vor
über 200 Jahren in eine fast atemraubende Vielfalt von verschiede-
nen Richtungen entwickelt. Fordert man heute in einem Seminar die
Teilnehmer auf, zu einer Kasuistik die bestpassende homöopathische
Arznei zu ermitteln, so werden in der Regel viele Vorschläge in den
Raum gestellt. Für Außenstehende erweckt dies den Eindruck einer
erheblichen Orientierungslosigkeit. Im Gegensatz dazu wird von
Hering berichtet, dass er Mitte des 19. Jahrhunderts einen Versuch
machte, bei dem er die Krankengeschichte eines Patienten an 33 Kollegen verschickte, mit der Aufforderung das passende Arzneimittel zu
bestimmen. Er erhielt 22 Antworten, welche zum selben Mittel rie-
ten.[2] Offensichtlich herrschte damals noch ein Konsens über die Vorgehensweise der Arzneimittelbestimmung. Im Hinblick auf die in den
letzten Jahren häufigen und heftigen Angriffe auf die Homöopathie
ist es verhängnisvoll und zu deren Schaden, wenn die Mittelbestim-
mungen nicht reproduzierbar sind. Die meisten neuen Methoden, die
seit Beginn des 20. Jahrhunderts in die Homöopathie Eingang fanden,
sind statistisch nicht evaluiert worden: Man weiß also nicht, wie sie
sich auf die Behandlungsresultate auswirken, ein Umstand der durch
Outcome-Studien dringend korrigiert werden sollte. Diese wären
auch ein bedeutender Schritt, um der Homöopathie den Stellenwert
zu geben, der ihr im gesamten medizinischen Umfeld zukommen
sollte.

Die hier vorgestellte Polaritätsanalyse (PA) ist während der Schweizerischen ADHS-Doppelblindstudie (ADHS=Aufmerksamkeits-
Defizit-Hyperaktivitäts-Syndrom) entwickelt worden. In dieser Arbeit

ging eine mehrheitlich aus Schulmedizinern bestehende Forscher-
gruppe von der Hypothese aus, dass Homöopathie nur Placebo-Wir-
kungen verursacht. Für die homöopathischen Kollegen im Team war
es eine Herausforderung, möglichst präzise Verordnungen zu treffen,
um einen Unterschied zwischen hochpotenzierten homöopathischen
Arzneimitteln und Placebo beweisen zu können und diese Hypothese
zu widerlegen.[3] Der Beweis ist deutlich gelungen.

Da die ADHS-Behandlung eines der anspruchsvollsten Gebiete
der Homöopathie ist, musste die Methodik optimiert und alles hinterfragt werden, was sich negativ auf die Ergebnisse auswirken konnte.
Eine zentrale Aufgabe war die Überprüfung der Zuverlässigkeit der
zur Mittelbestimmung verwendeten Elemente, d.h. die Qualität der
Symptomenbeobachtung durch die Patienten, die Gewichtung der
Symptome bei der Repertorisation, die Rolle der pathognomonischen
Symptome und die Qualität des Repertoriums. Bei dieser Bereinigung
haben sich die ursprünglichen Anweisungen Hahnemanns, Bönninghausens und Herings bestätigt. Zudem ist mit der Entwicklung der
Polaritätsanalyse eine neue, sehr effiziente Methode der Arzneimittelbestimmung entstanden.[4,5,6] Die Übertragung der bei ADHS-Patienten gewonnenen Erkenntnisse auf die Behandlung akuter und
chronischer Erkrankungen sowie auf multimorbide Patienten führte
zu einer deutlichen Steigerung der Treffsicherheit der Verschreibungen und der Qualität der Besserungen.

Das vorliegende Buch soll dem Leser ein autodidaktisches Einar-
beiten in die Polaritätsanalyse ermöglichen. Deswegen enthält es
sehr viele Fallbeispiele, die die Methode in allen Facetten darstellen, und als Übungsfeld dienen. Der Lerneffekt ist am größten, wenn
die beschriebenen Fallstudien selbst nachvollzogen werden: In der
praktischen Arbeit wird die erleichterte Mittelfindung schnell ver-
ständlich. Dazu sei dem Leser die Anschaffung des PC-Programmes
der revidierten Ausgabe von Bönninghausens Therapeutischem
Taschenbuch (TB), das in mehrere Sprachen übersetzt worden ist,
empfohlen.[7,8] Es handelt sich um das beste derzeit erhältliche Repertorium mit Polaritätsanalyse (www.boenninghausen.de). Die Quiz-
fragen zu jedem Abschnitt dienen zur Selbstkontrolle des Erlernten.
Am besten geht man so vor, dass nach dem Studium der ersten zwei
Kapitel direkt damit begonnen wird, **akute Erkrankungen** eigener

Patienten zu behandeln (**Modul 1**). Die Kombination von Theorie und Praxis ergibt den höchsten Lerneffekt, und zugleich durch gute Ergebnisse eine Motivation mit der Methode weiterzufahren. Nach dem Studium des dritten und vierten Kapitels über chronische und psychische Erkrankungen kann die Behandlung eigener **chronischer Fälle** in Angriff genommen werden **(Modul 2).** Als letztes empfiehlt sich, nach dem Studium des 5. Kapitels, die eigenen Möglichkeiten in der Behandlung von **ADHS/ADS-Patienten** und von **multimorbiden Erkrankungen** zu erproben **(Modul 3)**. Zeichnen Sie die Ergebnisse Ihrer Behandlungen von Beginn an in den dafür vorgesehenen Tabellen auf.

Eine wichtige Bedingung für das Erreichen guter Resultate, ist die *konsequente* Anwendung der Methodik. Im weiteren ist der behandelnde Arzt auf die Fähigkeit der Patienten angewiesen, ihre Symptome, ganz besonders die polaren Symptome, genau zu beobachten und zu beschreiben. Eine seiner Hauptaufgaben ist, sich zu vergewissern, dass das, was die Patienten an polaren Symptomen übermitteln, genau dem entspricht, was das Repertorium unter seiner Symptomenformulierung versteht.

Bei oberflächlicher Betrachtung mag im Hinblick auf die in anderen Methoden übliche Betonung psychischer Symptome der Eindruck entstehen, dass die Polaritätsanalyse sehr mathematisch geprägt ist. Da sich psychische Symptome in der ADHS-Behandlung als wenig zuverlässig erwiesen haben, werden sie in der neuen Methode erst im Materia medica-Vergleich in die Mittelwahl einbezogen. In den Evaluationsstudien (Kapitel 6) zeigte sich, dass Arzneimittel, die aufgrund von polaren Körpersymptomen bestimmt werden, sehr oft auch die Gemütssymptome der Patienten perfekt abdecken, ohne dass diese zuvor in die Mittelbestimmung eingeflossen sind. Die polaren Symptome erweisen sich damit als ausgezeichnete Wegweiser, die weit über die oberflächliche körperliche Symptomatik hinausgehen und Wege zu tiefgreifenden Heilungen ebnen.

Dass Bönninghausens Therapeutisches Taschenbuch die Auswahl auf 133 Arzneimittel einschränkt, mag manchen als Nachteil erscheinen. Die dadurch bedingte Einschränkung der Anzahl an Variablen ist für die Mittelbestimmung aber eher ein Vorteil als ein Nachteil, weil sie die Zuverlässigkeit der Mittelwahl erhöht. In der ausgedehnten

Sprechstunde des Autors zeigte sich in vieljähriger Erfahrung, dass nur selten Arzneimittel gebraucht werden, die nicht im TB aufgeführt sind.

DANKSAGUNG   Allen, die zur Entstehung dieses Buches beigetragen haben, möchte ich meinen herzlichsten Dank aussprechen. Ganz besonders sind dies Dr. Klaus-Henning Gypser, Glees; Dr. Dominik Müller, Eichstätt; und Dr. Horst Kreikenbaum, Schaffhausen, die das Manuskript kritisch gesichtet und wertvolle Anregungen beigetragen haben. Ein herzlicher Dank auch an das Team des Narayana-Verlages für die harmonische Zusammenarbeit. Last but not least, danke ich meiner lieben Frau, welche erneut die Entstehung eines Buches erduldet und die damit verbundenen Überlegungen und Diskussionen unterstützt und beeinflusst hat.

Möge das vorliegende Werk vielen Kollegen bei ihrem Einsatz im Dienste leidender Mitmenschen eine wertvolle Hilfe sein.

Laupen, im Juli 2013
Dr. med. Heiner Frei

MODUL 1

1. DIE POLARITÄTSANALYSE

1.1 EINFÜHRUNG

1.1.1 VORGESCHICHTE

Der Begründer der Homöopathie, Samuel Hahnemann (1755-1843), wurde in seiner ärztlichen Ausbildung im 18. Jahrhundert mit einer auf veralteten Paradigmen gründenden Medizin konfrontiert, deren Heilungen oft nur zufällig zustande kamen. Unzufrieden mit diesem Zustand, begann er neue Wege zu erforschen. Mit Hilfe der *Arzneimittelprüfung an Gesunden* gelang es ihm aufzuzeigen, welche Krankheitssymptome ein Arzneimittel heilen konnte. Aufgabe des Arztes war es danach, die Symptome des Patienten genau zu erfassen, und sie mit dem Symptomenspektrum eines Arzneimittels nach dem *Ähnlichkeitsprinzip* in Übereinstimmung zu bringen. Wurde dieses Arzneimittel in der *richtigen Gabe* (verdünnt und potenziert, um toxische Wirkungen zu vermeiden) verabreicht, und wurden auch allfällige *Heilungshindernisse aus dem Wege geräumt* (ORG §§ 3, 24)[9], so wirkten die Arzneimittel „*so zu sagen nach mathematischer Gewissheit*" (RA II, S. 25)[10].

Obschon die Homöopathie in ihren Grundprinzipien klar formuliert war, bestehen heute sehr viele, z.T. stark divergierende Vorstellungen, *wie* eine Übereinstimmung zwischen den Krankheitssymptomen des Patienten und dem Symptomenspektrum eines Arzneimittels hergestellt werden kann. Diese Vielfalt führt zu einer erheblichen Verunsicherung innerhalb der Homöopathie. Mit der hier vorgestellten Polaritätsanalyse erfolgt eine Rückbesinnung auf deren Grundprinzipien und die Vorgehensweise der alten homöopathischen Ärzte, insbesondere Hahnemann, Bönninghausen, Hering und Lippe. Ergänzt wird die Rückbesinnung durch neue Erkenntnisse über die Bedeutung polarer Symptome, die mit Hilfe einer computergestützten Repertorisierung umgesetzt werden und sehr viel zur Bestimmungssicherheit der Arzneimittel beitragen.

Nachfolgend werden alle Elemente beschrieben, die für das Erreichen besserer Resultate entscheidend waren. Der Autor bittet um Nachsicht, wenn dabei Dinge hervorgehoben werden, die aufgrund des Organon-Studiums eigentlich klar sein müssten, die aber mit Blick auf die Methodenvielfalt zum Teil in Vergessenheit geraten sind.

1.2.1 DER KRANKHEITS- UND SYMPTOMENBEGRIFF

Im ORG § 7 schreibt Hahnemann[9]: „ ... *so muss, mit einem Worte, die Gesammtheit der Symptome für den Heilkünstler das Hauptsächlichste, ja Einzige seyn, was er an jedem Krankheitsfalle zu erkennen und durch seine Kunst hinwegzunehmen hat, damit die Krankheit geheilt [...] werde.*" - Hahnemann spricht in diesem Paragraphen vom jeweiligen *Krankheitsfall*, nicht von der Symptomatik, die der Patient früher hatte, und die jetzt verschwunden ist. Diese muss man bei chronischen Krankheiten zwar auch kennen, damit der Krankheitsverlauf beurteilt werden kann und z.B. klar wird, wenn im Laufe einer Heilung frühere Symptome vorübergehend wieder auftreten. Aber vergangene Symptome werden nicht in die Repertorisation einbezogen. Symptome sind (nach ORG § 6) „*[...] äusserlich durch die Sinne erkennbare Veränderungen im Befinden des Leibes und der Seele, [...], das ist, Abweichungen vom gesunden, ehemaligen Zustande des jetzt Kranken [...]*". Nicht als Symptom gelten demnach Eigenheiten oder Charaktereigenschaften des Patienten, die im gesunden Zustand auch vorhanden sind. Diese Unterscheidung ist sehr wichtig, weil deren Nichtbeachtung zu einer falschen Mittelwahl führen kann. Ist zum Beispiel ein Patient im gesunden Zustand sehr reizbar, bei Krankheit aber auffallend sanft, so ist die Sanftheit das Symptom, nicht die Reizbarkeit.

Diese Hervorhebungen sind von praktischer Bedeutung, weil man sich bei jeder Fallanalyse fragen muss: Gehören die Symptome zum aktuellen Krankheitsfall, oder bestanden diese schon vor Beginn der Erkrankung. Im letzteren Fall dürfen sie nicht in die Repertorisation mit einbezogen werden. Das ist besonders wichtig, wenn ältere im Widerspruch zu den aktuellen Symptomen stehen. Wenn z.B. eine Patientin mit einer akuten fieberhaften Erkrankung *Hitze mit Abneigung gegen Entblößung* hat, bezüglich der *vorbestehenden* klimakterischen Wallungen aber *Hitze mit Neigung zu Entblößung,* so wird bei der akuten febrilen Erkrankung nur das Symptom *Hitze mit Abneigung gegen Entblößung* berücksichtigt. Diese Abgrenzung der Krankheitssymptome von *Eigenheiten des Patienten* ist von entscheidender Bedeutung für die Mittelwahl: Ist das bei einer Erkrankung bestehende Verlangen nach freier Luft auch im gesunden Zustand vorhanden, so darf dieses nicht in die Repertorisation einfließen.

Ein *vollständiges Symptom* besteht nach Hering aus den fünf Elementen *Lokalisation, Empfindungen, Befunde, Modalitäten* sowie *Begleitbeschwerden und Erstreckung.* Bei der Fallaufnahme sollte versucht werden, möglichst vollständige Symptome zu erfassen.

1.2.2 DAS ÄHNLICHKEITSPRINZIP

Im ORG § 153 schreibt Hahnemann „ *[...] die auffallendern, sonderlichen, ungewöhnlichen und eigenheitlichen (charakteristischen) Zeichen und Symptome des Krankheitsfalles,* [sind] *besonders und fast einzig in's Auge zu fassen; denn vorzüglich diesen, müssen sehr ähnliche, in der Symptomenreihe der gesuchten Arznei entsprechen, [...]".*

Damit dieser Abschnitt richtig verstanden wird, muss er in Bezug zum ORG § 133 gesetzt werden. Wegen seiner Bedeutung sei er hier vollständig wiedergegeben: *„Bei Empfindung dieser oder jener Arzneibeschwerde, ist's zur genauen Bestimmung des Symptoms dienlich, ja erforderlich, sich [...] in verschiedne Lagen zu versetzen und zu beobachten, ob der Zufall durch Bewegung des eben leidenden Theils, durch Gehen in der Stube oder in freier Luft, durch Stehen, Sitzen oder Liegen sich vermehre, mindere oder vergehe und etwa in der ersten Lage wiederkomme, - ob durch Essen, Trinken oder durch andere Bedingung sich das Symptom ändre, oder durch Sprechen, Husten, Niesen, oder bei einer andern Verrichtung des Körpers, und darauf zu achten, zu welcher Tages- oder Nachtzeit es sich vorzüglich einzustellen pflege, wodurch das jedem Symptome Eigenthümliche und Charakteristische offenbar wird."* Hahnemann beschreibt in diesem Abschnitt die *Modalitäten,* die natürlich auch für die Patientensymptome gelten, und sagt, dass durch sie *„[...]* das jedem Symptome Eigentümliche und Charakteristische offenbar wird." Das bedeutet, dass v.a. die Modalitäten des Patienten mit denjenigen des gesuchten Arzneimittels übereinstimmen müssen. Der ORG § 153 wird häufig anders interpretiert, nämlich dass vor allem ungewöhnliche, auffallende, seltene und vielleicht sogar kuriose Symptome die Mittelwahl bestimmen sollten, sogenannte *Key notes* oder *As if Symptoms.* Diese Symptomenspezies hat in der Regel nur ganz wenige Arzneimittel-Zuordnungen. Wenn nur sie berücksichtigt werden, kann das dazu führen, dass das absonderliche Symptom wohl zum Arzneimittel passt, die Modalitäten des Patienten aber nicht. In einer solchen Konstellation

MERKE

BEI DER MITTELWAHL IST GANZ BESONDERS DARAUF ZU ACHTEN, DASS DIE MODALITÄTEN DES PATIENTEN MIT DENJENIGEN DES ARZNEIMITTELS ÜBEREINSTIMMEN.

MERKE

UNTER DEN GEMÜTSSYMPTOMEN SIND DIE VERÄNDERUNGEN DES GEMÜTS BEI KRANKHEIT ZU VERSTEHEN, NICHT DER CHARAKTER ODER DER GEMÜTSZUSTAND DES VORHER GESUNDEN.

NACHDEM AUFGRUND DER MODALITÄTEN UND ANDERER WICHTIGER SYMPTOME EINE DIFFERENZIALDIAGNOSE DER IN FRAGE KOMMENDEN ARZNEIMITTEL ERSTELLT WURDE, KÖNNEN DIE AKTUELLEN GEMÜTSSYMPTOME DEN AUSSCHLAG FÜR DIE DEFINITIVE MITTELWAHL GEBEN.

wird nur selten eine Heilung erfolgen, weil das Eigentümliche und Charakteristische der übrigen Symptomatik unberücksichtigt bleibt.

Im ORG § 211 schreibt Hahnemann: *„ [...] dass bei homöopathischer Wahl eines Heilmittels der Gemüthszustand des Kranken oft am meisten den Ausschlag giebt [...].“* Auch hier geht es um die *Veränderung bei Krankheit*, nicht um den Charakter oder den Gemützustand des vorher Gesunden. Dass der Gemützustand des Kranken *„den Ausschlag giebt“* bedeutet, dass zunächst mit Hilfe der Modalitäten und anderer wichtiger Symptome eine Differenzialdiagnose der in Frage kommenden Arzneimittel erstellt wird. Unter diesen kann der Gemützustand dann das wahlentscheidende Kriterium sein.

1.2.3 Die Rangordnung der Symptome

Erfolgt nach ORG §§ 84 bis 95 eine ausführliche Fallaufnahme, so resultiert in der Regel eine Fülle an Symptomen, die einen unterschiedlichen Einfluss auf die Mittelbestimmung haben. In der Einleitung zur revidierten Ausgabe 2000 von Bönninghausens TB[7] hat K-H. Gypser die Gewichtung der Symptome herausgearbeitet, die sich aus verschiedenen Stellen in Bönninghausens Schrifttum ergibt. An erster Stelle steht die Causa occasionalis des aktuellen Leidens, sofern eine solche eruierbar ist (nicht zu verwechseln mit schulmedizinischen Kausalitätsvorstellungen), an zweiter Stelle das Hauptsymptom mit seinen Eigenheiten (Modalitäten, Empfindungen und Befunde, Lokalisation, Begleitsymptomen und Erstreckungen), an dritter die Nebensymptome, und schließlich an vierter Stelle die Veränderungen des Gemüts (Tabelle 1). Eine Rangordnung ist dann von besonderer Bedeutung, wenn sich Symptome einzelner Gewichtungsebenen widersprechen. Besteht zum Beispiel beim Hauptsymptom (d.h. der Hauptbeschwerde, die den Patienten zum Arzt führt), eine Besserung durch Wärme, bei einem der Nebensymptome aber eine Verschlimmerung durch Wärme, so ist die Modalität des Hauptsymptoms höher zu gewichten als diejenige des Nebensymptoms, welche in diesem Fall weggelassen werden muss. Ist unklar was Haupt- und was Nebensymptom ist, so dürfen widersprüchliche Modalitäten nicht für die Repertorisation verwendet werden. Hat das Hauptsymptom nur wenige oder keine Modalitäten vorzuweisen, werden unter Umständen nur die klaren Modalitäten des Nebensymptoms zur

Repertorisation herangezogen. Dies ist zum Beispiel bei Hauterkran-
kungen häufig zu beobachten.

Tabelle 1: Bönninghausens
Rangordnung der Symptome

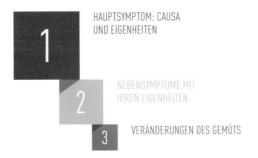

HAUPTSYMPTOM: CAUSA
UND EIGENHEITEN

NEBENSYMPTOME MIT
IHREN EIGENHEITEN

VERÄNDERUNGEN DES GEMÜTS

1.2.4 DIE ZUVERLÄSSIGKEIT DER SYMPTOME

Die Qualität der Symptome spielt eine entscheidende Rolle für
die Zuverlässigkeit der Mittelbestimmung. Aufgrund der Erfahrungen
in der ADHS-Behandlung wurde bei der Vorbereitung der schweizerischen ADHS-Doppelblindstudie eine Untersuchung mit dem Ziel
durchgeführt, unzuverlässige Symptome zu ermitteln. Dazu wurde die
Symptomen-Auswahl der Kasuistiken analysiert, bei denen zunächst
ein unpassendes und in der Folge ein passendes Mittel gegeben
wurde. Die Symptome, die oft oder häufig zu Fehlverordnungen führten, konnten auf diese Weise identifiziert werden. Die Auswertung
von 100 Kasuistiken ergab *77 unzuverlässige Symptome*, darunter *44
Gemütssymptome, 9 Wettermodalitäten* und *6 Nahrungsmittel-Symp-
tome* (Verlangen/ Abneigung/ Verschlimmerung). In der Folge wurden diese Symptome von der Repertorisation ausgeschlossen.

Durch deren Häufigkeit kam es damit in vielen Fällen zu einer
Symptomenarmut, die die Arzneimittelbestimmung zusätzlich
erschwerte. Als Ersatz für die unzuverlässigen Symptome boten sich
die Modalitäten der Wahrnehmungsstörungen der ADHS-Patienten
an. Diese waren bis zu diesem Zeitpunkt nicht verwendet worden, weil
sie gemäß gängiger Vorstellungen als *pathognomonische Symptome*
nicht in eine Repertorisation einfließen sollten. Deren Verwendung
führte aber sofort zu einer deutlichen Verbesserung der Resultate.

Der Begriff *pathognomonisch* wurde erstmals von Jahr in die
Homöopathie eingebracht. Dunham erläuterte später in seinen Publikationen, welche Bedeutung die homöopathischen Ärzte des 19.

Jahrhunderts diesen Symptomen beimaßen: Als pathognomonisch galten damals irreversible Organveränderungen, die von der Repertorisation ausgeschlossen werden sollten.[11,12,13] Pathognomonisch sind nach heutiger Interpretation aber diejenigen Symptome, auf denen die schulmedizinische Diagnose einer Krankheit basieren kann. Diese gehören nicht selten zu den charakteristischen Symptomen, so dass deren Ausschluss von der Repertorisation eigentlich eine Missachtung des Ähnlichkeitsprinzips ist. Die falsche Interpretation des mehrdeutigen Begriffs „pathognomonisches Symptom" hat deshalb verhängnisvolle Auswirkungen auf die Präzision homöopathischer Verschreibungen.

Warum aber können Gemütssymptome irreführend sein? Die Abteilung „Gemüt" ist das kleinste Kapitel im TB. Bönninghausen begründet das damit, dass Gemütssymptome oft Nachwirkungen und deswegen keine verlässlichen Symptome seien. Außerdem weist er darauf hin, dass psychische Symptome oft übersehen oder falsch beurteilt werden. Er empfiehlt den Gemütszustand in seiner Subtilität in den Quellenwerken nachzuschlagen. Deswegen beschränkt er sich in dieser Abteilung auf das Notwendigste. Großen Wert legt er darauf, dass der Gemütszustand erst bei der abschließenden Differenzierung der in Frage kommenden Mittel in Betracht gezogen wird.

Bönninghausen bezieht sich dabei ausdrücklich auf den während einer Erkrankung geänderten Gemütszustand (siehe ORG § 210 ff, insbesondere die Fußnote zu ORG § 210). „Die in gesunden Zeiten Geduldigen, findet man oft im Krankheitsfalle störrisch, heftig, hastig, oder auch unleidlich eigensinnig und wiederum auch wohl ungeduldig oder verzweifelt; die ehedem Züchtigen und Schamhaften findet man nun geil und schamlos [...]".

Im Gegensatz zu den Gemütssymptomen sind Modalitäten in der Regel eindeutig. Unabhängig vom individuellen, kulturellen oder sprachlichen Hintergrund wird zum Beispiel die Kälte- oder Wärmeempfindung überall gleich wahrgenommen. Auch andere polare Symptome wie Durst und Durstlosigkeit lassen wenig Spielraum für Fehlinterpretationen. Aufgrund der Erfahrungen in der ADHS-Studie kann deshalb eine Hierarchie der Zuverlässigkeit der Symptome erstellt werden (Tabelle 2, Symptomenzuverlässigkeit von oben nach unten abnehmend).

Tabelle 2: Hierarchie
der Zuverlässigkeit der
Symptome

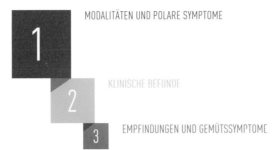

MODALITÄTEN UND POLARE SYMPTOME

KLINISCHE BEFUNDE

EMPFINDUNGEN UND GEMÜTSSYMPTOME

1.2.5 DIE HERINGSCHE REGEL

Constantin Hering beschrieb 1865 in einem Artikel des Hahne-mannian Monthly unter dem Titel *„Hahnemanns Three Rules Concerning the Rank of Symptoms"* das, was heute als die Heringsche Regel bekannt ist.[14] Die Kernaussage ist folgende (Zitat): *„Gesetzt der Fall, der Patient leidet an den Symptomen, die in der Reihenfolge a, b, c, d, e aufgetreten sind, dann sollten sie ihn, vorausgesetzt die Behandlung soll vollständig und dauerhaft sein, in der Reihenfolge e, d, c, b, a verlassen."* Er schließt daraus, dass die jüngsten Symptome des Patienten bei der Arzneimittelbestimmung Priorität haben, da sie ja auch als erste verschwinden sollten.

Die Heringsche Regel ist wichtig, weil mit ihrer Hilfe oft symptomenreiche und unübersichtliche Fälle gelöst werden können, indem man nur die jüngsten charakteristischen Symptome zur Mittelbestimmung heranzieht. Meistens bessern sich mit einem so gewählten Arzneimittel auch ältere Symptome. Sobald mehrere Leiden gleichzeitig vorliegen, ist es deshalb wichtig zu wissen, wann jedes einzelne Leiden begann.

MERKE

DIE IN DER KRANKHEITSENTWICKLUNG ZULETZT AUFGETRETENEN, CHARAKTERISTISCHEN SYMPTOME HABEN PRIORITÄT BEI DER MITTELWAHL.

1.3 Quiz 1: Grundlagen der Homöopathie

1 Was bezeichnet Hahnemann als das zu Heilende? (ORG § 7)

2 Definieren Sie den Symptomenbegriff! (ORG. § 6)

3 Welche Patientensymptome müssen ganz besonders mit den Symptomen des Arzneimittels übereinstimmen? (ORG. § 133)

4 Wie definieren Sie Gemütssymptome?

5 Welche Rolle spielen die Gemütssymptome bei der Arzneimittelbestimmung? (ORG. § 211)

6 Welche Rolle spielen Charaktereigenschaften und Eigenheiten des Patienten bei der Arzneimittelbestimmung?

DIE ANTWORTEN FINDEN SIE AUF S. 295 FF.

1.4 Die Entwicklung der Polaritätsanalyse

1.4.1 Die Kontraindikationen Bönninghausens

Die *Polaritäten* werden erstmals im Vorwort zur revidierten Ausgabe von Bönninghausens TB von Klaus-Henning Gypser erwähnt.[7] Bönninghausen war bestrebt, bei seiner Mittelwahl die Patientensymptomatik und dabei insbesondere die Modalitäten (also die Umstände, die die Symptomatik verschlimmern oder verbessern) möglichst mit dem *Genius* eines Arzneimittels in Übereinstimmung zu bringen.

MERKE — DER GENIUS EINES ARZNEIMITTELS UMFASST DIEJENIGEN MODALITÄTEN, EMPFINDUNGEN UND BEFUNDE, DIE SICH IN DER ARZNEIMITTELPRÜFUNG IN VERSCHIEDENEN LOKALISATIONEN MEHRFACH GEZEIGT HABEN UND IN DER REGEL AUCH KLINISCH GEHEILT WORDEN SIND. SIE SIND DAS EIGENTLICH CHARAKTERISTISCHE DES ARZNEIMITTELS.

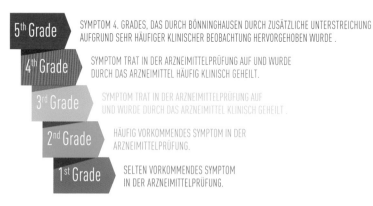

5th Grade — SYMPTOM 4. GRADES, DAS DURCH BÖNNINGHAUSEN DURCH ZUSÄTZLICHE UNTERSTREICHUNG AUFGRUND SEHR HÄUFIGER KLINISCHER BEOBACHTUNG HERVORGEHOBEN WURDE.

4th Grade — SYMPTOM TRAT IN DER ARZNEIMITTELPRÜFUNG AUF UND WURDE DURCH DAS ARZNEIMITTEL HÄUFIG KLINISCH GEHEILT.

3rd Grade — SYMPTOM TRAT IN DER ARZNEIMITTELPRÜFUNG AUF UND WURDE DURCH DAS ARZNEIMITTEL KLINISCH GEHEILT.

2nd Grade — HÄUFIG VORKOMMENDES SYMPTOM IN DER ARZNEIMITTELPRÜFUNG.

1st Grade — SELTEN VORKOMMENDES SYMPTOM IN DER ARZNEIMITTELPRÜFUNG.

Tabelle 3: Bönninghausens Gradeinteilung der Symptome

Die Geniussymptome eines Arzneimittels stehen in Bönninghausens TB in hohen Graden, also im 3., 4. oder 5. Grad (Tabelle 3).

POLARE SYMPTOME SIND SYMPTOME, DIE AUCH EIN GEGENTEIL RESP. EINEN „GEGENPOL" AUFWEISEN KÖNNEN, WIE DURST/DURSTLOSIGKEIT, KÄLTE VERSCHLIMMERT/KÄLTE BESSERT ODER VERLANGEN NACH FREIER LUFT/ ABNEIGUNG GEGEN FREIE LUFT.

POLARE SYMPTOME DES ZU WÄHLENDEN HOMÖOPATHISCHEN ARZNEIMITTELS SOLLTEN MÖGLICHST IN HOHEN GRADEN (3-5) ABGEDECKT SEIN. IST DER GEGENPOL IN EINEM HOHEN GRAD (3-5), DAS PATIENTENSYMPTOM ABER IN EINEM TIEFEN GRAD (1-2), SO ENTSPRICHT DER GENIUS DES ARZNEIMITTELS NICHT DER PATIENTENSYMPTOMATIK. DAS MITTEL IST DESHALB KONTRAINDIZIERT.

Symptome der Grade drei bis fünf sind Geniussymptome, da sie in verschiedenen Lokalisationen beobachtet wurden.

Er riet zwecks Absicherung der Mittelwahl zu überprüfen, ob ein oder mehrere Bestandteile der Patientensymptomatik zu den Geniussymptomen des Arzneimittels in Widerspruch stehen. Dieser Widerspruch kann *polare Symptome* betreffen (siehe Randnotiz).

Bei vielen Arzneimitteln sind beide Pole eines polaren Symptoms abgedeckt, aber in unterschiedlichen Graden. Besteht ein Widerspruch im Sinne Bönninghausens, so bedeutet das, dass das Patientensymptom im 1. oder 2. Grad steht, der Gegenpol hingegen im 3., 4. oder 5. Grad. In diesem Fall entspricht der Gegenpol dem Genius des Arzneimittels, nicht das Patientensymptom. Bönninghausen hatte die Erfahrung gemacht, dass in solchen Konstellationen kaum je Heilungen erfolgten, ja, dass diese Konstellation eine Kontraindikation für das betreffende Arzneimittel darstellte. Bei der Überprüfung von erfolglosen Verordnungen, die in Unkenntnis dieser Regel Bönninghausens gemacht wurden, findet man häufig unbeachtete Kontraindikationen.

1.4.2 Die Polaritätsdifferenz

Bönninghausens Idee der Kontraindikationen legte im Jahr 2001, in der Anfangsphase der ADHS-Doppelblindstudie, den Grundstein zur Polaritätsanalyse, einem mathematischen Verfahren, das zu höheren Trefferquoten: (siehe 6.1.2 und 6.3.2) und damit solideren Besserungen führte, als dies mit einem konventionell homöopathischen Vorgehen bisher möglich war. In der Polaritätsanalyse wird aufgrund der Gradierung polarer Symptome für die in Frage kommenden Arzneimittel eine relative Heilungswahrscheinlichkeit errechnet, die *Polaritätsdifferenz.*

Zu deren Berechnung werden bei jedem zur Auswahl stehenden Mittel, die *Grade der* **polaren Patientensymptome** addiert. Von der resultierenden Summe *subtrahiert man danach die Grade der entsprechenden* **Gegenpolsymptome.** Je höher die daraus berechnete Polaritätsdifferenz, umso eher entspricht das Arzneimittel der charakteristischen Patientensymptomatik, vorausgesetzt es liegen keine Kontraindikationen vor. Die konsequente Umsetzung der Erkenntnisse über die Polarität der Symptome führte zu einem Quantensprung in der Präzision der Arzneimittelbestimmung.[4,5] Ihre Auswirkungen auf die Treffsicherheit der Verordnungen und auf die Qualität der Besserungen wurde in mehreren prospektiven Outcome-Studien evaluiert (Kapitel 6). Das folgende Beispiel soll das Vorgehen erläutern:

1.4.2.1 DEMONSTRATIONSFALL 1: HERR B.Z.*, 50 J., THYREOIDITIS DE QUERVAIN

Anamnese: Herr Z. war bisher immer gesund. Er kommt wegen eines Leistungsabfalls im Sport in die homöopathische Sprechstunde. Vor 6 Wochen begann seine jetzige Krankheit mit Schmerzen am Hals rechts, welche nach einigen Tagen wieder verschwanden. Seither leidet er unter Herzklopfen und Schweißausbrüchen sowie einem hartnäckigen, trockenen Husten. Den Grand Prix von Bern, einen Stadtlauf, musste er erstmals wegen Leistungsschwäche abbrechen, was ihn sehr beunruhigte.

Status: Reduzierter Allgemeinzustand, BMI 22,3 kg/m^2 (eher mager), dunkle Augenringe. Blutdruck 130/80, Puls 72/min. Innerer und äußerer Hals unauffällig, früh-mesosystolischer Klick bei der Herzauskultation, Lungenbefund o.B., Bauchdecken weich, keine Hepato-Splenomegalie, Strömungsgeräusch im rechten Unterbauch. Periphere Pulse normal, kursorischer Neurostatus unauffällig.

Mit Hilfe der *Checkliste für akute Erkrankungen der Atemwege* (siehe Kap. 7.2) erarbeiten wir die folgenden Symptome:

- *Wärme verschlimmert* P**
- *Verlangen nach freier Luft* P
- *Hitze mit Neigung zu Entblößung* P
- *Puls schnell* P
- *Druck verschlimmert* P
- *Druckdolenz äußerer Hals rechts* P

Sind mindestens fünf polare Symptome vorhanden, so kann die Repertorisation nur mit diesen erfolgen, da sie zusammen mit den Modalitäten das Eigenheitliche und Charakteristische des Leidens darstellen und gleichzeitig auch die zuverlässigsten Symptome für

---

* Alle Namen, bzw. Initialen von Patienten wurden in diesem Buch zwecks Persönlichkeitsschutz geändert.
** P = Polare Symptome

eine Mittelbestimmung sind (siehe Tabelle 2). Verwendet wurde hier die Software des revidierten Bönninghausen Taschenbuches, Ausgabe 2000. Bitte beachten Sie den Hinweis im Abschnitt 7.1, Repertorium auf Seite 257.

	Bry.	Calc.	Carb-v.	Iod.	Lach.	Lyc.	Puls.	Seneg.	Staph.	Sulph.	Acon.	Ant-c.	Aur.	Bell.
Anzahl der Treffer	6	6	6	6	6	6	6	6	6	6	5	5	5	5
Summe der Grade	9	11	9	21	11	15	14	13	9	10	11	9	8	9
Polaritätsdifferenzen	**-1**	**1**	**4**	**21**	**4**	**8**	**8**	**11**	**2**	**-2**	**4**	**2**	**-3**	**-5**
< Wärme allg. (P) [73]	1	1	1	4	1	2	4	3	1	2	1	2	1	1
Luft, Verlangen nach freier (P) [76]	1	1	1	3	1	3	4	2	1	1	1	3	4	1
Hitze mit Neigung zu Entblößung (P) [37]	1	3	1	3	1	3	2	2	2	2	4		1	
Puls schnell (P) [80]	4	1	2	4	2	1	1	2	1	2	4	1	1	3
< Druck, äußerer (P) [93]	1	3	3	4	3	4	1	1	3	1	1	2		1
Äuß. Hals, re. (P) [66]	1	2	1	3	3	2	2	3	3	2		1	1	3
> Wärme allg. (P) [90]	*2*	*1*	*2*		*2*	*1*	*1*	*1*	*2*	*3/KI*	*3/KI*	*1*	*3/KI*	*3/KI*
Luft, Abneigung gegen freie (P) [86]	*3/KI*	*4/KI*	*1*		*2*	*3*	*1*	*1*	*2*	*3/KI*			*1*	*3/KI*
Hitze mit Abneigung gegen Entblößung (P) [55]	*1*				*2*	*2*			*1*		*1*	*2*	*3/KI*	*2*
Puls langsam (P) [43]						*1*						*1*		*3*
> Druck, äußerer (P) [74]	*2*	*1*				*1*				*2*	*1*	*1*	*3/KI*	*2*
Äuß. Hals, li. (P) [66]	*2*	*4/KI*	*2*		*1*	*3/KI*			*2*	*4/KI*	*2*	*2*	*1*	*1*

Tabelle 4: Repertorisation Demonstrationsfall 1: Patient B.Z.

ERKLÄRUNGEN ZU TABELLE 4

1. Die Arzneimittel sind in diesem Ausdruck *geordnet nach Anzahl der Treffer*. Weitere Medikamente wurden aus Platzgründen hier nicht dargestellt, weil sie tiefere Trefferzahlen und niedrigere Polaritätsdifferenzen aufweisen.

2. *Signaturen der Symptome*:

< = Verschlimmerung durch ... ; > = Besserung durch ...

Polare Symptome sind mit (P) gekennzeichnet.

Zahl hinter dem Symptom in eckiger Klammer (z.B. < *Wärme [73]*): Entspricht der Anzahl der dem entsprechenden Symptom zugeordneten Arzneimittel. Diese Information ist wichtig, weil sie zeigt, wie stark die Mittelwahl durch Verwendung dieser Rubrik eingrenzt wird.

3. *Patientensymptome*: Finden sich unterhalb der blauen und oberhalb der roten Linie.

4. *Gegenpole*: Sind kursiv gesetzt und *finden sich* unterhalb der roten Linie.

5. *Berechnung der Polaritätsdifferenz*: Die Grade der *polaren* Patientensymptome eines Arzneimittels werden addiert. Davon wird die Summe der Grade der Gegenpole subtrahiert: Das Resultat ist die Polaritätsdifferenz (Beispiele: Jodum 21-0=21, oder Lycopodium 15-7=8).

6. *Kontraindikationen, KI*: Die *Gegenpole* im Geniusbereich (Grade 3-5) werden mit der Gradierung des Patientensymptoms verglichen. Hat dieses einen tiefen Grad (1-2), der Gegenpol aber einen hohen (3-5), so entspricht der Genius des Arzneimittels *nicht* der charakteristischen Patientensymptomatik; das Arzneimittel ist deshalb kontraindiziert. (Beispiel: Bei Bryonia ist das Patientensymptom *Verlangen nach freier Luft* im 1. Grad, der Gegenpol *Abneigung gegen freie Luft* aber im 3. Grad, d.h. Abneigung gegen freie Luft ist ein Geniussymptom von Bryonia. Bryonia passt deshalb nicht zur Patientensymptomatik und ist kontraindiziert.)

7. *Spalten mit Kontraindikationen, KI, und relativen Kontraindikationen, (KI)*, sind grau hinterlegt und lassen so mit einem Blick erkennen, welche Arzneimittel kontraindiziert sind. (Die relativen Kontraindikationen werden in der Legende von Tabelle 13 erklärt, siehe S. 51).

INTERPRETATION DER REPERTORISATION JE HÖHER DIE POLARITÄTSDIFFERENZ, UMSO EHER ENTSPRICHT DAS ARZNEIMITTEL DER CHARAKTERISTISCHEN PATIENTENSYMPTOMATIK, VORAUSGESETZT ES LIEGEN KEINE KONTRAINDIKATIONEN VOR.

Zehn Arzneimittel decken alle Symptome ab, vier davon haben Kontraindikationen (Bry., Calc., Lyc. und Sulph. grau hinterlegt) und fallen deshalb weg. Jodum hat eine herausragende Polaritätsdifferenz (PD) von 21, als zweites Mittel käme Senega (PD 11) in Frage. Die anderen vier Arzneien haben aufgrund der deutlich niedrigeren Polaritätsdifferenzen eine deutlich geringere Heilungswahrscheinlichkeit. - Die Tatsache, dass Jodum derart prominent herausragte, weckte den Verdacht auf eine Pathologie der Schilddrüse. Deshalb wurde das TSH (Thyroid Stimulating Hormone) bestimmt, welches mit 0,01 mU/l (Norm zwischen 0,35-4,50) massiv erniedrigt war und auf eine Hyperthyreose hinwies.

Jodkristall

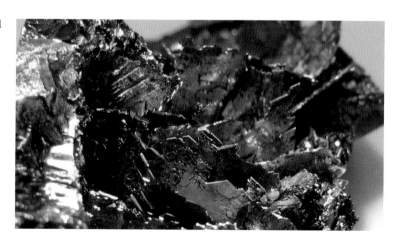

MITTELGABE UND
VERLAUF Der Patient erhielt eine Dosis *Jodum C200* und wurde dem Endo-krinologen zur weiteren Abklärung überwiesen. - Nach Jodum kam es zu einer nahezu schlagartigen Besserung des Befindens, der Husten verschwand, und Allgemeinzustand und Leistungsfähigkeit normalisierten sich. Zehn Tage später fand der Endokrinologe sonographisch ein kleines Adenom von 7 mm Durchmesser im rechten unteren Schilddrüsenpol, die hyperthyreote Stoffwechsellage hatte sich bereits wieder normalisiert (TSH jetzt 0,29 mU/l), und das freies Thyroxin (fT4) war mit 8.1 pmol/l leicht erniedrigt (Norm 9.1-23.8). Er stellte die Diagnose einer *Thyreoiditis de Quervain.* Im weiteren Verlauf blieb die leichte Unterfunktion der Schilddrüse bestehen, so dass der Patient seither eine niedrig dosierte Substitutionstherapie mit Thyroxin benötigt.

ANMERKUNGEN Der Fall ist aus homöopathischer Sicht interessant, weil er zeigt, wie mit der Polaritätsanalyse aufgrund einfacher, polarer Symptome die Erkrankung präzise erfasst und sogar das erkrankte Organ identifiziert werden kann, obwohl dieses bei der Repertorisation nicht berücksichtigt wurde. Wäre der Patient nicht erst Wochen nach Beginn der Erkrankung in die homöopathische Sprechstunde gekommen, so wäre die Substitutionstherapie wohl nicht nötig geworden. Im Gegensatz zu den Kontraindikationen, bei denen nur Symptome mit hochgradigen Gegenpolen betrachtet werden, berücksichtigt die Polaritätsdifferenz *alle* polaren Symptome. Sie ermittelt damit möglichst genau, welche Arznei der Patientensymptomatik am ähnlichsten ist. Dabei gleicht sie auch Unterschiede in der Gradierung von so genannten *großen* und *kleinen* Arzneimitteln aus. Die großen Arzneimittel, die Polychreste, sind gut bekannt und haben sehr viele Symptome, weshalb deren Gradierung in der Regel höher ist als die der kleineren, weniger bekannten Arzneien. Da bei der Berechnung der Polaritätsdifferenz aber der Gradunterschied zwischen Patientensymptom und Gegenpol ausschlaggebend ist, gleicht sich diese Verzerrung weitgehend aus. Das hat zur Folge, dass mit der Polaritätsanalyse oft auch kleinere, überraschende Arzneimittel als beste Wahl resultieren und schöne Heilungen erzielen.

Für die Fallaufnahme wird wie üblich zuerst eine *Anamnese* aufgenommen, die bei akuten Erkrankungen kurz, bei chronischen ausführlicher, und bei multimorbiden Patienten sehr ausführlich ausfällt. Danach erfolgt eine *Untersuchung* des Patienten. Wenn nötig werden *ergänzende diagnostische Maßnahmen* veranlasst, wie z.B. beim oben besprochenen Patienten die TSH-Bestimmung. Grundsätzlich ist anzustreben, dass vor jeder homöopathischen Behandlung eine *genaue Diagnose* gestellt wird, damit man im Verlauf nicht plötzlich von einem Leiden überrascht wird, das man nicht erwartet hat. Erst wenn die Diagnose geklärt ist und auch feststeht, dass die Homöopathie eine geeignete Behandlung für den Patienten ist, beginnt die eigentliche homöopathische Arbeit. Im nächsten Schritt geht es darum die Anamnese mit möglichst vollständig erfassten *Modalitäten und polaren Symptomen zu ergänzen*. Für akute Erkrankungen stehen dafür Checklisten, für chronische Erkrankungen Fragebögen zur Verfügung.

1.5.1 Checklisten und Fragebögen

Die *Checklisten für akute Erkrankungen* bestehen aus zwei Teilen: Zunächst ist Raum für eine freie Schilderung der Hauptsymptome, danach folgt eine Liste der polaren Modalitäten und Symptome, aus der die Patienten diejenigen herausschreiben, die auf die jetzige Erkrankung zutreffen.

Die *Fragebögen für chronische Erkrankungen* enthalten ebenfalls zunächst ein Feld für die freie Beschreibung der Hauptsymptome, daran anschließend eine Auflistung der Modalitäten und polaren Symptome, in der die Patienten das Zutreffende unterstreichen. Diese sind deutlich ausführlicher als die Checklisten. Zusätzlich sind auch die wichtigeren nicht-polaren Symptome aufgelistet. Neben dem Fragebogen für das *Hauptleiden* erhalten die Eltern oder Patienten zur Vorbereitung der Fallaufnahme auch den Fragebogen *Nebensymptome*, mit dem gleichzeitig vorliegende Leiden, die weniger im Vordergrund stehen, erfasst werden. Für das Erstellen von Checklisten und Fragebögen wurden nur die Symptomenformulierungen des TB verwendet. Sie sind also *repertoriumsspezifisch*. Dieses Vorgehen wurde gewählt, damit die Patienten selbst ihre Symptome in die Sprache des Repertoriums übersetzen. Wenn dies durch den Arzt gemacht werden müsste, wäre es eine unnötige Fehlerquelle. Polare Symptome sind in blauer Farbe gedruckt, damit die Patienten erkennen, welches die wichtigsten Informationen für die Arzneimittelwahl sind. Symptome (Rubriken) mit weniger als zehn Arzneimittelzuordnungen werden nicht verwendet, da sie als Einzelsymptome die Auswahl der Arzneimittel unzulässig stark eingrenzen und damit ebenfalls zu fehlerhaften Verordnungen führen können.

Die Listen der heute zur Verfügung stehenden Checklisten und Fragebögen sind aus den Tabellen 5 und 6 ersichtlich. Im Kapitel 7, Arbeitsinstrumente, sind sie abgedruckt. Sie können auch in digitaler Form von der Website des Autors (www.heinerfrei.ch) herunter-geladen werden. Die Anleitung zu deren Verwendung findet sich in den Kapiteln 2 bis 5, in denen viele Fallbeispiele aufgeführt sind, die zur Verdeutlichung der Methode und zum Einüben dienen.

Die Checklisten werden von den Patienten oder Eltern bei *akuten* Erkrankungen direkt von der Praxis-Website heruntergeladen, zur Beobachtung der Symptome herangezogen und dann zur Konsultation mitgebracht, oder sie werden, wenn sie diese nicht schon ausgefüllt haben, ihnen in der Praxis zum Herausschreiben der beobachteten Symptome vorgelegt.

Tabelle 5: Checklisten für akute Erkrankungen

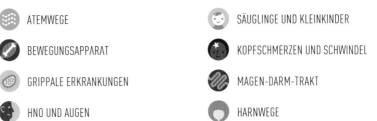

ATEMWEGE

SÄUGLINGE UND KLEINKINDER

BEWEGUNGSAPPARAT

KOPFSCHMERZEN UND SCHWINDEL

GRIPPALE ERKRANKUNGEN

MAGEN-DARM-TRAKT

HNO UND AUGEN

HARNWEGE

Bei chronischen Krankheiten und multimorbiden Patienten erfolgt die Fallaufnahme an zwei verschiedenen Terminen. Bei einer ersten Konsultation werden Anamnese und Untersuchung durchgeführt, falls nötig weitere Abklärungen veranlasst, und eine Diagnose gestellt. Dann erhalten die Patienten oder deren Eltern die entsprechenden Fragebögen, die sie zuhause vorbereiten und nach zwei bis vier Wochen Beobachtungszeit zur Arzneimittelbestimmung mitbringen. Für die Arzneimittelbestimmung werden die Checklisten oder Fragebögen gesichtet und die übermittelten Symptome besprochen, damit sicher ist, dass Patient und Arzt dasselbe verstehen, was herausgeschrieben oder unterstrichen wurde. Abgerundet wird die Anamnese mit einer ergänzenden Befragung.

Tabelle 6: Fragebögen für chronische Erkrankungen

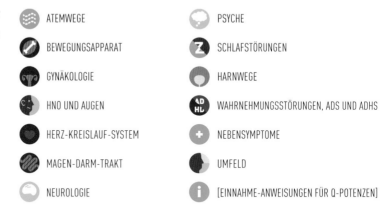

ATEMWEGE	PSYCHE
BEWEGUNGSAPPARAT	SCHLAFSTÖRUNGEN
GYNÄKOLOGIE	HARNWEGE
HNO UND AUGEN	WAHRNEHMUNGSSTÖRUNGEN, ADS UND ADHS
HERZ-KREISLAUF-SYSTEM	NEBENSYMPTOME
MAGEN-DARM-TRAKT	UMFELD
NEUROLOGIE	[EINNAHME-ANWEISUNGEN FÜR Q-POTENZEN]

1.5.2 DIE REPERTORISATION

Für die Repertorisation sollten., wie erwähnt, nach Möglichkeit *mindestens fünf polare Symptome* verwendet werden. Wird diese Zahl nicht erreicht, oder ist die Polaritätsanalyse nicht aussagekräftig genug, so werden weitere, *nicht-polare* Symptome zur Mitteldifferenzierung herangezogen. Aus Tabelle 7 ist das Repertorisationsschema zur Polaritätsanaylse ersichtlich. Theoretisch könnte die Repertorisation mit dem TB *manuell* mit Hilfe einer entsprechenden Tabelle durchgeführt werden. Die Verwendung eines Computerprogramms ist einfacher und schneller. Heute gibt es bereits eine Vielzahl an Repertorisationsprogrammen mit Polaritätsanalyse. In diesem Buch wurde das revidierte Bönninghausen Taschenbuch, Ausgabe 2000, verwendet. Unterdessen haben wir eine eigene Polaritätsanalyse Software, deren Verwendung wir Ihnen sehr empfehlen (siehe Abschnitt 7.1 Repertorium, S. 257, und http://polarity-analysis.com). Diese hat sich als einfaches, übersichtliches und sehr zuverlässiges Arbeitsinstrument erwiesen.

Grund für die Präferenz ist die Tatsache, dass dieses Programm als einziges auf der *revidierten* Ausgabe von Bönninghausens TB[7] basiert, die dessen letzte Erkenntnisse zur Gradierung der Symptome und zahlreiche zusätzliche Nachträge Bönninghausens enthält. Zudem ist es sehr übersichtlich und einfach zu handhaben. Die guten Resultate der Polaritätsanalyse zeigen, dass diese von einer bisher unerreichten Zuverlässigkeit ist.

Tabelle 7:
Repertorisationsschema zur
Polaritätsanalyse

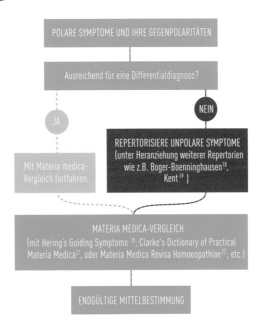

Die wichtigsten Kriterien bei der *Gewichtung des Repertorisationsresultates* sind die Abwesenheit von Kontraindikationen und die Höhe der Polaritätsdifferenz. Danach folgt die Vollständigkeit der Symptomenabdeckung, und schließlich die Übereinstimmung im Materia medica-Vergleich (Tabelle 8). Die Abwesenheit von Kontraindikationen und die Höhe der Polaritätsdifferenz sind praktisch gleichwertig und können nicht gegeneinander abgestuft werden. Liegen sehr viele polare Symptome vor, wie dies bei multimorbiden Patienten die Regel ist, so hat die Vollständigkeit der Symptomenabdeckung ein deutlich geringeres Gewicht als Polaritätsdifferenz und Kontraindikationen. Bei eher symptomenarmen akuten Erkrankungen hat dieses Kriterium aber seine Bedeutung. Im hier empfohlenen Programm kann das Resultat der Repertorisation durch Klick ins Feld *Anzahl der Treffer* (links oben im Display, zweite Zeile) nach der *Vollständigkeit der Symptomenabdeckung* geordnet werden. Durch Klick ins Feld *Polari-*

tätsdifferenzen (links oben im Display, vierte Zeile) werden die Mittel nach der Höhe der Polaritätsdifferenz angeordnet. Es lohnt sich, beide Ordnungskriterien zu verwenden, da damit eine gute Übersicht der in Frage kommenden Arzneimittel erreicht wird.

Tabelle 8: Gewichtung des Repertorisationsresultates

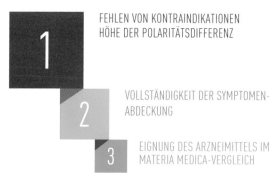

1 FEHLEN VON KONTRAINDIKATIONEN
HÖHE DER POLARITÄTSDIFFERENZ

2 VOLLSTÄNDIGKEIT DER SYMPTOMEN-ABDECKUNG

3 EIGNUNG DES ARZNEIMITTELS IM MATERIA MEDICA-VERGLEICH

1.6 QUIZ 2:
FRAGEN ZUR
BÖNNINGHAUSEN-
METHODE

7 Notieren Sie Bönninghausens Rangordnung der Symptome (1./2./3./4.)!

8 Was sind die Eigenheiten eines Symptoms?

9 Machen Sie eine Pyramide der Zuverlässigkeit der Symptome!

10 Was sind nach heutigem Verständnis pathognomonische Symptome, und was verstand man darunter im 19. Jahrhundert?

11 Definieren Sie den *Genius* eines Arzneimittels!

12 Definieren Sie die Symptomengrade von Bönninghausen (1.,2.,3.,4.,5. Grad)!

13 Was versteht Bönninghausen unter einer Kontraindikation?

14 Welches ist die Kernaussage der Heringschen Regel, und welche Rolle spielt sie bei sich widersprechenden Patientensymptomen?

15 Wann werden die Gemütssymptome im Prozess der Mittelfindung herangezogen?

ANTWORTEN FINDEN SIE AUF S. 295 FF.

1.7 Dosierung   Die Dosierung homöopathischer Arzneimittel ist eine Frage der individuellen Präferenz. In Versuchen mit handverschüttelten Tiefpotenzen (C5, C7, C9, C12), handverschüttelten Hochpotenzen (C30 und C200), maschinell hergestellten Korsakov-Potenzen (M, XM, LM, CM) und ebenfalls handverschüttelten Q-Potenzen haben sich für den Autor folgende Dosierungsrichtlinien als optimal erwiesen:

Akute Erkrankungen   Das am besten passende Arzneimittel wird in der Potenzhöhe C200 als einmalige Einzeldosis (zwei Globuli) sofort in der Praxis verabreicht. Erreicht der Patient nicht innerhalb von zwei Tagen eine Besserung von mindesten 50 %, so wird ihm das nächst-ähnliche Arzneimittel, das als Reserve mitgegeben wurde, verabreicht (ebenfalls C200). Bei sehr akuten Erkrankungen oder sehr starken Schmerzen, z.B. bei akuten Mittelohrentzündungen, kann das Intervall ausnahmsweise auf sechs Stunden verkürzt werden, damit der Patient nicht unnötig lange leiden muss.

Chronische Erkrankungen   Der Patient erhält eine Dosis des am besten passenden Arzneimittels in der Potenzhöhe C200. Eine Kontrolle der Mittelwirkung erfolgt nach vier bis sechs Wochen, spätestens aber nach zwei Monaten. Hat das Arzneimittel eine den Erwartungen entsprechende Besserung bewirkt und stagniert diese zum Zeitpunkt der Nachkontrolle, so folgen weitere Gaben in den Potenzhöhen M, XM, LM, CM, in der Regel wiederum in Abständen von vier bis sechs Wochen. In der KFA-Studie (KFA=Komplexe Fallaufnahme), die im Kapitel 6 vorgestellt wird, hat sich gezeigt, dass die Besserung auf diese Weise optimal voranschreitet, besser als mit einem Vorgehen, bei dem gewartet wird, bis die erreichte Besserung wieder nachlässt. Bei Krankheiten, in denen eine starke Erstverschlimmerung vermieden werden soll, kann als erstes eine Gabe des Arzneimittel in der Potenzhöhe C30 verabreicht werden, da diese schwächer und weniger lange wirkt, als eine C200.

Q-Potenzen   Flüssige Q-Potenzen werden eher in schwierigen therapeutischen Situationen eingesetzt, zum Beispiel bei ADHS-Patienten, bei schweren organischen Erkrankungen oder bei Krankheiten, bei denen parallel zur Homöopathie eine Weiterführung der schulmedizinischen Behandlung unumgänglich ist (z.B. bei Tumorerkrankungen). In der

Regel beginnt man mit der Potenz Q3, verabreicht diese über vier bis sechs Wochen, wechselt dann auf Q6, danach Q9, etc. Die Häufigkeit der Verabreichung richtet sich nach der Art der Erkrankung. Sie kann täglich sein, aber auch seltener.

**1.8 VERLAUFSBEUR-
TEILUNG**

Die Verlaufsbeurteilung bei *akuten Erkrankungen* orientiert sich an den gleichen Kriterien wie sie im Abschnitt 1.7 aufgeführt sind: Liegt die Besserung nach zwei Tagen über 50 % wird abgewartet, wenn nicht, erfolgt die Verabreichung des Reservemittels. Die Behandlung ist erfolgreich, wenn die Krankheit mit dem ersten oder zweiten Mittel und ohne Folgekonsultation geheilt werden kann. Man muss sich bewusst sein, dass akute Erkrankungen häufig auch spontan abklingen. Die Heilung kann nur dann sicher der homöopathischen Behandlung zugeschrieben werden, wenn sie außerordentlich schnell erfolgt. Z.B. zeigte eine Metaanalyse von Del Mar und Mitarbeitern, dass die Placebo-Behandlung von akuten Mittelohrentzündungen bei 60 % der Patienten nach 24 Stunden zu Schmerzfreiheit führte.[23] Im Gegensatz dazu konnte in einer Studie mit 230 Patienten mit akuter Otitis media gezeigt werden, dass 39 % der Kinder sechs Stunden nach Verabreichung eines ersten homöopathischen Arzneimittels schmerzfrei waren, und weitere 33 % der Kinder die Schmerzfreiheit nach einem zweiten homöopathischen Arzneimittel in 12 Stunden erreichten.[24] Diese Wirkungen können der homöopathischen Behandlung zugeschrieben werden.

Bei *chronischen Krankheiten* und *multimorbiden Patienten* ist die Verlaufsbeurteilung einfacher. Es hat sich bewährt, dass die Patienten bei Behandlungsbeginn die Stärke (Intensität und Häufigkeit) jedes Leidens auf einer Skala von 1 bis 10 beurteilen (10 = maximale Intensität). Dasselbe müssen Sie bei jeder Verlaufskontrolle tun. Zusätzlich machen sie eine Beurteilung der subjektiven Besserung, ebenfalls auf einer Skala von 1 bis 10. Diese sollte im Idealfall spiegelbildlich die Abnahme der mittleren Symptomenintensität wiedergeben. Mit der Excel-Datei *Anamneseprotokoll,* die im vierten Kapitel vorgestellt wird, kann diese Beurteilung auch graphisch abgebildet werden (Beispiel siehe Abbildung 1).

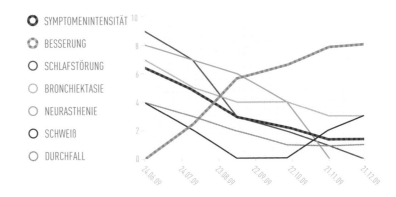

○ SYMPTOMENINTENSITÄT
○ BESSERUNG
○ SCHLAFSTÖRUNG
○ BRONCHIEKTASIE
○ NEURASTHENIE
○ SCHWEIß
○ DURCHFALL

ERKLÄRUNG ZU ABBILDUNG 1

Links ist die Liste der Diagnosen ersichtlich, rechts der Verlauf der Intensität jedes einzelnen Symptoms. Die *rote* punktierte Kurve stellt die *mittlere* Abnahme der Intensität aller Symptome dar, die *grüne punktierte* die subjektiv empfundene Besserung der Patientin. Unter aufsteigenden Alumina-Potenzen verschwand bei dieser Patientin z.B. zunächst die Schlafstörung, welche das Hauptleiden darstellte, trat dann aber aufgrund eines Nachbarschaftskonflikts wieder auf. Da diese Verschlechterung auf äußere Ursachen zurückzuführen war, wurde kein Mittelwechsel vorgenommen.

1.9 PRAKTISCHES VORGEHEN

1.9.1 DEMONSTRATIONSFALL 2: FRAU L.T., 44 J., AKUTER HÖRSTURZ

Frau T. ist eine überaus arbeitsame Patientin, die neben ihrer fünfköpfigen Familie 46 Therapiestunden pro Woche als Logopädin bewältigt. Sie kommt mit einem akuten Hörsturz in die homöopathische Praxis: Während des Ausreitens am Vortag trat plötzlich ein lautes Pfeifen im linken Ohr auf, gefolgt von starken Ohrschmerzen. Danach hörte sie mit diesem Ohr praktisch nichts mehr. Als Vorerkrankungen sind eine allergische Diathese, Migräne und ein Raynaud-Syndrom bekannt, welche aber im Laufe einer homöopathischen Behandlung mit Nux vomica in aufsteigenden Potenzen praktisch verschwunden sind. Wegen einer leichten Hypertonie nimmt sie einen Angiotensin-II-Antagonist ein.* Im *Status* findet sich ein unauffälliges Trommelfell und eine erhebliche Schwerhörigkeit links. Sonst bestehen keine pathologischen Befunde. Die Patientin wird (nach Einleitung einer homöopathischen Behandlung) zur Objektivierung der Diagnose zum HNO-Arzt geschickt. Sein Audiogramm am ersten Behandlungs-

* Die homöopathische Behandlung einer arteriellen Hypertonie ist zwingend an eine Veränderung des Lebensstils gebunden. Sie erfordert Stressreduktion, Anpassung der Ernährung und genügend Bewegung an der frischen Luft. Da diese Patientin aufgrund der aktuellen Lebenssituation keine einschneidenden Veränderungen vornehmen konnte oder wollte, wurde auf ein Absetzen des Angiotensin-II-Hemmers verzichtet.

tag zeigt eine Gehörminderung links im Bereich der tieferen Frequenzen (250-1000 Hz, Abbildung 2). Das rechte Ohr ist normal.

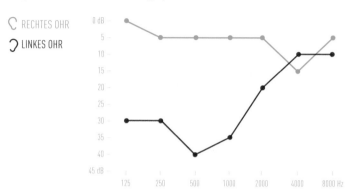

Er schlägt eine Behandlung mit einem durchblutungsfördernden Histaminagonisten und einen Prednisonstoß vor. Beides nimmt die Patientin dankend zur Kenntnis, führt es aber nicht durch. Nachfolgend wird der Ablauf der homöopathischen Mittelbestimmung vorgestellt: Im Anschluss an die Untersuchung erhielt die Patientin die Checkliste für akute Hals-Nasen-Ohren und Augenerkrankungen, mit der sie die folgenden Symptome erarbeitete:

Datum: _____   Name des Patienten: _____

Damit eine homöopathische Arzneimittelbestimmung durchgeführt werden kann, müssen alle *Veränderungen des Befindens*, die im Laufe der *aktuellen Erkrankung* aufgetreten sind, *exakt* erfasst werden. Notieren Sie hier zunächst das, was Ihnen am meisten auffällt:

HAUPTSYMPTOME   Pfeifen im linken Ohr, drückende Ohrschmerzen, Stechen von aussen herein,
Schwerhörigkeit links

Als nächstes notieren oder unterstreichen Sie bitte die zutreffenden Modalitäten und Symptome.

FREIE LUFT/KÄLTE/EINHÜLLEN

- Im Freien — verschlimmert/besser
- Verlangen freie Luft/Abneigung
- Entblößen — verschlimmert/bessert
- Kälte — verschlimmert/bessert
- Kaltwerden — verschlimmert/besser
- Wetter feucht — verschlimmert/besser
- Wetter trocken — verschlimmert/besser
- Zimmerwärme — verschlimmert/besser
- Nach Schwitzen — verschlimmert/gebessert
- Umschläge feuchte — verschlimmern/bessern

POSITION

- Liegen — verschlimmert/besser
- Liegen auf schmerzh. Seite — verschl./bessert
- Sitzen — verschlimmert/besser
- Sitzen krumm — verschlimmert/besser
- Stehen — verschlimmert/besser
- Bücken — verschlimmert/besser
- Muskeln — schlaff/straff

BEWEGUNG/RUHE

- Verlangen Bewegung/Abneigung
- Bewegung — verschlimmert/bessert
- Gehen — verschlimmert/besser
- Auftreten hart — verschlimmert/besser
- Anstrengung körp. — verschlimmert/besser
- Anstrengung geistig — verschlimmert/besser
- Ruhe — verschlimmert/besser

ESSEN/TRINKEN/SPRECHEN

- Schlucken — verschlimmert/bessert
- Beim/nach Essen — verschlimmert/gebessert
- Nach Trinken — verschlimmert/gebessert
- Nahrungsmittel, Wasser kalt, — verschl./bessert
- Durst/Durstlosigkeit
- Hunger/Appetitlosigkeit
- Essen Kaltes — verschlimmert/bessert
- Speichelvermehrung/-verminderung
- Sprechen — verschlimmert/bessert

SCHLAF

- Nach Hinlegen — verschlimmert/gebessert
- Beim Einschlafen — verschlimmert/gebessert
- Während Schlaf — verschlimmert/gebessert
- Beim Erwachen — verschlimmert/gebessert
- Nach Aufstehen — verschlimmert/gebessert

SEHEN

- Licht — verschlimmert/bessert
- Dunkelheit — verschlimmert/bessert
- Augenschließen — verschlimmert/bessert
- Sehen angestrengt — verschlimmert/bessert
- Lesen — verschlimmert/bessert

SEITENBEZIEHUNGEN

- Seite — links/rechts
- Innerer Kopf — links/rechts
- Äußerer Kopf — links/rechts

- Gesicht — links/rechts
- Auge — links/rechts
- Nase — links/rechts
- Ohr — links/rechts
- Mund — links/rechts
- Zähne — links/rechts
- Äußerer Hals — links/rechts

EMPFINDUNGEN

- Berührung — verschlimmert/bessert
- Druck äußerer — verschlimmert/bessert
- Reiben — verschlimmert/bessert
- Geruchsinn — empfindlich/vermindert
- Niesen — verschlimmert/bessert

GEMÜTSVERÄNDERUNGEN

- Gereiztheit/Sanftheit (ungewöhnlich)
- Traurigkeit/Fröhlichkeit (ungewöhnlich)
- Alleinsein — verschlimmert/bessert

Die Patientin übermittelt also Folgendes:

- *Ohr links* P
- *Ohrgeräusch pfeifend, klingend*
- *Stechen von außen herein* P
- *Schwerhörigkeit links*
- *Entblößen verschlimmert* P
- *Kälte verschlimmert* P
- *Liegen auf schmerzhafter Seite bessert* P
- *Bewegung verschlimmert* P
- *Anstrengung körperlich verschlimmert* P
- *Druck verschlimmert* P

Für die Repertorisation werden zunächst nur die polaren Symptome (P) verwendet. Polare Symptome, die eine Erstreckung beinhalten (hier: Stechen von außen herein) werden in der Regel zunächst nicht berücksichtigt, da ihre Sicherheit als zweifelhaft einzuschätzen ist. Möglicherweise werden diese Symptome schließlich zur Feindifferenzierung mehrerer in Frage kommenden Arzneimittel herangezogen, wie das bei dieser Patientin nötig war. In Tabelle 9 ist die endgültige Repertorisation abgebildet.

	Arn.	Bry.	Ign.	Rhus.	Acon.	Bell.	Calc.	Caust.	Nux-v.
Anzahl der Treffer	8	8	8	8	7	7	7	7	7
Summe der Grade	21	20	16	23	12	15	17	15	18
Polaritätsdifferenzen	**14**	**12**	**5**	**6**	**0**	**2**	**3**	**5**	**7**
Ohren, li. (P) [106]	3	3	4	2	2	1	2	2	
< Entblößung (P) [56]	2	1	1	4	1	2			3
< Kälte allg. (P) [90]	2	2	3	4	3	3	1	4	4
> Liegen, Seite, schmerzhafte (P) [24]	2	4	2	5*		2	3	2	2
< Bewegung, während (P) [126]	3	4	1	1	1	4	2	3*	4
< Anstrengung des Körpers (P) [70]	4	4	1	4	3		3	1	3
< Druck, äußerer (P) [93]	1	1	1	1	1	1	3	1	1
Stechen, außen herein, von (P) [47]	4	1	3	2	1	2	3	2	1
Ohren, re. (P) [110]	*1*	*1*		*3/KI*	*3/KI*	*3/KI*	*3/KI*	*2*	*4/KI*
> Entblößung (P) [37]		*1*	*2*	*1*	*3/KI*		*3/KI*		*1*
> Kälte allg. (P) [73]	*1*	*1*	*1*	*1*	*1*	*1*	*1*	*1*	*1*
< Liegen, Seite, schmerzhafte (P) [80]	*1*	*1*	*2*	*2*	*3/KI*	*2*	*2*	*2*	*3/KI*
> Bewegung, während (P) [102]	*1*	*1*	*1*	*4/KI*	*1*	*1*	*1*	*1*	
> Anstrengung des Körpers (P) [6]			*3/KI*						
> Druck, äußerer (P) [74]	*1*	*2*	*2*	*3/KI*	*1*	*2*	*1*	*3/KI*	*2*
Stechen, innen heraus, von (P) [59]	*2*	*1*		*3/KI*		*3/KI*	*3*	*1*	

Tabelle 9: Repertorisation Demonstrationsfall 2, L.T.

In Tabelle 9 sind die Arzneimittel nach der *Anzahl der Treffer* geordnet. Vier Arzneien decken die Symptomatik vollständig ab. Zwei davon, *Ignatia* und *Rhus-tox.*, weisen Kontraindikationen auf. Es kommen also nur *Arnica* und *Bryonia* in Frage. Mit einem Materia-medica-Vergleich kann versucht werden, die beiden Mittel weiter zu differenzieren.

MATERIA MEDICA-VERGLEICH FÜR ARNICA (Hering's Guiding Symptoms, [GS][20])

Gehör: Bei Ohrenschmerz Überempfindlichkeit bei lauten Geräuschen. In den Ohren Geräusche von Blutdrang nach dem Kopf und Überempfindlichkeit bei Geräuschen. Vor den Ohren Sausen und Summen, mit Schwerhörigkeit. Schwerhörigkeit von Erschütterungen. In den Ohren Rauschen, auf dem rechten Ohr Taubhörigkeit und im linken Ohr Stechen.

MATERIA MEDICA-VERGLEICH FÜR BRYONIA [GS]

Gehör: Unerträglichkeit des Geräusches. Klingen [im linken]. Ohrensausen. Brummen [im r.]. Zirpen. Brausen und Brummen im linken Ohr, wie Schwappern von Wasser über einen Damm. Leichtheitsgefühl des Kopfes, dabei beständiges Wuwwern in beiden Ohren.

Der Materia medica-Vergleich ist nicht zielführend. Tritt man einen Schritt zurück, und beurteilt die Gesamtsituation der Patientin, so wird klar, dass Arnica das Mittel der Wahl ist: Die extreme Arbeitsbelastung hat wie schon früher bei ihr zu einer Überarbeitung geführt. Hinzu kommt die Tatsache, dass die Patientin trotz des dramatischen Befundes einen Tag verstreichen ließ, ehe sie einen Arzt aufsuchte. In den Guiding Symptoms findet sich bei Arnica «[...] *mag kein Mitgefühl*» oder «[...] *Furcht auch nur berührt zu werden.*»

MITTELGABE UND VERLAUF

Sie erhielt also eine Dosis *Arnica C200*. Tags darauf ruft sie an, es gehe ihr viel besser, sie habe noch etwas Ohrdruck und Kopfschmerzen. Am vierten Behandlungstag ist der Ohrdruck verschwunden und das Gehör wieder fast normal. Beim Aufstehen vom Sitzen habe sie noch etwas Schwindel. Sie beziffert die Besserung jetzt mit 85 %. Am 11. Behandlungstag erfolgt wiederum eine Kontrolle beim HNO-Arzt mit Audiogramm, welches sich inzwischen völlig normalisiert hat (Abbildung 3). Er ist erstaunt über die schnelle Besserung. Als Langzeiteffekt dieses zwar glimpflich abgelaufenen, aber dennoch traumatischen Ereignisses gelang es der Patientin, ihr Arbeitspensum

etwas zu reduzieren, und in ein neues, weniger strapaziöses Gleichgewicht zu kommen.

Arnica montana

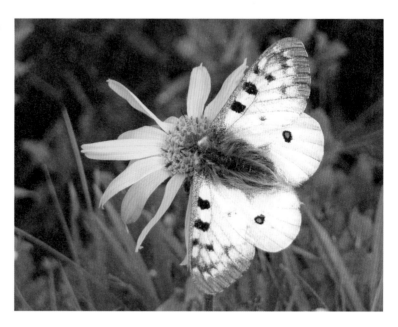

ANMERKUNGEN   Wie oft bei akuten Erkrankungen stellt sich die Frage, ob die Heilung durch die homöopathische Mittelwirkung zustande kam oder
das Gehör sich von selbst erholte. Die Tatsache, dass auch in diesem
Falle das durch die Polaritätsanalyse bestimmte Arzneimittel aufgrund unscheinbarer lokaler Symptome das Kernproblem der Patientin identifizierte, spricht eher für eine homöopathische Heilung als für
einen Spontanverlauf.

Abbildung 3: Audiogramm
L.T. am 11. Behandlungstag

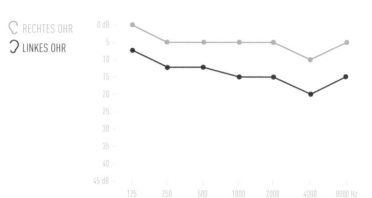

Wie bei vielen Neuentwicklungen haben auch zur Polaritätsanalyse mehrere Menschen zu verschiedenen Zeiten beigetragen. Es sind dies

S. Hahnemann
Gesamtwerk, Grundlagen der Homöopathie

C. v. Bönninghausen
Bönninghausens TB, mit dessen zuverlässiger Gradierung
Die Entdeckung der Kontraindikationen

K.-H. Gypser
Wiederentdeckung von Bönninghausens Kontraindikationen in dessen Schrifttum

H. Frei
Einführung der Polaritätsdifferenz
Fokussierung auf polare Modalitäten und Symptome
Repertoriumsspezifische Checklisten und Fragebögen
Anamneseprotokoll
Durchführung von Evaluationsstudien
Lehrmittel und Seminare

Bö-AG*
Übernahme der Polaritätsanalyse ins PC-Programm der revidierten Ausgabe des TB

D. Müller/R. Stock
Graphische Verlaufskontrolle

Da sich die Polaritätsanalyse deutlich von Bönninghausens ursprünglicher Vorgehensweise unterscheidet (Tabelle 10), ist es nicht eine Methode *„nach Bönninghausen"*, aber auch nicht eine *„nach Frei"*: Ohne die Vor- und Mitarbeit aller wäre die Neuentwicklung nicht möglich gewesen.

---

* Bönninghausen Arbeitsgemeinschaft

	POLARITÄTSANALYSE	BOENNINGHAUSEN-METHODE
Ziel der Anamneseerhebung:	Vollständige Symptomatik	Vollständige Symptomatik
Ergänzende Fragebögen:	Immer	Sporadisch[25]
Höchste Gewichtung in der Repertorisation:	Polare Symptome	Causa, Modalitäten, Empfindung und Befunde
Repertorium:	PB[7,8]	PB[7]
Polaritätsdifferenz:	Wichtigstes Kriterium	Nicht bekannt
Kontraindikationen:	Systematisch beachtet	Wahrscheinlich punktuell beachtet

Tabelle 10: Polaritätsanalyse vs. Bönninghausen Methode, Gemeinsamkeiten und Unterschiede

1.11 QUIZ 3: FRAGEN ZUR POLARITÄTSANALYSE

16 Wie berechnet man die Polaritätsdifferenz?

17 Wie viele polare Symptome sollten mindestens einer Polaritätsanalyse zugrunde liegen?

18 Was sagt die Polaritätsdifferenz aus?

19 Wie gewichten Sie das Resultat einer Polaritätsanalyse?

20 Wann benötigen Sie nichtpolare Symptome für die Mittelbestimmung?

21 Welche Hilfsmittel stehen für die Fallaufnahme bei akuten und bei chronischen Erkrankungen zur Verfügung? Wo können Sie diese herunterladen?

22 Welche PC-Programme stehen Ihnen für die Polaritätsanalyse zur Verfügung?

DIE ANTWORTEN FINDEN SIE AUF S. 295 FF.

1.12 ZUSAMMENFASSUNG

Das Hauptanliegen der Polaritätsanalyse ist eine sichere, reproduzierbare homöopathische Mittelbestimmung mit vertretbarem Zeitaufwand. Die Methode soll praxisnah, sowie lehr- und lernbar sein. Um dieses Ziel zu erreichen, mussten die *zuverlässigen Elemente* der heutigen Homöopathie identifiziert und Unzuverlässiges eliminiert werden. Als klar und zuverlässig hat sich Hahnemanns Einsicht in das „zu Heilende" erwiesen, nämlich die aktuell vorhandene

Krankheitssymptomatik. Symptome sind die Veränderungen des Befindens des Patienten, die sich vom vorherigen gesunden Zustand unterscheiden: So wie die Sterne am Nachthimmel in alten Zeiten den Seefahrern den Weg wiesen, sind sie die einzigen zuverlässigen Wegweiser zur richtigen Mittelwahl. Polare Symptome ähneln Fixsternen, aus denen sich die Polaritätsdifferenz errechnen lässt. Deren Höhe bestimmt die engere Auswahl der in Frage kommenden Arzneimittel, vorausgesetzt es liegen keine Kontraindikationen vor. Bei der Repertorisation gilt es noch weitere Dinge zu beachten: Der Ausschluss der pathognomonischen Symptome beruht auf einem Missverständnis des Begriffs „pathognomonisch", und bedeutet eine Verletzung des Ähnlichkeitsprinzips. Pathognomonische Symptome müssen also, wenn sie charakteristisch sind, in die Repertorisation einbezogen werden. Bestehen Widersprüche zwischen den Symptomen, so haben die Eigenheiten des Hauptsymptoms Priorität vor denjenigen der Nebensymptome. Dasselbe gilt nach der Heringschen Regel für jüngere Symptome gegenüber älteren. Den Gemütssymptomen, die in vielen heute gängigen Methoden in den Vordergrund gerückt werden, fällt die Rolle zu, den Ausschlag zu geben unter denjenigen Arzneimitteln, die nach der Polaritätsanalyse in die engste Auswahl kommen. Dabei ist wichtig, dass es sich auch bei ihnen um Veränderungen des Gemütszustandes gegenüber dem vorher gesunden Zustand handelt. Beachtet man all dies, so werden die homöopathischen Verordnungen treffsicherer und nachvollziehbarer. Neben großen Arzneimitteln erhalten auch kleinere einen Platz, und die Behandlung wird insgesamt befriedigender. Im Kapitel 6 sind die Resultate der verschiedenen Evaluationsstudien der Polaritätsanalyse aufgeführt, die diese Aussagen belegen.

1.13 DISKUSSION   Bei Anwendung der Polaritätsanalyse wird zunächst eine freie, wenn auch kürzere Anamnese durchgeführt als dies im ORG-§§ 82-95 gefordert wird. Die Ergänzung der Fallaufnahme mit *repertoriumspezifischen Fragebögen* oder *Checklisten* führt anschließend zu einer gezielten Erfassung von polaren Symptomen. Die Besprechung aller Symptome, die die Patienten zur Fallaufnahme mitbringen, wie auch die ergänzende Befragung, helfen darüber hinaus noch nicht Erwähntes aufzudecken. Auch der Dialog, der während der

Repertorisation stattfinden muss, lässt weiten Raum für freie, individuelle Symptomenbeschreibungen.

Die Fragebögen haben den Vorteil, dass Eltern und Patienten auf diejenigen Symptome aufmerksam gemacht werden, die sich in der Mittelbestimmung als besonders wertvoll erwiesen haben. Bei chronischen Krankheiten vergehen zwischen der vorbereitenden Konsultation und der Fallaufnahme üblicherweise etwa zwei Wochen, in denen sie sich nochmals eingehend mit ihrer Symptomatik auseinandersetzen müssen. Man vermeidet dadurch, dass nach einer erfolglosen ersten Behandlungsetappe die primär übermittelten Symptome widerrufen werden. Da bei der Polaritätsanalyse ein einziges, falsch beobachtetes Symptom zu einer falschen Mittelwahl führen kann, ist es entscheidend, dass das, was die Patienten übermitteln, auch wirklich stimmt. Das neue Vorgehen ist für sie anspruchsvoll und wird nicht selten als schwierig bezeichnet. Die guten Resultate, die mit einer Strukturierung der Anamnese erreicht werden, sprechen aber für sich. Fragebögen haben eine lange Tradition: Hahnemann legte seinen Patienten, die er auf dem Korrespondenzweg behandelte, die Lektüre des Organon nahe, unter anderem, um sie auf eine genaue Beobachtung ihrer Symptome einzustimmen, und Bönninghausen verfasste mit der Schrift *„Die homöopathische Diät"*[25] den ersten eigentlichen Fragebogen. Auch spätere Homöopathen wie Kent benutzten sehr ausführliche Fragebögen. Es sei hier nochmals an ORG § 133 erinnert, der die Modalitäten als das eigentliche Individuelle und Charakteristische eines Leidens bezeichnet. Gerade diese werden mit den hier verwendeten Fragebögen optimal erfasst.

Ist das korrekte homöopathische Arzneimittel eines Patienten mit Hilfe der Polaritätsanalyse einmal bestimmt, so können die *psychodynamischen Erkenntnisse*, die in den letzten Jahrzehnten zu den Arzneimitteln zusammengetragen worden sind, dazu dienen, den Patienten besser zu verstehen, und damit die Heilung schneller voranzubringen.

2. AKUTE ERKRANKUNGEN

Die Polaritätsanalyse wurde in einer lebhaften pädiatrisch-homöopathischen Praxis entwickelt, in der täglich bis zu vierzig Patienten behandelt werden, manchmal auch deutlich mehr. Für eine Konsultation bei einer akuten Erkrankung stehen ungefähr zwölf bis fünfzehn Arztminuten zur Verfügung, in denen zuerst eine Anamnese gemacht und der Patient untersucht werden muss. Nach der Diagnosestellung erhält er, respektive seine Eltern, eine Checkliste, die seinem Leiden entspricht, mit der Aufforderung, die von ihm beobachteten Symptome herauszuschreiben. Da die Checkliste auf polare Symptome ausgerichtet ist, können diese damit in der Regel vollständig erfasst werden. Während der Bearbeitung der Checkliste durch Patienten oder Eltern wechselt der Arzt ins nächste Sprechzimmer, wo er beim folgenden Patienten dieselben Arbeitsschritte durchführt. Danach geht er zurück zum ersten, sichtet die herausgeschriebenen Symptome und repertorisiert sie. Bei der Repertorisation ist die Anwesenheit des Patienten sehr wichtig, damit Rückfragen gemacht und Symptome präzisiert werden können. Es folgt der Entscheid für das am besten passende Arzneimittel aufgrund des Fehlens von Kontraindikationen, der Höhe der Polaritätsdifferenz und der Vollständigkeit der Symptomenabdeckung.

Der Patient nimmt dieses Arzneimittel direkt in der Praxis ein. Dazu bekommt er ein Reservemittel mit nach Hause. Dieses soll die Symptomatik in gleicher Weise optimal abdecken, vielleicht mit dem Unterschied, dass die Polaritätsdifferenz etwas geringer ist. Es wird nur eingenommen, wenn die Besserung zwei Tage nach der Einnahme des ersten Mittels nicht mindestens 50 % erreicht.

Sind Befunde nachzukontrollieren, so wird der Patient nach 7–14 Tagen nochmals einbestellt. Wenn nicht, erfolgt die Verlaufsbeurteilung durch eine telefonische Rückmeldung des Patienten.

Die *Auswahl der nachfolgenden Übungsfälle* erfolgte nach drei Kriterien:

1. Repräsentative Auswahl und Variation der Diagnosen.
2. Repräsentative Vielfalt der erfolgreichen Arzneimittel.
3. Jeder Fall musste etwas Lehrreiches enthalten.

Dass sozusagen nur erfolgreich gelöste Fälle präsentiert werden, liegt in der Natur der Aufgabe, die Methode zu vermitteln. Natürlich gibt es auch Patienten, die homöopathisch nicht, oder nicht auf Anhieb geheilt werden können. Wie viele das im Durchschnitt sind, ist aus den Evaluationsstudien ersichtlich.

2.2. FALLBEISPIELE

2.2.1 ÜBUNGSFALL 1: ANNA A, 6 J, ALLERGISCHE DIATHESE. KLEINES MITTEL – GROSSE WIRKUNG

Anna ist ein ängstliches, feingliedriges Kind, das sehr oft krank ist. In der Vorgeschichte findet sich eine Neurodermitis, die im Alter von 1 1/2 Jahren aufgetreten ist. Mit drei Jahren bekam sie das erste Mal eine allergische Konjunktivitis, mit 5 Jahren wurde seitens des Kinderpneumologen ein Asthma bronchiale diagnostiziert und mit Beta-2-Stimulatoren und topischen Steroiden behandelt. Die aktuelle Konsultation erfolgt im Alter von sechs Jahren wegen eines erneuten Ausbruchs der Allergie-Symptome: Bei schönem Wetter tritt jedes Mal eine Bindehautentzündung mit Tränen der Augen, Lichtscheu und geröteten Lidrändern auf. Hinzu kommt ein hartnäckiger Husten mit leichter Atemnot, besonders nachts, und ein milder Schnupfen.

Im Status findet sich eine Rötung der Konjunktiven und der Lidränder, bei der Auskultation eine leicht beschleunigte Atmung und ein verlängertes Exspirium. Das Kind hat also einen neuen Schub der allergischen Rhino-Konjunktivitis und des Asthmas.

Aus der *Checkliste für akute Erkrankungen der Atemwege* schreibt die Mutter folgende Symptome heraus:

- *Rötung der Bindehaut und Lidränder, massive Lidschwellung.*
- *Tränen der Augen*
- *Blenden der Augen*
- *Fließschnupfen*
- *Atemnot*
- *nach dem Schlafen verschlimmert* P
- *Feuchte Umschläge bessern* P
- *Dunkelheit bessert* P
- *Husten morgens mit, abends ohne Auswurf* P
- *Atem schnell* P

- *beim Ausatmen verschlimmert* P
- *Liegen verschlimmert* P

Die Repertorisation wird mit den polaren Symptomen durchgeführt sowie dem Symptom *Blenden der Augen*, das eigentlich einer Modalität entspricht. Die unspezifischeren Befunde, wie Rötung der Bindehaut und der Lidränder, Lidschwellung, Tränen und Fließschnupfen, müssen nicht zwingend verwendet werden.

	Caust.	Euphr.	Nux-v.	Ars.	Bry.	Dig.	Ign.	Ph-ac.	Puls.
Anzahl der Treffer	8	8	8	7	7	7	7	7	7
Summe der Grade	18	20	16	15	15	10	15	16	25
Polaritätsdifferenzen	**11**	**17**	**0**	**8**	**-1**	**3**	**7**	**12**	**19**
< Schlaf, nach (P) [58]	5*	3	1	2*	2	1	2	2	3
> Feuchte Umschläge, Befeuchten (P) [23]	3	3	2	2	1				4
> Dunkelheit (P) [74]	2	4	3	2	1	2	3	3	3
Husten, morgens mit, abends ohne Auswurf (P) [65]	2	3	2	1	5*	1	1	3	4
Atem, schnell (P) [92]	1	1	3	3	3	1	3	1	3
< Ausatmen, beim (P) [52]	2	1	2	1	2	3	3	2	4
< Liegen (P) [125]	1	3	1	4	1	1	2	3	4
Sehen, Blenden der Augen [29]	2	2	2			1	1	2	
> Schlaf, nach (P) [28]			5/KI	3/KI	1		1	1	2
< Feuchte Umschläge, Befeuchten (P) [40]			1		2				1
< Dunkelheit (P) [20]					2				2
Husten, abends mit, morgens ohne Auswurf (P) [36]	2		2	1	2	2	2		
Atem, langsam (P) [63]			2		3	2	3		1
> Ausatmen, beim (P) [61]	1	1			4/KI				
> Liegen (P) [106]	2		4/KI	1	4/KI	2	1	1	

Tabelle 11: Repertorisation Übungsfall 1, A. A.

Drei Arzneimittel decken alle Symptome ab, zwei davon ohne Kontraindikationen. In Frage kommen *Euphrasia*, das die höchste Polaritätsdifferenz aufweist, und *Causticum*. Schließt man die übrigen Symptome auch noch in die Repertorisation ein, so bleibt nur *Euphrasia* übrig.

MATERIA MEDICA-VERGLEICH FÜR EUPHRASIA [GS]

Augen: Lichtscheu und Schmerz der Augen bes. vom Sonnen- u. Tageslicht. Lichtscheu: abends <; genötigt in der dunklen Stube zu bleiben; [...] Fließschnupfen mit verbrühenden Tränen; Abneigung gegen Licht; am Abend und während der Nacht im Liegen, vom Schein des Tageslichts oder der Sonne <; im Dunkeln >. Heiße, brennende Tränen ergießen sich aus den Augen, mit großer Lichtscheu; viel Nasenfluß ohne Brennen; [...]. Rote Lidränder, mit Empfindung von Trockenheit an denselben. Lider empfindlich und geschwollen.

Nase: Niesen, mit viel Fließschnupfen. Akuter Schnupfen im Stadium der serösen Sekretion, wenn Röte der Konjunktiva, Geschwulst der Lider und Wässern der Augen zugegen sind.

Husten: Husten mit argem Schnupfen, die Augen ebenfalls betroffen, am Tage spärlicher Auswurf, bisweilen auch mit schwerem Atem, nachts >, dann wieder am Morgen < mit viel Auswurf.

Sehkraft: Lichtscheu den ganzen Tag, er muss beständig mit den Augen blinken.

Augen: Empfindlichkeit der Augen gegen Licht und Hitze. Tränen der Augen, selbst im Zimmer, am meisten aber im Freien.

Nase: Fressend brennender Nasenfluss.

Atem: Kurzatmigkeit. Verschlimmerung beim Ausatmen und beim Sprechen.

Husten: Husten heftig, hohl, bisweilen auch trocken, mit Brustschmerz; hohl, vorzüglich nachts und früh, mit festsitzendem Schleim in der Brust, und Gefühl von Schmerzhaftigkeit auf der Brust; [...].

Euphrasia officinalis

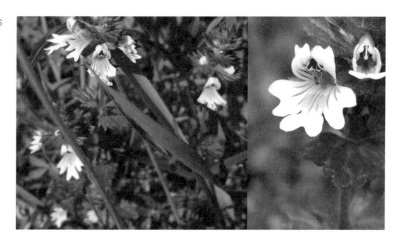

Aufgrund der hohen Polaritätsdifferenz, des Materia medica-Vergleichs und der besseren Abdeckung nicht-polarer Symptome ist *Euphrasia* die erste Wahl. Anna erhält eine Dosis in der Potenzhöhe *C200*.

Die Beschwerden bessern sich sofort und das Kind hat zwei Wochen Ruhe. Dann kommt es erneut in die Praxis wegen einer akuten Tonsillitis, die mit *Sepia* schnell abheilt. Leider meldet sich darauf der Husten wieder. Eine zweite Dosis *Euphrasia C200* führt dieses Mal zu einer anhaltenden Besserung für den Rest des Sommers. Im Langzeitverlauf nimmt auch die vorher große Krankheitsanfälligkeit deutlich ab. Zwei Jahre später tritt nochmals Asthma und Heuschnupfen auf. Auch dieses Mal hilft *Euphrasia C200* schnell und dauerhaft. In den folgenden 4 Jahren braucht Anna noch zwei Mal eine Dosis dieses Mittels (immer jeweils nach zwei Jahren), danach verschwinden die Allergiesymptome vollständig.

ANMERKUNG
·

Das Überraschende an diesem Fall ist, dass ein kleines Mittel, das meist aufgrund der bewährten Indikation bei Konjunktivitis mit Lichtscheu und scharfer (reizender) Tränensekretion verabreicht wird, eine tiefgreifende und anhaltende Besserung und schließlich Heilung der Atopie bewirkte und auch die allgemeine Krankheitsanfälligkeit heilte. Die Erfahrung, dass mit Hilfe der Polaritätsanalyse kleine Mittel Großes bewirken ist nicht selten, und macht die Homöopathie abwechslungsreich und spannend.

2.2.2 Übungsfall 2: Daniel M, 5 J, Erysipel.
Was tun bei einem Mangel an polaren Symptomen?

Daniel leidet seit zwei Tagen an einer zunehmenden, schmerzhaften Schwellung und Rötung im Bereich des rechten Fußrückens. Die Mutter kommt mit ihm in die pädiatrisch-homöopathische Sprechstunde, weil er ihr einen viel kränkeren Eindruck macht, als dies aufgrund des Lokalbefundes zu erwarten wäre. Er jammert dauernd und will den betroffenen Fuß nicht belasten. Fieber hat er nicht, klagt aber über Schmerzen in der rechten Leiste und will nicht mehr gehen.

Im Status findet sich am rechten Fußrücken eine scharf demarkierte Rötung und Schwellung von ca. 10 cm Durchmesser, die sich über Nacht deutlich vergrößert habe. In deren Zentrum finden sich kleine Bläschen, und es besteht eine Berührungs- und Druckempfindlichkeit. Keine Anhaltspunkte für einen Insektenstich. In der rechten Leiste kann ein druckdolenter Lymphknoten palpiert werden. Das Blutbild ist unauffällig.

Mit Hilfe der *Checkliste für akute Erkrankungen des Bewegungsappa-rates* erarbeitet die Mutter lediglich die folgenden Symptome:

- *Stehen verschlimmert* P
- *Warmeinhüllen verschlimmert* P
- *Kälte bessert* P
- *Feuchte Umschläge bessern* P

Das ist sehr wenig. In Anamnese und Status finden sich aber wei-tere polare Symptome, nämlich:

- *Bein rechts* P
- *Leisten rechts* P
- *Berührung verschlimmert* P
- *Druck, äußerer verschlimmert* P

	Nux-v.	Puls.	Sep.	Spig.	Staph.	Borx.	Bry.	Calc.	Carb-v.
Anzahl der Treffer	8	8	8	8	8	7	7	7	7
Summe der Grade	18	25	19	15	18	11	13	15	14
Polaritätsdifferenzen	**1**	**19**	**6**	**2**	**7**	**-2**	**0**	**-2**	**6**
Beine, re. (P) [129]	4	4	4	1	3	1	4	2	2
Leisten, re. (P) [62]	4	4	2	1	3	2		4	3
< Berührung (P) [121]	4	3	4	4	4	2	3	1	3
< Druck, äußerer (P) [93]	1	1	3	1	3	1	1	3	3
< Stehen (P) [107]	1	3	3	1	1		2*	1	1
< Warmeinhüllen (P) [37]	1	2	1	3	2	3	1	3	1
> Kälte allg. (P) [73]	1	4	1	1	1	1	1	1	1
> Feuchte Umschläge, Befeuchten (P) [23]	2	4	1	3	1	1	1		
Beine, li. (P) [130]	2	2	2	2	1	2	2	4/KI	2
Leisten, li (P) [56]	2		2	2	2			1	
> Berührung (P) [42]			1				2	4/KI	
> Druck, äußerer (P)[74]	2	1	1	2		3/KI	2	1	
> Stehen (P) [71]	3/KI			2	2	2	2	2	1
> Warmeinhüllen (P) [56]	3/KI	1	2		2	1	1		
< Kälte allg. (P) [90]	4/KI	1	2	2	2	3/KI	2	1	2
< Feuchte Umschläge, Befeuchten (P) [40]	1	1	3/KI	3	2	2	2	4/KI	3/KI

Tabelle 12: Repertorisation Übungsfall 2, D.M.

Fünf Arzneimittel decken alle Symptome ab. *Pulsatilla* hat eine sehr hohe Polaritätsdifferenz und ist deshalb wahrscheinlich das am besten passende Mittel. *Staphisagria* wäre zweite Wahl. *Sepia* und *Nux vomica* entfallen wegen Kontraindikationen, *Spigelia* wegen seiner tiefen Polaritätsdifferenz. - Die weitere Mitteldifferenzierung kann nun einerseits aufgrund eines Materia-medica-Vergleichs erfolgen, oder allenfalls durch das Erfragen psychischer Bestätigungssymptome.

MATERIA MEDICA-VERGLEICH FÜR PULSATILLA [GS]

Haut: Jucken in der Haut, meist brennend oder fein stechend, wie von Ameisenstich, besonders beim Warmwerden im Bett.
Rotlauf, bläulich, sich schnell verbreitend, vorzüglich am Gesäß und an den Oberschenkeln.

MATERIA MEDICA-VERGLEICH FÜR STAPHISAGRIA [GS])

Haut: Rotlauf und Erysipel sind nicht aufgeführt.

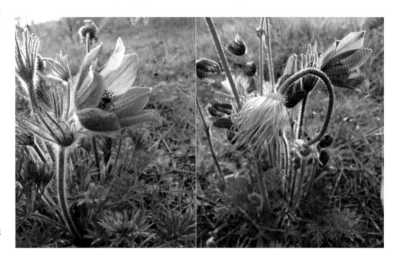

Pulsatilla pratensis

MITTELGABE UND VERLAUF

Daniel erhält gleich in der Praxis eine Dosis *Pulsatilla C200*. In der darauffolgenden Nacht schläft er ruhig; am Morgen ist die Rötung nur noch angedeutet. Die Schmerzen sowohl im Fuß als auch in der rechten Leiste sind verschwunden. 24 Stunden nach der Mitteleinnahme sind die Lokalsymptome abgeheilt und der inguinale Lymphknoten schmerzt nicht mehr. Innerhalb von einigen Tagen normalisiert sich auch dessen Größe.

ANMERKUNG

Ein Problem, das man bei der Polaritätsanalyse gelegentlich antrifft, ist der Mangel an übermittelten polaren Symptomen. Durch eine sorgfältige Ergänzung der Anamnese und die genaue Untersuchung können in der Regel weitere Informationen dazu gewonnen werden, so dass eine Polaritätsanalyse möglich wird.

2.2.3 Übungsfall 3: Louis K, 15 J, Mononucleosis infectiosa. Umgang mit einer Symptomenfülle

In Louis' Schulklasse sind mehrere Kinder hintereinander am Pfeiffer'schen Drüsenfieber (Mononucleosis infectiosa) erkrankt. Louis kommt am zweiten Erkrankungstag in die Praxis. Er hat hohes Fieber, einen eitrig-gelben Schnupfen, Husten, Mundgeruch und massivste Schluckschmerzen, aufgrund derer er nicht einmal mehr seinen Speichel schlucken kann. Jedes Sprechen ist qualvoll. Er kann kaum stehen und wirkt deprimiert. Seine Temperatur liegt bei 40 °C und der Allgemeinzustand ist stark reduziert.

Im Status findet sich eine massivste membranöse Angina tonsillaris (weiß belegte Tonsillen), zusätzliche Befunde finden sich keine. Im Blutbild zeigt sich die virale Natur der Erkrankung. Im Verlauf können auch Antikörper gegen Ebstein-Barr-Viren serologisch nachgewiesen werden. Mit Hilfe der *Checkliste für grippale Erkrankungen* erarbeitet Louis' Mutter die folgenden Symptome:

- *Schnupfen dick, gelb, schleimig*
- *Husten mit Auswurf*
- *Schlucken verschlimmert* P
- *Sprechen verschlimmert* P
- *Speichelvermehrung* P
- *Wärme bessert* P
- *Warmeinhüllen bessert* P *(bedeutet Wärme bessert)**
- *Verlangen freie Luft* P
- *Abneigung gegen Bewegung* P
- *Anstrengung verschlimmert* P *(bedeutet Abneigung zu bewegen)**
- *Ruhe bessert* P
- *Liegen bessert* P
- *Sitzen bessert* P *(bedeutet Sitzen krumm bessert)**
- *Stehen verschlimmert* P
- *Druck verschlimmert* P
- *Reiben verschlimmert* P *(bedeutet Druck verschlimmert)**
- *Umschläge, feuchte, bessern* P
- *Geruchsinn vermindert* P
- *beim Erwachen verschlimmert* P
- *nach Aufstehen verschlimmert* P *(bedeutet Stehen verschlimmert)**
- *Sitzen krumm bessert* P
- *Gesellschaft bessert* P**

* Präzisierungen bei der Symptomenbesprechung

** Gesellschaft bessert ist normal bei einem kranken Kind, Symptom nicht zur Repertorisation verwenden.

Bei dieser Fülle an Symptomen müssen gleichsinnige Symptome (in Klammern) hinterfragt und gegebenenfalls weggelassen werden. Die Angabe *Anstrengung verschlimmert* zum Beispiel ist beim schlechten Allgemeinzustand des Patienten wenig glaubwürdig, da er Anstrengung an sich meidet. Zur Repertorisation werden wiederum nur die polaren Symptome verwendet.

	Bry.	Caust.	Mez.	Alum.	Ars.	Bell.	Kali-c.	Lyc.	Nux-v.	Sep.
Anzahl der Treffer	14	14	14	13	13	13	13	13	13	13
Summe der Grade	32	29	25	27	27	34	25	32	36	31
Polaritätsdifferenzen	**11**	**17**	**15**	**12**	**3**	**9**	**11**	**8**	**8**	**3**
< Schlucken (P) [93]	4	1	1	1	2	2	2	2	3	3
< Sprechen (P) [77]	3	2	1	3*	2	3	1	2	2	3
Speichelvermehrung (P) [117]	3	3	1	3	1	4	3	3	4	3
> Wärme allg. (P) [90]	2	4	2	1	4	3	4	1	4	2
Luft, Verlangen nach freier (P) [76]	1	2	3	3	2	1	1	3		1
Bewegung, Abneigung gegen (P) [68]	2	1	3	2	4	2	1	3	4	2
> Ruhe, in der (P) [117]	4	1	2	1	1	4	1	1	4	1
> Liegen (P) [106]	4	2	1	1	1	3	1	1	4	1
> Sitzen, krumm (P) [43]	1	1	3		1	3	4	3	1	
< Stehen (P) [107]	2*	2	1	2	1	1	1	2	1	3
< Druck, äußerer (P) [93]	1	1	2	1	1	1	1	4	1	3
> Feuchte Umschläge, Befeuchten (P) [23]	1	3	1	2	2				2	1
Geruchssinn, schwach, vermindert, verloren (P) [46]	2	2	3	3		4	2	3	2	4
< Schlaf, nach, beim Erwachen (P) [111]	2	4	1	4*	5*	3*	3	4*	4*	4
> Schlucken (P) [47]			*2*	*3/KI*		*1*			*3*	
> Sprechen (P) [1]										
Speichelverminderung (P) [111]	*3*	*2*	*1*	*1*	*3/KI*	*4*	*2*	*3*	*3*	*3*
< Wärme allg. (P) [73]	*1*	*1*	*1*	*1*		*1*	*1*	*2*	*1*	*1*
Luft, Abneigung gegen freie (P) [86]	*3/KI*	*3/KI*		*1*	*2*	*3/KI*	*4/KI*	*3*	*4/KI*	*3/KI*
Bewegung, Verlangen nach (P) [58]	*2*			*1*	*2*	*1*		*1*	*1*	*1*
< Ruhe, in der (P) [102]	*1*	*1*	*1*	*2*	*2*	*1*	*1*	*4/KI*		*3/KI*
< Liegen (P) [125]	*1*	*1*	*1*	*2*	*4/KI*	*1*	*2*	*4/KI*	*1*	*3/KI*
< Sitzen, krumm (P) [42]	*2*	*1*		*2*	*3/KI*				*2*	*2*
> Stehen (P) [71]	*2*		*1*		*2*	*4/KI*		*3/KI*		
> Druck, äußerer (P) [74]	*2*	*3/KI*	*1*	*2*	*2*	*2*	*1*		*2*	*1*
< Feuchte Umschläge, Befeuchten (P) [40]	*2*		*2*			*3/KI*	*2*	*3/KI*	*1*	*3/KI*
Geruchssinn, empfindlicher (P) [49]	*1*				*1*	*4*	*1*	*4(KI)*	*4/KI*	*4*
> Schlaf, nach, beim Erwachen (P) [28]	*1*				*3*				*3*	*4*

Tabelle 13: Repertorisation Übungsfall 3, L.K.

Drei Arzneimittel decken alle Symptome ab, aber nur *Mezereum* hat keine Kontraindikationen. *Staphisagria*, das aus Platzgründen nicht dargestellt werden konnte, wäre zweite Wahl, obschon es die Bewegungs-Abneigung nicht abdeckt.

Am Beispiel von *Lycopodium* kann in dieser Repertorisation auch die *relative Kontraindikation (KI)* erläutert werden: *Sie betrifft die*

Konstellation Patientensymptom im dritten oder vierten Grad, Gegen-polsymptom im 4. oder 5. Grad, mindestens eine Gradstufe höher. Im vorliegenden Beispiel steht das Patientensymptom *Geruchsinn schwach* bei *Lycopodium* im dritten Grad, der Gegenpol *Geruchsinn empfindlich* im vierten. Beide Pole liegen im Geniusbereich des Arzneimittels, aber der Patientenpol ist etwas tiefer gradiert, als der Gegenpol. Diese Konstellation wird nicht als absolute Kontraindikation gehandhabt. *Es ist eine Ermessensfrage, ob ein Arzneimittel mit relativer Kontraindikation auch in Frage kommen könnte.* (*Lycopodium* fällt in diesem Beispiel aber aufgrund weiterer absoluter Kontraindikation und einer geringeren Polaritätsdifferenz aus dem Rennen)

MATERIA MEDICA-
VERGLEICH FÜR
MEZEREUM [GS]

Rachen: Brennen: im Hals, Trockenheit im Schlund, hackender Husten; ängstliche Atembeklemmung und lösen des Schleims beim Husten. Brennen im Munde und Schlunde. Zusammenschnüren im Hals und im Magen. Kratzen und Brennen im Schlund und Pharynx. Rauhigkeit im Rachen. Zusammenschnürung und Verengerung des Schlundkopfes. Schlund wie verengert; der Bissen drückt beim Hinabschlucken. Heftiges Brenngefühl und Roheitsschmerz vom Pharynx halb die Speiseröhre abwärts verbreiternd; Schlucken, selbst von Flüssigem ist schwer und schmerzhaft.

MATERIA MEDICA-
VERGLEICH FÜR
STAPHISAGRIA [GS]

Rachen: Hals und Rachen trocken und scharrig, mit Wundheitsschmerz beim Reden und Schlingen. Beim Sprechen schluckt sie beständig. Geschwulst der Mandeln, auch Mercurmißbrauch.

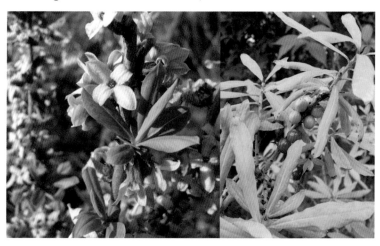

Daphne mezereum

Sowohl die Höhe der Polaritätsdifferenz, als auch der Materia medica-Vergleich sprechen für *Mezereum*, von dem Louis eine Dosis in der Potenzhöhe *C200* erhält.

Nach der Mittelgabe bessert sich der Zustand von Stunde zu Stunde sichtbar. Nach vier Tagen sind die Schluckschmerzen und die Membranen völlig verschwunden. Eine Woche später ist Louis im Gegensatz zu mehreren Schulkameraden, die noch über Wochen darniederliegen, wieder völlig gesund.

In diesem Falle gibt der Patient so viele Symptome an, dass es unmöglich ist, ein Arzneimittel zu finden, welches keine Kontraindikationen aufweist. Deshalb müssen gleichsinnige Symptome unter der genauesten Bezeichnung zusammengefasst werden. Deren Besprechung und Klärung ist von größter Bedeutung für eine erfolgreiche Mittelbestimmung. Es braucht dabei Fingerspitzengefühl, eine gute Beobachtungsgabe und auch etwas Erfahrung, die sich aber bei häufiger Anwendung der Polaritätsanalyse schnell einstellt.

2.2.4 ÜBUNGSFALL 4: ANNA M, 13 J, TENDOVAGINITIS. CHARAKTEREIGENSCHAFTEN SIND KEINE SYMPTOME!

Anna ist ein Nachwuchstalent im Kunstturnen. Sie trainiert jede Woche mehrmals intensiv und unter professioneller Anleitung. Seit zehn Tagen, nach einer neuen Übung am Barren, leidet sie an einer schmerzhaften Schwellung im Bereich der Beugesehnen des rechten Handgelenks. Jede Bewegung der Finger und des Handgelenks ist äußerst schmerzhaft. Auch Druck, Massieren und Einbinden des Handgelenks verschlimmern. Sie ist ansonsten ein völlig gesundes Kind, geht auf in ihrem Sport und hat gute Schulleistungen.

Bei der Untersuchung findet sich ventral am Vorderarm und Handgelenk eine überwärmte, leicht verhärtete, teigige Schwellung, welche beim Beugen der Hand hörbar krepitiert. Jede Berührung ist schmerzhaft. – Der übrige Status ist unauffällig.

Mit Hilfe der *Checkliste für akute Erkrankungen des Bewegungsapparats* erarbeitet Anna die folgenden Symptome:

- *Bewegung verschlimmert* P *(beginnende, fortgesetzte, nachher)*
- *Heranziehen der Gliedmaßen verschlimmert* P *(Bewegung verschlimmert)*
- *Ausstrecken der Gliedmaßen verschlimmert* P *(Bewegung verschlimmert)*
- *Drehen leidender Teile verschlimmert* P *(Bewegung verschlimmert)*
- *Hängenlassen leidender Gliedmaßen bessert* P
- *Ruhe bessert* P
- *Reiben verschlimmert* P *(Druck verschlimmert)*
- *Druck verschlimmert* P
- *Berührung verschlimmert* P
- *Warmeinhüllen verschlimmert* P *(Einbinden des Gelenks, also Druck verschlimmert)*
- *Kaltwerden bessert* P
- *Sanftheit* P *(Anna ist immer sanft, auch wenn sie gesund ist)*

Auch diese Patientin schreibt sehr viele Symptome aus der Check-liste heraus: Hier muss nach Rücksprache mit ihr wiederum Gleich-sinniges zusammengezogen werden (Präzisierungen in Klammern). Schließlich bleiben nur sechs Symptome für die Repertorisation übrig.

	Led.	Iod.	Colch.	Ran-b.	Cann-s.	Calad.	Staph.	Bell.	Sec-c.	Bar-c.	Coff.
Anzahl der Treffer	6	5	5	5	5	5	5	6	4	6	5
Summe der Grade	19	16	14	15	13	11	14	17	10	13	9
Polaritätsdifferenzen	**18**	**16**	**14**	**14**	**13**	**11**	**11**	**10**	**10**	**9**	**9**
< Bewegung, während (P) [126]	4	3	4	3	3	3	3	4	2	2	3
> Hängenlassen der Gliedmaßen (P) [60]	3		1	2				3		3	1
> Ruhe, in der (P) [117]	4	3	4	3	3	3	3	4	2	2	3
< Druck, äußerer (P) [93]	2	4		3	3	3	3	1		4	
< Berührung (P) [121]	3	2	4	4	3	1	4	4	3	1	1
> Kaltwerden, beim (P) [74]	3	4	1		1	1	1	1	3	1	1
> Bewegung, während (P) [102]								1	1	1	
< Hängenlassen der Gliedmaßen (P) [27]											
< Ruhe, in der (P) [102]								1	1	1	
> Druck, äußerer (P) [74]	1							2			
> Berührung (P) [42]								1			
< Kaltwerden, beim (P) [78]				1				1	2	2	

Tabelle 14: Repertorisation Übungsfall 4, A.M.

Die Repertorisation ergibt 31 Arzneimittel, die alle Symptome abdecken. 12 davon haben Kontraindikationen. Ordnet man die Arzneimittel mit *Klick ins Feld Polaritätsdifferenzen* nach Höhe der Polaritätsdifferenz (PD) (Tabelle 14), so ergibt sich ein klareres Bild: *Ledum* ragt mit einer PD von 18 mit Abstand heraus. An zweiter Stelle folgt *Belladonna* (10), und an dritter *Barium carbonicum* (9).

MM-Vergleich für
Ledum [GS]

Gliedmaßen: Drückende Schmerzen in den Knie- und Handgelenken. Gespannte, harte Anschwellungen der getroffenen Gelenke. Heiße, gespannte, harte Anschwellungen mit reißenden Schmerzen. Steifigkeit aller Gelenke, Bewegen derselben nur nach Anwendung von kaltem Wasser.

Ledum palustre

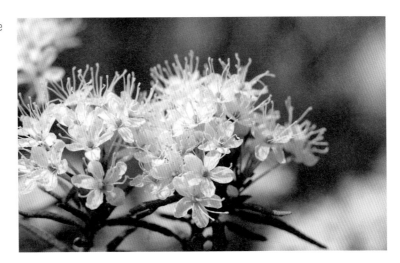

MM-Vergleich für
Belladonna [GS]

Oberglieder: Schneidendes Reißen in den unteren Muskeln des rechten Vorderarms.

Eigentümliches Schneiden im Handgelenk beginnend, nach dem Ellbogen und noch weiter aufwärts schießend, immer von der Peripherie nach dem Zentrum.

Unvermögen die Hand leicht und frei um ihre eigene Achse zu drehen (z. B. beim Ausschütten eines Glases), das Drehen nur ruckweise möglich, wie von Mangel an Gelenkschmiere im Handgelenk; unschmerzhaft.

Oberglieder: Nichts Entsprechendes.

Aufgrund der hohen Polaritätsdifferenz und der passenden Symptome im Materia medica-Vergleich erhält Anna eine Dosis *Ledum C200*.

Innerhalb von wenigen Tagen verschwinden die Schmerzen und Anna nimmt ihr Training wieder auf. Übrig bleibt ein leichtes Zittern bei feinmotorischen Anstrengungen. (*Ledum* [GS]: Zittern der Hände, bes. beim Bewegen und Zugreifen). Eine Dosis *Ledum M* am 9. Behandlungstag bringt auch dieses Symptom zum Verschwinden.

Anna ist immer sanft: *Sanftheit* ist keine Veränderung bei Krankheit, also kein Symptom, sondern eine Charaktereigenschaft, die nicht in die Repertorisation einfließen darf.

2.2.5 Übungsfall 5: Celine B, 14 Monate, Obstruktive Bronchitis. Welchen Stellenwert haben „Kindersymptome"?

Celine ist ein hübsches, blauäugiges, blond-gelocktes Kleinkind, welches zu obstruktiven Bronchitiden neigt. In der Vorgeschichte findet sich lediglich ein Milchschorf der Kopfhaut, der mit pflegerischen Maßnahmen verschwand. Eine erste Bronchitis-Episode ein Monat vor der homöopathischen Konsultation wurde auswärts konventionell-medizinisch mit einem Beta-2-Stimulator und Antibiotika behandelt. – Aktuell kommt sie in die Sprechstunde, nachdem ein Schnupfen innerhalb von wenigen Tagen überleitete zu Husten, und jetzt zu einer bronchialen Obstruktion mit subfebrilen Temperaturen (37,5 °C) führte.

Im Status fällt der reduzierte Allgemeinzustand des Kindes auf. Sie atmet schnell, hat eine pfeifende Exspiration und ein sehr blasses Hautkolorit (fast gräulich). Celine setzt die Atemhilfsmuskulatur ein, hat juguläre und interkostale Einziehungen. Auskultatorisch bestehen neben dem Wheezing auch trockene, pfeifende Rasselgeräusche. Die Sauerstoffsättigung liegt mit 90 % gerade noch im tolerierbaren Bereich. Auffallend ist, dass sich das sonst sanfte Kind heftig schreiend gegen die Untersuchung wehrt. In Anbetracht der etwas kritischen Situation fällt der Entscheid für eine homöopathische

Behandlung erst auf Drängen der Mutter, unter der Bedingung einer feinmaschigen Überwachung.

Mit Hilfe der *Checkliste für akute Erkrankungen der Atemwege* erarbeitet Frau B. die folgenden Symptome:
• *Fließschnupfen, schleimig*
• *Husten trocken*
• *Durst* P
• *Nahrungsmittel, Wasser, kaltes, bessert* P
• *Essen verschlimmert, während* P
• *Liegen verschlimmert* P
• *Verlangen nach Bewegung* P
• *Gereiztheit* P
• *Gesellschaft bessert* P

Aufgrund der Untersuchung sind zudem die folgenden Symptome einzuschließen:
• *Atem schnell* P
• *Ausatmen verschlimmert* P *(Wheezing)*

Die Repertorisation erfolgt nur mit den polaren Symptomen ohne die Gemütsveränderungen, die erst im Materia medica-Vergleich berücksichtigt werden.

	Ars.	Bry.	Cham.	Puls.	Sep.	Verat.	Ant-t.	Borx.	Calc.	Cann-s.	Caust.
Anzahl der Treffer	7	7	7	7	7	7	6	6	6	6	6
Summe der Grade	17	17	19	20	20	15	11	9	12	8	13
Polaritätsdifferenzen	**6**	**3**	**12**	**9**	**12**	**8**	**7**	**3**	**1**	**4**	**8**
Atem, schnell (P) [92]	3	3	2	3	4	3	2	1	2	1	1
< Ausatmen, beim (P) [52]	1	2	1	4	3	2	2			2	2
Durst (P) [99]	4	4	4	2	2	3	1	2	4	1	2
> Nahrungsm., Wasser, kaltes (P) [21]	1	3	1	3	4	1	2	1	1		4
< Essen, beim (P) [91]	2	2	3	3	3	2	2	2	3	1	3
< Liegen (P) [125]	4	1	4	4	3	2	2	2	1	1	1
Bewegung, Verlangen nach (P) [58]	2	2	4	1	1	2		1	1	2	
Atem, langsam (P) [63]		*3*	*1*	*1*					*1*	*1*	
> Ausatmen, beim (P) [61]		*4/KI*	*2*		*1*	*1*		*3/KI*	*2*		*1*
Durstlosigkeit (P) [86]	*3*	*1*		*4/KI*	*3/KI*	*2*	*2*		*1*	*1*	*1*
< Nahrungsm., kaltes Wasser (P) [40]	*3/KI*		*1*	*3*	*1*	*3/KI*		*1*	*3/KI*		
> Essen, beim (P) [54]			*1*	*1*							
> Liegen (P) [106]	*1*	*4/KI*	*1*		*1*	*1*	*1*	*1*	*3/KI*	*2*	*2*
Bewegung, Abneigung gegen (P) [68]	*4/KI*	*2*	*1*	*2*	*2*		*1*	*1*	*1*		*1*

Tabelle 15: Repertorisation Übungsfall 5, C.B.

Sechs Arzneimittel decken alle Symptome ab, aber nur *Chamomilla* hat keine Kontraindikationen. Aufgrund der Polaritätsdifferenz ist *Chamomilla* erste Wahl. *Causticum* (PD 8) wäre zweite, *Antimonium tartaricum* dritte Wahl (PD 7). Bei beiden ist das Verlangen nach Bewegung aber nicht abgedeckt.

MATERIA MEDICA-
VERGLEICH FÜR
CHAMOMILLA [GS]

Atem: Atem kurz und tief, mit starker Erhebung der Brust. Schneller, röchelnder Atem. [...], langsames Einatmen und schnelles Ausatmen. Asthma, [...] Trinken kalten Wassers >; trockene Witterung und warmes Essen <. Das Kind erbost sich und bekommt dann Husten. Trockener und hackender Husten; das Kind [ist] sehr verdrießlich.

MM-VERGLEICH FÜR
CAUSTICUM [GS]

Atem: Kurzatmigkeit. Verschlimmerung beim Ausatmen und beim Sprechen. Husten nur im Liegen. Beengung der Brust; er muß öfter tief atmen.

Matricaria chamomilla

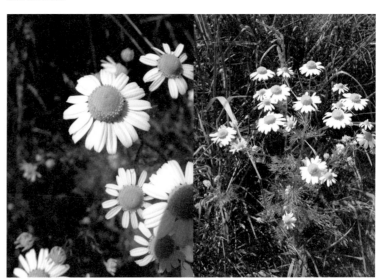

MITTELGABE UND
VERLAUF

Celine erhält eine Dosis *Chamomilla C200*.

Innerhalb von einer Viertelstunde beruhigt sie sich, die Gereiztheit verschwindet, und sie beginnt langsamer zu atmen. Nach einem Tag ist die obstruktive Bronchitis völlig verschwunden. Bei der Kontrolle nach 10 Tagen ist der Status unauffällig und das Kind munter wie sonst immer. Die Bronchitis ist seither nicht mehr aufgetreten. Beobachtungszeit: 2 Jahre.

ANMERKUNG Bei Kleinkindern ist *Verlangen nach Gesellschaft, Besserung durch Gesellschaft,* und *Besserung durch Berührung* oder *Herumtragen* bei Krankheit völlig normal, und darf nicht in die Repertorisation einfließen. Das Gegenteil davon hingegen schon. Dass Durst sich durch Trinken bessert, ist ebenfalls normal und kein Symptom. Die *Besserung durch kalte Getränke* muss sich vom gesunden Zustand unterscheiden, was die Mutter in diesem Fall bestätigte. Andernfalls dürfte diese Symptom nicht in der Repertorisation verwendet werden.

2.2.6 Übungsfall 6: Silvia S, 9 J, Gastroenteritis. Die Bedeutung des Materia medica-Vergleichs

Silvia ist ein mageres, sehr hellhäutiges und schüchternes Mädchen von sensibler Wesensart, die sich nicht selten durch psychogene Bauchschmerzen äußert. - Das jetzige Leiden begann zwei Tage vor der Konsultation mit einem Schub von Bauchschmerzen und Blähungen, welcher in eine heftige Durchfall-Erkrankung mit Tenesmen und häufigem Abgang von kleinen Stühlen ausartete. Sie ist massiv geschwächt, liegt nur noch im Bett, will sich nicht mehr bewegen und friert andauernd. Das Wärmebedürfnis ist wegen der sonst üblichen „Warmblütigkeit" des Kindes auffallend.

Im Status findet sich ein apathisches, leidendes Kind mit eingefallenem Abdomen, vermehrten Darmgeräuschen, Meteorismus sowie trockenen Schleimhäuten, also Zeichen einer Dehydratation. Die Haut fühlt sich sehr kalt an. Keine anderen Befunde.

Mit Hilfe der *Checkliste für akute Erkrankungen des Magen-Darm-Trakts* erarbeitet die Mutter die folgenden Symptome:

- *Durchfall allg.*
- *Stuhlgang zu gering*
- *Blähungen*
- *Aufstoßen bessert* P
- *Wärme bessert* P
- *Warmeinhüllen bessert* P
- *Im Zimmer gebessert* P
- *Ruhe bessert* P
- *Liegen bessert* P
- *Sitzen bessert* P

- *Stehen verschlimmert* P
- *Bewegung verschlimmert* P
- *Druck bessert* P
- *Warmwerden im Bett bessert* P
- *Durstlosigkeit* P
- *Alleinsein verschlimmert* P
- *Gesellschaft verschlimmert* P
- *Traurigkeit* P
- *Sanftheit* P

Repertorisiert wird wieder nur mit den polaren Körpersymptomen. Die Gemütssymptome fließen, wenn überhaupt, erst im Materia medica-Vergleich ein. Alleinsein verschlimmert und Gesellschaft
verschlimmert widersprechen sich und werden sowieso weggelassen.

	Bry.	Camph.	Canth.	Cocc.	Nux-v.	Phos.	Sabad.	Agar.	Arn.
Anzahl der Treffer	12	12	12	12	12	12	12	11	11
Summe der Grade	32	27	24	30	39	20	23	17	20
Polaritätsdifferenzen	**13**	**21**	**17**	**16**	**24**	**-3**	**3**	**0**	**6**
> Aufstoßen (P) [44]	3	1	3	3	3	2	1	1	
> Wärme allg. (P) [90]	2	4	2	3	4	2	4	3	2
> Warmeinhüllen (P) [56]	1	2	2	3	3	1	2	2	2
> Zimmer (P) [107]	1	3	2	4	4	1	2	3	1
> Ruhe, in der (P) [117]	4	3	2	3	4	3	1	1	3
> Liegen (P) [106]	4	2	3	2	4	1	1	1	3
> Sitzen (P) [101]	4	2	1	1	4	2	1	1	2
< Stehen (P) [107]	2*	1	1	1	1	1	3	2	1
< Bewegung, während (P) [126]	4	3	2	3	4	3	1	1	3
> Druck, äußerer (P) [74]	2	1	2	3	2	1	1		1
> Warmwerden, im Bett (P) [38]	4	2	2	2	4	1	3	1	1
Durstlosigkeit (P) [86]	1	3	2	2	2	2	3	1	1
< Aufstoßen (P) [34]	2			3	1	3/KI		3/KI	
< Wärme allg. (P) [73]	1			1	1	1	1		1
< Warmeinhüllen (P) [37]	1				1	2			
< Zimmer (P) [93]	3/KI	1	1		1	4/KI			2
< Ruhe, in der (P) [102]	1			1		1	4/KI	2	1
< Liegen (P) [125]	1	1	1	1	1	1	3/KI	2	1
< Sitzen (P) [126]	1	1	1	1	1	1	3/KI	3/KI	1
> Stehen (P) [71]	2	2	2	2	3/KI	4/KI		1	2
> Bewegung, während (P) [102]	1			1		1	4/KI	2	1
< Druck, äußerer (P) [93]	1	1			1	2	2	4/KI	1
< Warmwerden, im Bett (P) [67]	1			3/KI	2	2	1		1
Durst (P) [99]	4/KI		2	1	3/KI	1	2		3/KI

Tabelle 16: Repertorisation Übungsfall 6, S.S.

Sieben Arzneimittel decken alle Symptome ab, aber nur zwei
haben keine Kontraindikationen, *Camphora* und *Cantharis*. Nicht
repertorisiert wurde das nicht polare Symptom *Stuhlgang zu gering,*
das bei einer Durchfall-Erkrankung etwas Besonderes ist. Es wird über
den Materia medica-Vergleich eingebracht.

MM-VERGLEICH FÜR **Stuhl:** Der Stuhl wird nur schwer entleert, […] Kälte des Körpers, […]
CAMPHORA [GS] dabei eiskalte Füße; Durchfall und Schmerzen wie Kolik, vorzüglich
nach Verkältung. […] öfters Frösteln, […] ungemeine Schwäche und

Kollaps. Leibschneiden nach Verkältung und unwillkürlicher, dunkelbrauner Durchfall [...] Stuhldrang mit unzureichender Stuhlausleerung. Die Exkremente gehen schwierig ab, nicht ohne Anstrengung der Bauchmuskeln [...]

MM-Vergleich für Cantharis [GS]

Stuhl: Öfters kleine, fressende Stühle, mit Kolik und Kneifen. Stühle: gelb, braun, wäßrig; weiß, mit Tenesmus. Blutige Durchfälle. Blutigschleimiger Durchfall. Stuhl rot, schleimig oder grün. Aus dem After und der Harnröhre dringt reines Blut. Vor dem Stuhle: Leibschneiden; Drang; Grimmen im Bauche. Beim Stuhle: Leibschneiden, Schmerz im After u. Darmkanale; Pressen zum Schreien; Schneiden od. Brennen im After; Vorfall d. Mastdarmes. Nach dem Stuhle: heftiger Frost, auch wie von Übergießung mit kaltem Wasser, bei innerer Wärme.

Cinnamomum camphora

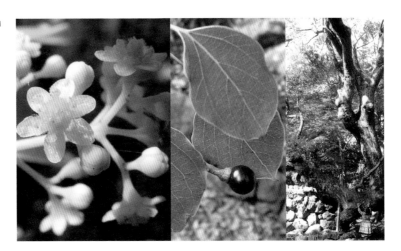

Mittelgabe und Verlauf

Camphora passt mit seiner extremen Kälteempfindlichkeit und Schwäche deutlich besser zur Symptomatik des Kindes als *Cantharis*, welches vor allem durch blutige Stühle und eine extreme Reizung des Darmes auffällt.

Nach *Camphora C200* verschwinden am gleichen Tag Ängstlichkeit und Traurigkeit des Kindes. Über Nacht beruhigt sich auch das Abdomen. Am nächsten Tag sind die Beschwerden verschwunden.

Das Besondere an diesem Fall ist die Stuhlverhaltung bei gleichzeitigem Durchfall, deshalb die Besserung durch Druck (*„Exkremente gehen schwierig ab, nicht ohne Anstrengung der Bauchmuskeln"*). Dieses Symptom ist charakteristisch für *Camphora*. Ohne den Materia medica-Vergleich wäre eine Differenzierung der beiden Mittel schwierig gewesen.

2.2.7 ÜBUNGSFALL 7: MATTHIAS F, 73 J, TRIGEMINUS-NEURALGIE. AMBIVALENZ DER SEITENBEZIEHUNGEN DER ARZNEIMITTEL

Herr F. kommt während des Notfalldienstes in die Praxis. Nach einem Winterspaziergang am Vortag sind nachts akute, einschießende, heftige Schmerzen im Bereich des linken Unterkiefers und der linken Wange aufgetreten, mit Zuckungen der ganzen Gesichtshälfte. Die Schmerzen kommen anfallsweise und vergehen jeweils nach einer halben Minute. Als Begleitsymptom besteht Nasenbluten. Gleichzeitig spürt der Patient die seit 10 Jahren bekannten Extrasystolen intensiver und häufiger. Er ist verängstigt, weil er seit einem länger zurückliegenden Herzinfarkt Antikoagulantien einnimmt und trotzdem vor zwei Jahren eine tiefe Beinvenenthrombose hatte.

Mit Hilfe der *Checkliste für akute Hals-Nasen-Ohren- und Augen-Erkrankungen* erarbeitet er die folgenden Symptome:

- *Beklemmender Schmerz*
- *Zuckungen*
- *während Schlaf verschlimmert* P
- *Kälte verschlimmert* P
- *Kaltwerden verschlimmert* P
- *Zugluft verschlimmert*
- *Warmeinhüllen bessert* P
- *Berührung verschlimmert* P
- *Druck verschlimmert* P
- *Liegen auf schmerzhafte Seite bessert* P
- *Nasenbluten, helles Blut* P
- *Puls unregelmäßig*

Die Reperorisaton erfolgt nur mit den polaren Symptomen.

	Arn.	Bell.	Bry.	Rhus.	Sep.	Stram.	Ars.	Borx.	Calc.	Carb-v.
Anzahl der Treffer	8	8	8	8	8	8	7	7	7	7
Summe der Grade	18	22	20	26	20	17	19	12	14	13
Polaritätsdifferenzen	**11**	**14**	**8**	**18**	**10**	**13**	**11**	**5**	**2**	**6**
< Schlaf, während (P) [113]	2	4	4	2	3	4	4	2	2	1
< Kälte allg. (P) [90]	2	3	2	4	2	2	4	3	1	2
< Kaltwerden, beim (P) [78]	3	2	3	4	3	1	4	2	2	1
> Warmeinhüllen (P) [56]	2	2	1	4	2	2	3	1		
< Berührung (P) [121]	3	4	3	3	4	3	2	2	1	3
< Druck, äußerer (P) [93]	1	1	1	1	3	2	1	1	3	3
> Liegen, Seite, schmerzhafte (P) [24]	2	2	4	5*	2	2			3	1
Nasenbluten, blasses, hellrotes Blut (P) [39]	3	4	2	3	1	1	1	1	2	2
> Schlaf, während (P) [8]										
> Kälte allg. (P) [73]	1	1	1	1	1			1	1	1
> Kaltwerden, beim (P) [74]	1	1	3	1	1				1	2
< Warmeinhüllen (P) [37]			1	1	1			3/KI	3/KI	1
> Berührung (P) [42]	1	1	2		1		1		4/KI	
> Druck, äußerer (P) [74]	1	2	2	3/KI	1		2	3/KI	1	
< Liegen, Seite, schmerzhafte (P) [80]	1	2	1	2	2	1	5/KI		2	2
Nasenbluten, dunkles, schwarzes Blut (P) [41]	2	1	2		3/KI	3/KI				1

Tabelle 17: Repertorisation Übungsfall 7, M.F.

Schließt man die Seitenbeziehung in die Repertorisation ein, so kommt kein klares Resultat zustande. Ohne sie (Tabelle 17) decken sechs Arzneimittel alle Symptome ab, aber nur *Belladonna*, *Arnica* und *Bryonia* haben keine Kontraindikationen.

MATERIA MEDICA-
VERGLEICH FÜR
BELLADONNA [GS]

Gesicht oben: Unter der linken Augenhöhle fangen die neuralgischen Schmerzen an und verbreitern sich bis hinter das Ohr. Tic douloureux; Trigeminusneuralgie. Muskelzucken im Gesichte. Konvulsives Zucken der Muskeln des Gesichtes, [...] Heftige Neuralgie; bisweilen in der rechten Schläfe sitzend, sich von dort über die Augenhöhle nach der rechten Backe verbreiternd; [...] zuweilen werden auch Ohren und Zähne affiziert. Stiche und Spannen im Unterkiefer, [...] Reißen und Ziehen hinter dem rechten Jochbein.

MATERIA MEDICA-
VERGLEICH FÜR
ARNICA [GS]

Gesicht oben: Nichts Entsprechendes.

Atropa belladonna

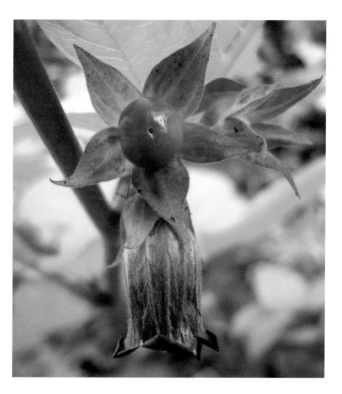

Gesicht oben: Reißen und Zucken, vom Jochbeine bis zur Schläfe, ärger bei Berührung. Schmerzhafter Druck unter dem rechten Wangenbeine, durch äußeren Druck vergehend.

Mɪᴛᴛᴇʟɢᴀʙᴇ ᴜɴᴅ
Vᴇʀʟᴀᴜꜰ

Herr F. erhält aufgrund der Polaritätsdifferenz und des Materia medica-Vergleichs eine Dosis *Belladonna C200*.

Am nächsten Tag ruft er an, er habe eine gute Nacht gehabt. Tags darauf nochmals: Die Trigeminus-Neuralgie sei völlig verschwunden und auch die Extrasystolie nicht mehr spürbar. Keine Rezidive. Beobachtungszeit 10 Jahre.

Aɴᴍᴇʀᴋᴜɴɢ

Die Symptomatik von *Belladonna* ist typischerweise rechtsseitig. Trotzdem hat es diesen Fall geheilt. In der Materia medica sind neuralgische Schmerzen bei *Belladonna* sowohl rechts als auch links beschrieben. Sehr oft hat die Seitenbeziehung nicht denselben Stellenwert wie andere polare Symptome. Sie darf deshalb nur vorsichtig eingesetzt werden. Ist das Resultat der Repertorisation unklar, kann man sie übergehen.

23 Welche acht Checklisten stehen zur Ergänzung der Anamnese bei akuten Erkrankungen zur Verfügung?

24 Beschreiben Sie die Dosierung der Arzneimittel bei akuten Erkrankungen (Potenzhöhe/Intervalle)!

25 Wann wird das Reservemittel eingenommen, wann nicht?

26 Wie erfolgt die Nachkontrolle?

27 Wie begegnen Sie einer Symptomenfülle, bei der sich nicht alle Symptome widerspruchsfrei einem Arzneimittel zuordnen lassen?

28 Wie unterscheiden Sie Charaktereigenschaften und Eigenheiten des Patienten von echten Symptomen?

29 Listen Sie die „Symptome" auf, die bei Kleinkindern normal sind, und nicht in die Repertorisation einfließen dürfen.

30 Was hilft Ihnen weiter, wenn die Repertorisation mehrere gleichwertige Arzneimittel ergibt?

Die Antworten finden Sie auf S. 295 ff.

2.2.9 Übungsfall 8: Lea B, 5 W, Drei-Monats-Koliken. Exakte Symptomenformulierungen sind entscheidend!

Lea ist das zweite Kind gesunder Eltern. Während der Schwangerschaft machte ihre Mutter zwei Zystitiden durch, die von der Gynäkologin antbiotisch behandelt wurden. Wegen Beckenendlage erfolgte die Geburt per Sektio in der 38. SSW. Die neonatale Adaptation war mit einem APGAR-Score von 8/9/9 unauffällig, das Geburtsgewicht 2830 g, die Geburtslänge 47 cm und der Kopfumfang 34.2 cm. Abgesehen von einem leisen systolischen Herzgeräusch ist das Kind postnatal unauffällig.

Sie kommt im Alter von fünf Wochen zur ersten Vorsorgeuntersuchung. Dabei berichtet die Mutter, dass Lea sehr gierig trinke und danach, besonders gegen Abend, stundenlang schreie und offensichtlich Schmerzen habe. Am nächsten Morgen gehe es ihr jeweils wieder gut.

Im Status findet sich ein Gesichtsexanthem (Exanthema neonatorum) sowie ein Meteorismus des Abdomens. Ansonsten ist das

Kind gesund und gedeiht gut (aktuelles Gewicht 3900 g, Länge 50 cm, Kopfumfang 37,5 cm). Das neonatale Herzgeräusch ist nicht mehr hörbar, Mit Hilfe der *Checkliste für akute Erkrankungen von Kleinkindern* erarbeitet die Mutter die folgenden Symptome:

- *Blähungsschmerz*
- *Trinken verschlimmert, nachher* P
- *Aufrichten bessert* P
- *Aufstoßen bessert* P
- *Blähungsabgang bessert*
- *Reiben (massieren) bessert* P
- *Berührung bessert* P

Diese Anamnese hat zwei Fallgruben, nämlich die Symptome *Aufrichten bessert* und *Berührung bessert*. Aufrichten ist eine Handlung, nämlich der Wechsel vom Liegen zum Sitzen. Meint die Mutter *Sitzen bessert* oder meint sie wirklich *Aufrichten bessert*? *Berührung bessert* ist normal bei Kleinkindern und sollte nicht verwendet werden. Das Symptom könnte aber auch die Bedeutung von *Wärme bessert* haben. Die Mutter konnte trotz Rückfragen diese Symptome nicht sicher klären, so dass *Aufrichten bessert* in der Repertorisation übernommen, *Berührung bessert* hingegen weggelassen wurde.

	Ant-t.	Bry.	Canth.	Ign.	Kali-c.	Laur.	Nux-v.	Phos.	Sabin.	Sulph.	Ambr.
Anzahl der Treffer	6	6	6	6	6	6	6	6	6	6	5
Summe der Grade	16	13	12	18	12	8	17	13	9	13	8
Polaritätsdifferenzen	**11**	**1**	**7**	**9**	**6**	**3**	**2**	**-2**	**6**	**5**	**5**
Blähungsschmerz [89]	3	1	2	3	1	2	4	3	1	1	2
< Trinken, nach (P) [71]	3	3	1	2	1	1	4	1	1	3	2
> Aufrichten, beim (P) [57]	3	2	1	3	3	1	1	1	3	2	
> Aufstoßen (P) [44]	4	3	3	4	4	1	3	2	2	3	2
> Blähungsabgang, nach [63]	2	2	1	3	2	1	4	2	1	1	1
> Reiben (P) [74]	1	2	4	3	1	2	1	4	1	3	1
> Trinken, nach (P) [13]		3					2	3/KI			
< Aufrichten, beim (P) [68]		4/KI		3	1	2	4/KI	3/KI		4/KI	
< Aufstoßen (P) [34]		2			2		1	3/KI	1	1	
< Reiben (P) [44]			2					1		1	

Tabelle 18: Repertorisation Übungsfall 8, L.B.

Die Repertorisierung trägt wenig zur Mitteldifferenzierung bei: Zehn Arzneimittel decken alle Symptome ab, und sechs haben keine Kontraindikationen. Die Tatsache, dass zudem nur vier polare Symptome vorliegen, und damit die Polaritätsdifferenz nicht die übliche hohe Präzision aufweist, macht den Fall noch schwieriger.

MM-Vergleich für Antimonium-tartaricum [GS]

Abdomen: Gespannter und schmerzhafter Oberbauch. Tympanie des Bauches und derselbe beim Aufdrücken sehr empfindlich. Heftiges Leibschneiden und Winden im Leibe und herunterreißen über den Schoß hinweg [...].

MM-Vergleich für Ignatia [GS]

Abdomen: Blähungskolik; eingeklemmte Blähungen, Kollern und Umgehen, wodurch ein lautes Geräusch entsteht; Kollern wie von Hunger. Ungemeine Blähsucht; [...]. Ungenüglicher, kurzer und plötzlicher Abgang stinkender Blähungen, jedoch nicht ohne Pressen mit den Bauchmuskeln.

MM-Vergleich für Cantharis [GS]

Abdomen: Oberbauch angeschwollen und tympanitisch; über dem Unterbauch dumpfe Perkussion. Febris puerperalis. Starke Auftreibung und Empfindlichkeit des Bauches. Empfindlichkeit des Bauches und Brennen am Nabel. Heftiges Brennen und Hitze im ganzen Bauch und bei Berührung schmerzhafte Empfindlichkeit.

Mittelgabe und Verlauf

Wegen der Symptomenarmut bei kleinen Säuglingen ist die Mittelbestimmung oft schwierig. Aufgrund der Polaritätsdifferenz ist die Reihenfolge der Mittel *Antimonium tartaricum, Ignatia,* danach *Cantharis.* Das Kind bekommt das erste Arzneimittel in der Potenzhöhe C200 sofort, das zweite nur, wenn es nach 4 Tagen keine deutliche Besserung aufweist, das dritte ebenso.

Mit *Antimonium tartaricum* geschieht praktisch nichts. Hingegen bewirkt *Ignatia* eine schnelle und andauernde Besserung der Beschwerden, so dass keine weiteren Mittelgaben nötig sind.

Anmerkung

Je kleiner das Kind, umso schwieriger die Symptomenerfassung. Nimmt man in der Repertorisation > *Sitzen,* statt > *Aufrichten,* so resultiert *Ignatia* als bestes Mittel. Wahrscheinlich wäre das also die korrekte Beobachtung gewesen. Für die Polaritätsanalyse ist es sehr wichtig, dass Beobachtung und Formulierung des Symptoms genau stimmen. Rückfragen klären oft, was wirklich beobachtet wurde, und sind deshalb sehr wichtig.

Am Vortag vor der Konsultation klagt Yann morgens über Schwindel und Schnupfen, geht aber trotzdem zur Schule. Im Laufe des Vormittags treten starke Kopfschmerzen auf, weshalb die Mutter ihn nach Hause holen muss. Er hat Fieber bis 38,8 °C, und erhält deswegen Paracetamol. Den Rest des Tages verbringt er im Bett, isst kaum und schläft meistens. Tags darauf erwacht er um 5.00 Uhr, wieder mit heftigsten Kopfschmerzen, einem gereizten, brennenden Rachen und vermehrtem Speichelfluss. Er kann sich kaum auf den Füßen halten, und die Mutter bringt ihn notfallmäßig in die Sprechstunde.

Im Status findet sich ein deutlich reduzierter Allgemeinzustand. Der Patient hat immer noch 38,7 °C Fieber und will zur Untersuchung unbedingt liegen. Als Lokalbefund finden sich ein geröteter Rachen, die zervikalen Lymphknoten sind vergrößert und leicht dolent. Keine Klopfdolenz der Stirn- und Kieferhöhlen. Die Lunge ist auskultatorisch unauffällig, das Abdomen weich und indolent.

Mit Hilfe der *Checkliste für grippale Erkrankungen* erarbeitet die Mutter die folgenden Symptome:

- *Kopfschmerzen*
- *Speichelvermehrung* P
- *Schnupfen*
- *Geschmacksinn aufgehoben*
- *feuchte Umschläge bessern* P
- *im Zimmer gebessert* P
- *Liegen bessert* P
- *Ruhe bessert* P
- *Berührung bessert* P *(bessert Kopfschmerzen)*
- *Druck bessert* P
- *Reiben bessert* P
- *Bewegung verschlimmert* P

- *Anstrengung körperlich verschlimmert* P *(Interpretation der Mutter, er will oder kann sich gar nicht anstrengen)*
- *Sitzen verschlimmert* P
- *Stehen verschlimmert* P
- *nach Aufstehen aus Bett verschlimmert* P *(Stehen verschlimmert)*
- *Gesellschaft bessert* P *(immer)*
- *Sanftheit* P *(immer)*

Bei einer derartigen Menge an Symptomen müssen diese unbedingt hinterfragt werden: Was auch im gesunden Zustand vorhanden ist, kann weggelassen werden. Die Antworten der Mutter sind in Klammern aufgeführt. Die beiden Gemütssymptome *Gesellschaft bessert* und *Sanftheit* werden nicht berücksichtigt, da sie auch im gesunden Zustand vorhanden sind.

	Alum.	Am-m.	Bry.	Caust.	Chel.	Mur-ac.	Am-c.	Arn.
Anzahl der Treffer	11	11	11	11	11	11	10	10
Summe der Grade	20	23	26	24	23	21	16	18
Polaritätsdifferenzen	**7**	**7**	**5**	**11**	**14**	**5**	**2**	**2**
Speichelvermehrung (P) [117]	3	2	3	3	1	1	1	1
> Feuchte Umschläge, Befeuchten (P) [23]	2	3	1	3	3	1		
> Zimmer (P) [107]	1	2	1	1	3	2	2	1
> Liegen (P) [106]	1	3*	4	2	2	1	1	3
> Ruhe, in der (P) [117]	1	1	4	1	3	1	2	3
> Berührung (P) [42]	2	1	2	2	1	4	1	1
> Druck, äußerer (P) [74]	2	3	2	3	3	3	3	1
> Reiben (P) [74]	3	2	2	1	2	3	1	3
< Bewegung, während (P) [126]	1	1	4	3*	3	1	2	3
< Sitzen (P) [126]	2	2	1	3*	1	3	2	1
< Stehen (P) [107]	2	3	2*	2	1	1	1	1
Speichelverminderung (P) [111]	*1*	*1*	*3*	*2*	*1*	*2*	*1*	*2*
< Feuchte Umschläge, Befeuchten (P) [40]		*1*	*2*			*1*	*4/KI*	
< Zimmer (P) [93]	*4/KI*	*1*	*3/KI*	*2*	*1*	*1*	*1*	*2*
< Liegen (P) [125]	*2*	*3*	*1*	*1*	*1*	*3/KI*	*2*	*1*
< Ruhe, in der (P) [102]	*2*	*3/KI*	*1*	*1*		*2*	*1*	*1*
< Berührung (P) [121]		*1*	*3/KI*	*1*	*1*	*1*	*1*	*3/KI*
< Druck, äußerer (P) [93]	*1*	*1*	*1*	*1*		*1*	*1*	*1*
< Reiben (P) [44]		*1*		*3/KI*	*1*	*1*		*1*
> Bewegung, während (P) [102]	*2*	*3/KI*	*1*	*1*		*2*	*1*	*1*
> Sitzen (P) [101]	*1*	*1*	*4/KI*	*1*	*2*		*1*	*2*
> Stehen (P) [71]			*2*		*2*	*2*	*1*	*2*

Tabelle 19: Repertorisation Übungsfall 9, Y.S.

Sechs Arzneimittel decken alle Symptome ab, aber nur *Chelidonium* hat keine Kontraindikationen. Als zweites Mittel käme *China*, das aus Platzgründen nicht abgebildet werden kann, mit einer Polaritätsdifferenz von 10 in Frage. Es deckt aber das Symptom *feuchte Umschläge bessern* nicht ab.

MM-Vergleich für
Chelidonium [GS] **Kopf innen:** Früh beim Erwachen Kopfschmerz. Kopfschmerz, im Freien, beim Husten, beim Naseschnauben und Bücken <.

Mundhöhle: Brennen [und Hitzegefühl] in der Mundhöhle. Wasser-zusammenlaufen im Munde mit Übelkeit und Schwindel. Geschmack: [...] fade; pappig; Röte des Rachens.

Chelidonium majus

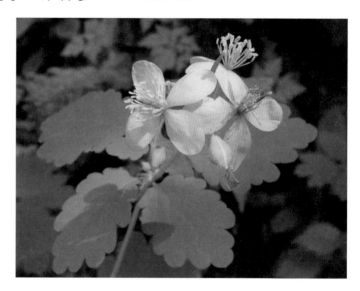

Mittelgabe und
Verlauf

Yann erhält *Chelidonium C200*, ca. um 10.00 Uhr vormittags. Zuhause legt er sich wieder hin, kann aber nicht schlafen, und isst dann Mittags etwas. Danach schläft er eine gute Stunde, steht nach dem Erwachen aber auf und beginnt zu spielen. Das Kopfweh ist jetzt deutlich besser. Um 17.30 Uhr am gleichen Tag sind die Beschwerden völlig verschwunden.

Anmerkung

Der Verlauf nach *Chelidonium* ist spektakulär. Wollen wir bei aku-ten Krankheiten, die zu Spontanheilungen neigen, eine homöopa-thische Mittelwirkung beweisen, so sind signifikant schnellere Bes-serungen Voraussetzung, als diese im Mittel bei Spontanheilungen festgestellt werden.

2.2.11 Übungsfall 10: Geraldine D, 7 J, Otitis media. Die Bedeutung von Materia medica-Kenntnissen

Die sonst offene und unkomplizierte Geraldine kommt weinend in die Praxis, die eine Hand auf das mit einem Stirnband geschützte rechte Ohr gelegt, mit der andern klammert sie sich an ihre Mama und versteckt sich hinter ihr. Am Vortag war sie zum ersten Mal im Schwimmbad und hat sich dabei erkältet. Der Abend begann mit Schnupfen, und nach Mitternacht weckte sie ihre Eltern, laut weinend wegen starken Ohrenschmerzen. Ein Zwiebelwickel brachte etwas Linderung, aber am Morgen begannen die Schmerzen erneut.

Im Status findet sich ein hochrotes Trommelfell rechts; abgesehen von einem zähen, dickflüssigen Schnupfen bestehen keine anderen Symptome.

Mit Hilfe der *Checkliste für akute Hals-Nasen-Ohren- und Augen-Erkrankungen* erarbeitet die Mutter die folgenden Symptome:

- *Ohr rechts* P
- *Ohrgeräusch brausend*
- *Gehör vermindert*
- *Fließschnupfen (dick, zäh)*
- *Muskeln schlaff* P *(immer)*
- *Liegen auf schmerzhafte Seite verschlimmert* P
- *Beim Einschlafen verschlimmert* P
- *Abneigung gegen Bewegung* P
- *Ruhe bessert* P
- *Niesen verschlimmert* P
- *Verlangen freie Luft* P
- *Gähnen verschlimmert*
- *Berührung bessert* P *(Trost bessert)*
- *Gesellschaft bessert* P *(Trost bessert)*
- *Sanftheit* P *(immer)*

Diese Symptomatik sieht nach mehr aus, als sie wirklich ist. Nach deren Bereinigung mit der Mutter (in Klammern), bleibt nicht mehr viel wirklich Spezifisches übrig. Für die Repertorisation müssen deshalb auch nicht polare Symptome beigezogen werden.

	Acon.	Ars.	Bar-c.	Calc.	Caust.	Graph.	Mag-m.	Phos.	Sep.	Am-m.
Anzahl der Treffer	10	10	10	10	10	10	10	10	10	9
Summe der Grade	18	27	20	21	18	19	16	26	19	17
Polaritätsdifferenzen	**9**	**12**	**15**	**5**	**4**	**9**	**5**	**13**	**4**	**5**
Ohren, re. (P) [110]	3	1	2	3	2	1	2	3	2	3
< Liegen, Seite, schmerzhafte (P) [80]	3	5*	4	2	2	3	3	3	2	1
< vor dem Schlaf, beim Einschlafen (P) [99]	1	4	2	5*	2	3	2	4	4	2
Bewegung, Abneigung gegen (P) [68]	4	4	3	1	1	1	1	2	2	
> Ruhe, in der (P) [117]	1	1	2	2	1	3	1	3	1	1
< Niesen (P) [47]	1	3	1	2	2	2	1	1	3	3
Luft, Verlangen nach freier (P) [76]	1	2	3	1	2	1	2	1	1	1
< Gähnen, beim [71]	1	2	1	1	3	3	1	3	1	2
Schnupfen, Absonderung, dick [42]	2	2	1	3	1	1	1	3	1	3
Schnupfen, Absonderung, zäh [49]	1	3	1	1	2	1	2	3	2	1
Ohren, li. (P) [106]	2	2	1	2	2	4/KI		2	2	1
> Liegen, Seite, schmerzhafte (P) [24]				3/KI	2				2	
> vor dem Schlaf, beim Einschlafen (P) [1]										
Bewegung, Verlangen nach (P) [58]	2	2		1			2		1	
< Ruhe, in der (P) [102]	1	2	1	1	1		3/KI	1	3/KI	3/KI
> Niesen (P) [1]							1			
Luft, Abneigung gegen freie (P) [86]		2		4/KI	3/KI	1	1	1	3/KI	2

Tabelle 20: Repertorisation Übungsfall 10, G.D.

Neun Arzneimittel decken alle Symptome ab, vier davon ohne Kontraindikationen. Aufgrund der Höhe der Polaritätsdifferenz kommen *Barium carbonicum*, *Phosphor* und *Arsenicum album* in die engere Auswahl. Das vierte, *Aconit*, hat eine Polaritätsdifferenz von neun; es passt deshalb weniger gut zur aktuellen Symptomatik.

MATERIA MEDICA-VERGLEICH FÜR BARIUM CARBONICUM [GS]

Gemüt: Scheu vor fremden Menschen u. Gesellschaft. In den Ohren, Ziehschmerz, eine Art Ohrenzwang. Reißen mit Bohren und Ziehen im Knochen vor dem rechten Ohre. Knacken im Ohre, beim stark Gehen, beim Schlingen, Niesen, usw. Harthörigkeit.

MATERIA MEDICA-VERGLEICH FÜR PHOSPHORUS [GS]

Gemüt: Will nicht alleine sein. Rauschen vor den Ohren. Sausen der Ohren. Ohrenzwang.
Schmerzhaftes und entzündliches Zusammenziehen im rechten Ohr. [...] schießender Schmerz im Ohr, vorzüglich nachts, hindert den Schlaf [...].

MATERIA MEDICA-
VERGLEICH FÜR
ARSENICUM ALBUM
[GS]

Gemüt: Angstanfälle, aus dem Bette treibend [...]. Furchtsamkeit beim Alleinsein. Ohrensausen mit Schwerhörigkeit, als wären die Ohren verstopft. Gelber Ohrenfluss auf der rechten Seite mit Trockenheit in der Nase; das Hören nicht affiziert.

Barium carbonicum

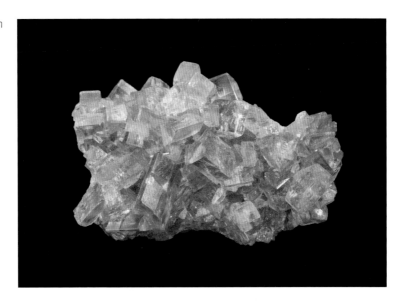

MITTELGABE UND
VERLAUF

Die unübliche Gemütslage des sonst geselligen Kindes, das sich hinter seiner Mutter versteckt, spricht am ehesten für *Barium carbonicum*. *Phosphor* wäre zweite Wahl. Geraldine erhält eine Dosis *Barium carbonicum C200*. Innerhalb von wenigen Stunden verschwinden die Schmerzen. Am nächsten Tag hat sie noch das Gefühl, es befinde sich Wasser im rechten Ohr. Bei der Kontrolle vier Tage später hat sich alles normalisiert.

ANMERKUNGEN

Reichen die polaren Symptome nicht aus für eine vollständige Differenzierung der Arzneimittel, so werden zunächst die nicht polaren Modalitäten (hier < *Gähnen*) beigezogen. Reichen auch diese nicht, so wird die Repertorisation durch die erhobenen Befunde erweitert (hier *Schnupfen dick, zäh*). Damit kann die Auswahl oft soweit eingegrenzt werden, dass die Gemütssymptome schließlich den Ausschlag für das am besten passende Mittel geben können.

Fazit: Die Polaritätsanalyse dispensiert nicht völlig von Materia medica-Kenntnissen ...

Paul ist ein blasser, magerer Jüngling, der wegen einem mittelschweren ADHS seit längerem mit *Natrium muriaticum* Q-Potenzen behandelt wird. Sein Conners Global Index, ein Intensitätsscore für ADHS Patienten, ist damit in den letzten Jahren von 19 auf 0 Punkte gesunken. In der Schule geht es jetzt gut, sein Notenniveau ist deutlich angestiegen, und die großen familiären Probleme, die er mit seinem schwierigen Verhalten verursachte, haben sich normalisiert. Er kommt außerhalb der regulären ADHS-Sprechstunde wegen einem seit zwei Wochen bestehenden hartnäckigen Husten in die Praxis. Die aktuelle Erkrankung begann mit einer Erkältung an einem regnerischen Herbsttag. Nach dem Besuch des Hallenbades mit anschließendem Heimweg zu Fuß beginnt ein Stockschnupfen, die Stimme wird heiser und allmählich kommt es zu einem trocken-bellenden, später produktiven Husten, der mit heftigen Hals- und Kehlkopfschmerzen verbunden ist.

Im Status fällt die heisere Stimme des Patienten auf. Der Gaumenbogen ist etwas röter als üblich und beim Sprechen bekommt er einen Hustenanfall, bei dem Schleim hochkommt und verschluckt wird. Auskultatorisch findet sich ein verschärftes Atemgeräusch im Bereich der Trachea. Keine anderen Befunde.

Aus der *Checkliste für akute Erkrankungen der Atemwege* schreiben Mutter und Sohn die folgenden Symptome heraus:

• *Husten produktiv, schmerzhaft, mit Auswurf abends*
• *Heiserkeit*
• *Nasswerden, Durchnässung verschlimmert*
• *Wetter nass verschlimmert* P
• *Zimmerwärme bessert* P
• *Im Freien gebessert* P
• *Liegen verschlimmert* P
• *Sprechen verschlimmert* P
• *Beim Einschlafen verschlimmert* P
• *Beim Erwachen verschlimmert* P
• *Durstlosigkeit* P
• *Gesellschaft bessert*

	Am-c.	Ars.	Bell.	Dulc.	Hep.	Kali-c.	Nux-v.	Rhus.	Sulph.	Aur.
Anzahl der Treffer	10	10	10	10	10	10	10	10	10	9
Summe der Grade	19	30	23	22	24	20	22	35	28	17
Polaritätsdifferenzen	**12**	**14**	**3**	**13**	**5**	**10**	**-3**	**20**	**14**	**13**
< Wetter/Luft, feucht, naß (P) [58]	5*	2*	1	4	1	1	1	4	3	2
> Zimmerwärme, warmer Ofen (P) [35]	1	4	1	2	2	2	3	3	2	2
> Freien, im (P) [93]	1	1	1	1	1	1	1	1	2	2
< Liegen (P) [125]	2	4	1	3	3*	2	1	4	2	4
< Sprechen (P) [77]	1	2	3	3	3	1	2	4	4	1
< vor dem Schlaf, beim Einschlafen (P) [99]	1	4	4*	2	3	4*	2	5*	3	2
< Schlaf, nach, beim Erwachen (P) [111]	4*	5*	3*	2*	4	3	4*	4*	5*	2*
Durstlosigkeit (P) [86]	1	3	2	1	1	1	2	2	2	1
< Naßwerden, Durchnässung [31]	1	2	3	3	3	3*	2*	4	2	
< Husten, beim [111]	2	3	4	1	3	2	4	4	3	1
> Wetter/Luft, feucht, naß (P) [30]		2	2		4/KI		4/KI		1	
< Zimmerwärme, warmer Ofen (P) [54]		1	1	1	1	1	1	1	2	1
< Freien, im (P) [110]	2	1	4/KI	1	3/KI	1	4/KI	2	1	1
> Liegen (P) [106]	1	1	3/KI	1	2	1	4/KI	1	1	
> Sprechen (P) [1]										
> vor dem Schlaf, beim Einschlafen (P) [1]										
> Schlaf, nach, beim Erwachen (P) [28]		3						3		
Durst (P) [99]	1	4(KI)	3/KI	2	3/KI	2	3/KI	3/KI	4/KI	1

Tabelle 21: Repertorisation Übungsfall 11, P.R.

Repertorisiert man nur die polaren Symptome, so decken 13 Arzneimittel alles ab, fünf davon haben keine Kontraindikationen. Deshalb müssen zusätzlich die wichtigsten nichtpolaren Modalitäten eingeschlossen werden (Tabelle 21): *Nasswerden verschlimmert, beim Husten verschlimmert.* Das Gemütssymptom *Gesellschaft bessert* ist normal bei einem kranken Kind und wird weggelassen. Damit bleiben nur noch drei Mittel, die die Symptome vollständig und ohne Kontraindikationen abdecken, *Dulcamara, Ammonium carbonicum* und *Kalium carbonicum.*

MATERIA MEDICA-
VERGLEICH FÜR
DULCAMARA [GS]

Nase: Stockschnupfen; Bewegung >; Ruhe <; von der mindesten Verkältung erneuert und von kalter Luft heftiger.
Rachen: Halsentzündung vorzüglich nach Verkältung.
Obere Luftwege: Rauhigkeit und Heiserkeit der Stimme. Stetes Kriebeln im Kehlkopf und Reiz zum Husten. Die Luftröhre voll von Schleim, Laryngotracheitis.
Husten: Husten von nasskalter Witterung oder nach Nasswerden; [...] Spasmodischer Husten mit viel Schleim im Kehlkopf und in der Luftröhre.

MATERIA MEDICA-
VERGLEICH FÜR
AMMONIUM
CARBONICUM [GS]

Nase: Nasenverstopfung bei einem Kind, es schreckt aus dem Schlaf; Schleimröcheln in der Luftröhre.

Rachen: Rauheit und Kratzen im Halse.

Obere Luftwege: Große Trockenheit des Halses und Heiserkeit. Rauher Hals, er kann nur schwierig sprechen, da die Rauheit sich dadurch vermehrt. Rasseln in der Luftröhre, wie von Schleim, mehrere Tage.

Husten: Trockener Husten, nachts, mit Kitzel im Kehlkopf, Kopfschmerz. Trockener Husten, besonders Nachts, wie von Federstaub im Halse.

MATERIA MEDICA-
VERGLEICH
FÜR KALIUM
CARBONICUM [GS]

Nase: Stockschnupfen, mit Stimmlosigkeit oder Heiserkeit; im Hals Schleim oder Kloßgefühl. Verstopfte Nasenlöcher. Stockschnupfen: [Nachmittags] beim Spazieren sich lösend. Stockschnupfen in der Stube aber wiederkommend.

Rachen: Kratzen im Hals, in demselben Gefühl von Trockenheit, Dürre und Rauheit. Beim Husten: rauher Schmerz im Kehlkopfe.

Obere Luftwege: Stimmlosigkeit. [Rauher Hals und] Heiserkeit, mit ungeheurem Niesen. Rauher Hals [und Heiserkeit, mit ungeheurem Niesen]. Stockschnupfen; völlige Stimmlosigkeit und Heiserkeit; [...].

Husten: Beim Husten, rauher Schmerz im Kehlkopfe.

Solanum dulcamara

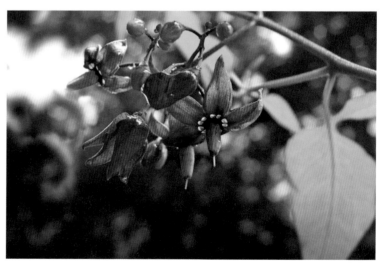

MITTELGABE UND
VERLAUF

Aufgrund des Materia medica-Vergleichs fällt der Entscheid für *Dulcamara*, von welchem Paul eine Dosis in der Potenz *C200* erhält. Reservemittel wäre *Kalium carbonicum*. Die *Natrium muriaticum* Q-Potenzen werden sistiert.

In der Folge bessert sich die Symptomatik ohne spürbare Erstverschlimmerung innerhalb von zwei Tagen vollständig. Das Reservemittel wird nicht gebraucht. Eine Woche später nimmt Paul wieder wie gewohnt seine *Natrium muriaticum Q-Potenzen* ein.

ANMERKUNGEN   Kommt es bei der Behandlung eines chronischen Leidens, wie hier des ADHS, zu einer interkurrenten Erkrankung, so muss das bisher verabreichte Grundmittel gestoppt werden. Aufgrund der vorliegenden akuten Symptomatik erfolgt eine neue Fallaufnahme und Mittelgabe. Ist die akute Erkrankung abgeheilt, so muss in einer Neubeurteilung entschieden werden, ob sich das vorher vorliegende Grundleiden durch das Intermezzo verändert hat oder nicht. Bei Veränderung der Symptomatik wird eine neue Fallaufnahme nötig. Wenn nicht, so kann wie bei Paul, die frühere Behandlung wieder aufgenommen werden.

2.2.13 Übungsfall 12: Jan L, 3 J, Tonsillitis nach Masern-Mumps-Röteln-Impfung.
Homöopathische Behandlung einer Impfkomplikation

Jan ist ein sensibler, etwas unruhiger, blonder kleiner Knabe mit sporadischen Erkrankungen der Atemwege in der Vorgeschichte. Zehn Tage nach einer Masern-Mumps-Röteln-Impfung (MMR) erkrankt er akut mit 39 °C Fieber, einem trockenen, erstickenden Husten, besonders im Liegen, und Schmerzen beim Schlucken, die so stark sind, dass ihm der Speichel aus dem Mund läuft.

Im Status fällt neben dem Fieber lediglich ein sehr blasses Gesicht und eine Rötung der Tonsillen auf. Die Lunge ist unauffällig, und er hat auch keine Zeichen von Impfmasern. Es handelt sich also um eine einfache, wahrscheinlich virale Tonsillitis, die eventuell durch die MMR-Impfung ausgelöst wurde.

Mit Hilfe der *Checkliste für akute Hals-Nasen-Ohren- und Augenerkrankungen* erarbeitet die Mutter die folgenden Symptome:
• *Schlucken verschlimmert* P
• *Liegen verschlimmert* P
• *nach Aufstehen aus dem Bett gebessert* P
• *Speichelvermehrung* P
• *Warmwerden im Bett verschlimmert* P
• *Husten trocken (würgend)*

Die Repertorisation kann wie gewohnt nur mit den polaren Symptomen erfolgen.

	Dros.	Iod.	Plat.	Puls.	Arg.	Cham.	Eupho.	Ferr.
Anzahl der Treffer	5	5	5	5	4	5	5	4
Summe der Grade	16	13	12	18	11	15	11	10
Polaritätsdifferenzen	**14**	**9**	**9**	**9**	**8**	**8**	**8**	**8**
< Schlucken (P) [93]	2	2	2	3	2	2	1	2
< Liegen (P) [125]	4	1	4	4	3	4	4	4
> Aufstehen aus dem Bett, nach (P) [124]	3	4	3	4	3	2	3	3
Speichelvermehrung (P) [117]	3	3	2	4	3	3	2	1
< Warmwerden, im Bett (P) [67]	4	3	1	3		4	1	
> Schlucken (P) [47]	*1*	*1*	*1*	*3*				
> Liegen (P) [106]	*1*	*2*			*1*	*1*	*1*	*1*
< Aufstehen aus dem Bett, nach (P) [80]			*1*	*3*	*1*	*3/KI*	*1*	
Speichelverminderung (P) [111]			*1*	*1*	*3*	*1*	*3*	*1*	*1*
> Warmwerden, im Bett (P) [38]								

Tabelle 22, Repertorisation Übungsfall 12, J.L.

50 Arzneimittel decken alle Symptome ab, aber 26 haben Kontraindikationen. In dieser Situation müssen die Arzneimittel durch *Mausklick ins Feld Polaritätsdifferenzen* nach der Höhe der Polaritätsdifferenzen geordnet werden. Damit wird ersichtlich, dass *Drosera* als das am besten passende Mittel herausragt (Tabelle 22). Repertorisiert man zusätzlich das Symptom *Husten würgend* mit *Boeninghausen's Characteristics and Repertory* von C.M. Boger (S. 707)[18], so kommen die folgenden Mittel in Frage: *Anac* PD 2 / *Ant-t* PD 6 / *Dros* PD 14 / *Seneg* PD 6 / *Sep* PD 6.

MATERIA MEDICA-
VERGLEICH FÜR
DROSERA [GS]

Rachen: Schwieriges Schlingen fester Speisen, wie von Verengerung des Schlundes.
Husten: Husten sehr rauh, nach Mitternacht, bei oder auch nach Masern <.
Trockner Krampfhusten Abends und Nachts, mit Brechwürgen [...].

MATERIA MEDICA-
VERGLEICH FÜR
ANTIMONIUM
TARTARICUM [GS]

Rachen: Schluckbeschwerden. Heftige Reizung im Hals mit Schluckbeschwerden. Geschwulst der Mandeln und der Rachen hochrot. Der Hals derart angeschwollen und von Schleim überzogen, daß Unvermögen bestand, Flüssigkeit zu schlucken, auch war das Atmen behindert.

Husten: Beim Kitzelhusten heftiges Aufstoßen und Brechwürgen, auch mit Erbrechen von wässrigem und zähem Schleim; mit Fließschnupfen.

MITTELGABE UND
VERLAUF

Aufgrund der hohen Polaritätsdifferenz erhält Jan eine Dosis *Drosera* in der Potenzhöhe *C200.*
Der Verlauf ist verblüffend: Innerhalb von einigen Stunden verschwinden Fieber, Halsschmerzen und Husten vollständig, und das Kind ist wieder völlig gesund.

Drosera rotundifolia

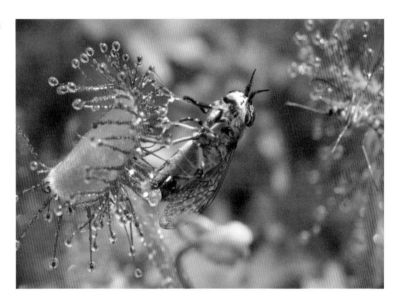

ANMERKUNGEN

Bei einer so ausgedehnten Differentialdiagnose der Arzneimittel ist die Polaritätsdifferenz oft die einzige Möglichkeit, das am besten passende Mittel zu identifizieren. Für die Auswahl des homöopathischen Arzneimittels ist die hypothetische Ursache einer Erkrankung oder der Name der Erkrankung (Diagnose) unbedeutend. Treten, wie in diesem Fall, tatsächliche oder vermeintliche Nebenwirkungen von Impfungen auf, was bei den modernen Impfstoffen selten ist, so werden diese nach den Regeln der Polaritätsanalyse homöopathisch behandelt. Auch die Tatsache, dass *Drosera* häufig bei Masern erfolgreich eingesetzt wurde, darf nicht dazu führen, dass diese Arznei als bewährte Indikation ohne Beachtung der Kontraindikationen und der Polaritätsdifferenz verordnet wird. Dies wäre ein Rückfall in die vorhomöopathische Zeit.

2.2.14 Übungsfall 13: Ernie E, 11 J, Parotitis epidemica (Mumps). Die Bedeutung der Kontraindikationen

Ernie, ein Kind das wegen Asthma und Enuresis nocturna seit vier Monaten in einer Grundmittel-Behandlung mit *Bryonia* steht und bisher eine Besserung von etwa 50 Prozent erreicht hat, erkrankt akut mit 39 °C Fieber und Gliederschmerzen. Am zweiten Tag kommt eine schmerzhafte, sehr berührungsempfindliche Schwellung der linken Parotis-Drüse hinzu. Die Mutter wartet noch einen Tag, und kommt dann mit der selbst gestellten Mumps-Diagnose in die Sprechstunde.

Im Status findet sich ein febriler, sehr leidender Jüngling, der seinen Kopf schmerzbedingt kaum bewegen kann. Das Gesicht ist entstellt durch die Schwellung vor dem linken Ohr. Beide Trommelfelle sind unauffällig, die Halslymphknoten nicht vergrößert. Hingegen besteht eine leichte Rötung des Pharynx, und Kaubewegungen sind schmerzhaft. Keine Anzeichen für eine Meningitis oder Orchitis.

Mit Hilfe der *Checkliste für akute Hals-Nasen-Ohren und Augenerkrankungen* erarbeitet die Mutter die folgenden Symptome:

- *Berührung verschlimmert* P
- *Bewegung verschlimmert* P
- *Kauen verschlimmert* P
- *nach dem Hinlegen verschlimmert* P
- *beim Aufstehen vom Sitzen verschlimmert* P
- *Anstrengung körperlich verschlimmert* P
- *Ruhe bessert* P
- *im Zimmer gebessert* P
- *Liegen bessert* P
- *Durst* P
- *Alleinsein bessert* P

↓ Tabelle 23: Repertorisation Übungsfall 13, E.E.

	Nat-c.	Phos.	Sep.	Sulph.	Arn.	Ars.	Bry.	Calc.	Carb-a.	Caust.
Anzahl der Treffer	12	12	12	12	11	11	11	11	11	11
Summe der Grade	18	25	28	29	25	21	34	26	23	19
Polaritätsdifferenzen	**-1**	**5**	**3**	**16**	**15**	**1**	**17**	**9**	**18**	**6**
Gesicht, li. (P) [109]	1	1	3	3	2	1	1	2	3	2
< Berührung (P) [121]	1	1	4	4	3	2	3	1	2	1
< Bewegung, während (P) [126]	1	3	1	2*	3	1	4	2	3	3*
< Kauen, beim (P) [66]	1	3	3	1	1	1	3	2	1	1
< Hinlegen, nach dem (P) [112]	2	3*	3	3	1	4	3*	3*	1	2
< Aufstehen vom Sitz, beim (P) [70]	2	4	3	3	1	1	3	2	2	3
< Anstrengung des Körpers (P) [70]	2	2	2	4	4	4	4	3		1
> Ruhe, in der (P) [117]	1	3	1	1	3	1	4	2	3	1
> Zimmer (P) [107]	2	1	1	1	1	1	1	2	3	1
> Liegen (P) [106]	1	1	1	1	3	1	4	3	3	2
Durst (P) [99]	2	1	2	4	3	4	4	4	1	2
> Gemüt, Alleinsein, Einsamkeit (P) [16]	2	2	4	2					1	
Gesicht, re. (P) [103]	3/KI	3/KI	2	2	1	3/KI	3/KI	4/KI	1	3/KI
> Berührung (P) [42]	2	3/KI	1	2	1	1	2	4/KI		2
> Bewegung, während (P) [102]	4/KI	1	3/KI	1	1	2	1	1	1	1
> Kauen, beim (P) [2]							1			
> Hinlegen, nach dem (P) [100]	1	1	2	1	2		4(KI)	4(KI)	1	1
> Aufstehen vom Sitz, beim (P) [27]	2	1	3							1
> Anstrengung des Körpers (P) [6]			4/KI							
< Ruhe, in der (P) [102]	2	1	3/KI	1	1	2	1	1		1
< Zimmer (P) [93]	1	4/KI	1	2	2	1	3/KI	1	1	2
< Liegen (P) [125]	3/KI	1	3/KI	2	1	4/KI	1	1	1	1
Durstlosigkeit (P) [86]	1	2	3/KI	2	1	3	1	1		1
< Gemüt, Alleinsein (P) [15]		3/KI				4/KI				

Tabelle 23: Repertorisation Übungsfall 13, E.E.

Lassen wir das für ein Kind auffällige, aber unsichere Gemütssymptom *Alleinsein bessert* weg, so decken 21 Arzneimittel alles ab. Ohne Berücksichtigung der Kontraindikationen ist der Differenzierungsgrad dieser Repertorisation trotz der vielen Symptome zu gering. Nimmt man das Symptom *Alleinsein bessert* hinzu (Tabelle 23), so ist *Sulphur* das einzig passende Arzneimittel. *Carbo animalis* oder *Arnica* wären zweite und dritte Wahl, decken aber nicht alle Symptome ab.

MATERIA MEDICA-
VERGLEICH FÜR
SULPHUR [GS]

Gesicht oben/unten: Geschwulst der Backen mit Stichschmerz [und Schmerz auch bei Berührung]. Drüsengeschwulst am Unterkiefer. Vergrößerte Unterkieferdrüse; hühnereigroße Geschwulst unter dem Kieferbogen; die Drüse beim Befühlen empfindlich und beim Schlucken schmerzhaft [...].

MATERIA MEDICA-VERGLEICH FÜR CARBO ANIMALIS [GS]

Ohren: Geschwulst und Verhärtung der Ohrspeicheldrüse.

MATERIA MEDICA-VERGLEICH FÜR ARNICA (GS)

Ohren: Äußeres Hitzegefühl am linken Ohre und in der Backe. Geschwulst der Ohrspeicheldrüse [...].

Schwefel

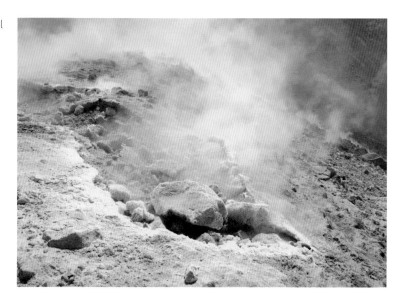

MITTELGABE UND VERLAUF

Der Materia medica-Vergleich ist nicht schlüssig, da die Ohrspeicheldrüse bei *Sulphur* nicht einmal erwähnt wird. Trotzdem erhält Ernie eine Dosis *Sulphur C200*, da dieses die Modalitäten vollständiger abdeckt als die beiden andern Arzneien.

In der ersten Nacht darauf ist er noch unruhig, am zweiten Tag bessert sich der Allgemeinzustand zusehends, die Schluckschmerzen verschwinden und der Appetit wird wieder besser. An diesem Tag schwillt die rechte Parotis auch noch leicht an, aber ohne die heftigen Schmerzen, die links vorhanden waren. Am nächsten Morgen ist alles vorbei, das Kind ist wieder munter und die (kritische) Mutter sehr beeindruckt.

ANMERKUNG

Dieser Fall zeigt eindrücklich den Stellenwert der Kontraindikationen, ohne die dieser Fall nicht lösbar wäre. Bei gelungener Mittelwahl sollte ein solcher Verlauf das zu erwartende sein.

Die Materia medica aufmerksam lesen ...

Lili ist ein bisher gesundes, sechs Monate altes Kind, das im Spätherbst an einem Stockschnupfen erkrankt, der bald in einen trockenen Husten überleitet. Offenbar ist dieser schmerzhaft, da sie bei jedem Hustenanfall weint. Am dritten Erkrankungstag erwacht sie schreiend und ist kaum mehr zu trösten. Die Mutter bringt sie frühmorgens in die Praxis.

Im Status findet sich ein afebriles, eher mageres, blondes, kleines Mädchen mit behinderter Nasenatmung, das dauernd hustet. Kaum berührt man sie, so beginnt sie zu schreien. Die Nase ist verstopft, die Tonsillen und das rechte Trommelfell sind gerötet. Präaurikulärer Druck rechts scheint aber nicht schmerzhaft zu sein. Die Atmung ist rasselnd wegen Schleims in den zentralen Atemwegen. Kein Fieber.

Mit Hilfe der *Checkliste für akute Erkrankungen bei Kleinkindern* erarbeitet die Mutter die folgenden Symptome:

- *Stockschnupfen*
- *Husten ohne Auswurf, schmerzhaft*
- *Beim Erwachen verschlimmert* P
- *Warmeinhüllen bessert* P
- *Ohr rechts* P
- *Liegen verschlimmert* P
- *Sitzen bessert* P

Die Symptomatik ist eher knapp, wie oft bei Säuglingen. Zur Repertorisation werden deswegen alle Symptome verwendet.

Tabelle 24: Repertorisation Übungsfall 14, L.M. →

	Samb.	Sil.	Hep.	Cham.	Hyos.	Rhus.	Bell.	Carb-a.
Anzahl der Treffer	8	8	8	8	8	7	8	8
Summe der Grade	24	22	23	19	16	23	21	18
Polaritätsdifferenzen	**13**	**12**	**11**	**8**	**8**	**8**	**7**	**7**
Stockschnupfen [98]	3	4	2	2	1		2	2
Husten ohne Auswurf (trocken) [114]	3	1	3	2	3	3	3	2
< Husten, beim [111]	2	1	3	2	2	4	4	2
< Schlaf, nach, beim Erwachen (P) [111]	5*	3	4	3*	2	4*	3*	5*
> Warmeinhüllen (P) [56]	4	4	4	2	2	4	2	1
Ohren, re. (P) [110]	2	4	3	2	2	3	4	3
< Liegen (P) [125]	4	4*	3*	4	2	4	1	1
> Sitzen (P) [101]	1	1	1	2	2	1	2	2
> Schlaf, nach, beim Erwachen (P) [28]	2			1				
< Warmeinhüllen (P) [37]				2		1		
Ohren, li. (P) [106]		1	1			2	1	1
> Liegen (P) [106]		1	2	1	1	1	3/KI	3/KI
< Sitzen (P) [126]	1	2	1	1	1	4/KI	1	1

Tabelle 24: Repertorisation Übungsfall 14, L.M.

28 Arzneimittel decken alle Symptome ab, 17 davon haben Kontraindikationen. Durch *Mausklick ins Feld Polaritätsdifferenzen* werden die Arzneien wiederum nach der Höhe der Polaritätsdifferenzen geordnet (Tabelle 24). Damit wird ersichtlich, dass von den elf verbleibenden Mitteln *Sambucus nigra*, *Silicea* und *Hepar sulphuris* die höchsten Polaritätsdifferenzen haben.

MATERIA MEDICA–
VERGLEICH FÜR
SAMBUCUS NIGRA [GS]

Ohren: Starke Geschwulst, Hitze, Röte und Knoten gleich unter dem rechten Ohr, am Hals, dabei ein sehr scharfer Schmerz.

Nase: Stockschnupfen (besonders bei Säuglingen), welcher das Atmen durch die Nase verhindert. Bei dem Stockschnupfen der Säuglinge, wenn die Nase von dickem Schleim wie angefüllt ist, das Atmen durch die Nase fast unmöglich wird; auch wenn dadurch das Füttern unmöglich wird; mit beständigem Schniefen.

Husten: hohl, trocken, nachts; vor dem Frost, tief und trocken; [...] erstickend, bei schreienden Kindern; um Mitternacht, in der Ruhe, beim Liegen im Bett, Liegen mit dem Kopf tief oder von trocken kalter Luft.

Materia medica-
Vergleich für
Silicea [GS]

Ohren: Ohrenschmerzen stören den Schlaf.

Nase: Völlige Nasenverstopfung, dass sie kaum sprechen konnte, [und den Mund aufsperren musste, um zu atmen]. Verstopfung der Nase oder abwechselnd Stock- und Fließschnupfen; früh Verstopftheit, am Tage Fließschnupfen.

Husten: Von dem vielen trocknen Hüsteln tut ihr die Brust wie wund weh.

Materia medica-
Vergleich für
Hepar sulphuris
[GS]

Ohren: Ohrenstechen.

Nase: Früh die Nase verstopft. Wenn der fiebrige Fließschnupfen eintrocknet, vorzüglich bei scrophulösen und rachitischen Kindern; Heiserkeit oder hohler, croupöser Husten.

Husten: Gewaltsamer, tiefer Husten von etlichen Stößen, welcher schmerzhaft an den Kehlkopf anstößt und Brechwürgen hervorbringt. Beim Husten: Stiche, Brennen und Geschwulst im Hals; [...].

Mittelgabe und
Verlauf

Der Materia medica-Vergleich liefert Argumente für jedes der drei Arzneimittel. Aufgrund der Magerkeit des Kindes und den hellblonden Haaren, welche erfahrungsgemäß bei *Silicea*-Patienten häufig sind, fällt der Entscheid für dieses Mittel. Lili erhält eine Dosis *Silicea* C200, und *Sambucus nigra* C200 als Reserve, falls *Silicea* nicht wirken sollte.

Nach zwei Tagen ruft die Mutter an, es gehe nur wenig besser. Das Kind erhält jetzt *Sambucus nigra* C200. Innerhalb von wenigen Stunden kommt es zu einer dramatischen Besserung, die zur Heilung überleitet.

Sambucus nigra

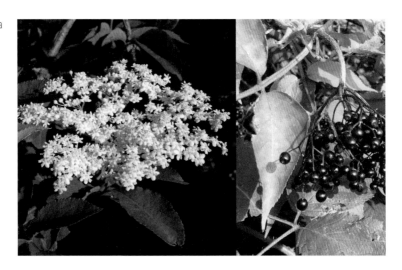

Beim aufmerksamen Lesen der Materia medica fällt auf, dass Säuglinge bei *Sambucus nigra* erwähnt werden, nicht aber bei *Silicea* und *Hepar sulphuris*. Aufgrund dieser Tatsache wäre wohl das Mittel besser an erster Stelle gegeben worden.

Die Fehlverordnung von *Silicea* erfolgte, weil der Autor sich durch die Eigenheiten *Magerkeit* und *hellblonde Haare* fehlleiten ließ. Eigenheiten sind, es sei wiederholt, keine Symptome und dürfen nicht zur Mittelbestimmung verwendet werden.

2.2.16 ÜBUNGSFALL 15: FELIPE A, 4 J, SCHARLACH. DIE POLARITÄTSDIFFERENZ IST GEWICHTIGER ALS DER MATERIA MEDICA-VERGLEICH!

Drei Tage vor der aktuellen Konsultation beginnt Felipe's Leiden mit leichten Halsschmerzen. Die Mutter kommt in die Sprechstunde, weil seither auch Kopf- und Gliederschmerzen und hohes Fieber (39,4 °C) hinzugekommen sind. Der Allgemeinzustand ist deutlich reduziert und er kann kaum mehr schlucken; nur Kaltes ist noch erträglich.

Im Status findet sich ein hochroter Rachen, stark geschwollene Tonsillen und petechiale Blutungen auf dem Gaumenbogen: Dieser Befund ist typisch für beta-hämolysierende Streptokokken der Gruppe B, den Scharlacherreger. Die Zunge ist himbeerrot, die zervikalen Lymphdrüsen sind stark geschwollen und schmerzhaft, das Abdomen leicht druckdolent. Vorläufige Diagnose ist die einer *Streptokokken-Angina*. Bedingung für die Scharlachdiagnose ist zusätzlich der charakteristische, feinfleckige, leicht erhabene, hellrote Hautausschlag, der entsteht, wenn die Erreger auch Toxine bilden. Ein Blick auf die Haut zeigt der überraschten Mutter, dass das Exanthem bereits vorhanden ist. Der übrige Status ist unauffällig.

Mit Hilfe der *Checkliste für akute Hals-Nasen-Ohren und Augen-Erkrankungen* erarbeitet die Mutter die folgenden Symptome:
- *Mundgeruch*
- *Mundtrockenheit*
- *Durst* P
- *Schlucken verschlimmert* P
- *Nahrungsmittel, Kaltes bessert* P
- *Kälte verschlimmert* P

- *Warmeinhüllen bessert* P
- *im Freien verschlimmert* P
- *Abneigung freie Luft* P
- *Bewegung verschlimmert* P
- *Anstrengung, körperlich verschlimmert* P
- *Liegen bessert* P
- *Stehen verschlimmert* P
- *Druck, äußerer verschlimmert* P

	Ars.	Bry.	Lach.	Merc.	Nat-m.	Nux-v.	Phos.	Rhus.	Sep.	Sil.	Thuj.
Anzahl der Treffer	12	12	12	12	12	12	12	12	12	12	12
Summe der Grade	25	34	22	27	25	35	22	30	25	30	17
Polaritätsdifferenzen	**5**	**21**	**8**	**12**	**12**	**17**	**5**	**7**	**4**	**19**	**2**
Durst (P) [99]	4	4	1	4	3	3	1	3	2	3	1
< Schlucken (P) [93]	2	4	2	3	2	3	3	3	3	1	3
> Nahrungsm., Kaltes (P) [53]	1	4	2	2	2	1	4	1	2	1	1
< Kälte allg. (P) [90]	4	2	2	1	1	4	2	4	2	3	1
> Warmeinhüllen (P) [56]	3	1	2	2	2	3	1	4	2	4	1
< Freien, im (P) [110]	1	1	4*	3*	1	4	1	2	1	4	2
Luft, Abneigung gegen freie (P) [86]	2	3	2	2	1	4	1	3	3	4	2
< Bewegung, während (P) [126]	1	4	1	3	3	4	3	1	1	1	1
< Anstrengung des Körpers (P) [70]	4	4	1	2	3	3	2	4	2	3	1
> Liegen (P) [106]	1	4	1	2	3	4	1	1	1	1	1
< Stehen (P) [107]	1	2*	1	1	1	1	1	3	3	1	2
< Druck, äußerer (P) [93]	1	1	3	2	3	1	2	1	3	4	1
Durstlosigkeit (P) [86]	3	1	1	1		2	2	2	3/KI		1
> Schlucken (P) [47]			3/KI	2		3	1	1			
< Nahrungsm., Kaltes (P) [47]	4/KI	1		2	1	4/KI		4/KI	3/KI	2	1
> Kälte allg. (P) [73]		1	1	1	2	1	1	1	1	1	2
< Warmeinhüllen (P) [37]		1	1	1		1	2	1	1		2
> Freien, im (P) [93]	1	2	3	1	2	1	3/KI	1	1		1
Luft, Verlangen nach freier (P) [76]	2	1	1		2		1	1	1		1
> Bewegung, während (P) [102]	2	1	2	3	1		1	4/KI	3/KI	1	2
> Anstrengung des Körpers (P) [6]					1				4/KI	2	
< Liegen (P) [125]	4/KI	1	2	1	1	1	1	4/KI	3/KI	4/KI	2
> Stehen (P) [71]	2	2		2	2	3/KI	4/KI	1			1
> Druck, äußerer (P) [74]	2	2		1	1	2	1	3/KI	1	1	2

Tabelle 25: Repertorisation Übungsfall 15, F.A.

Repertorisiert man nur die polaren Symptome, so decken elf Arzneimittel die Symptomatik vollständig ab, vier davon ohne Kontraindikationen, aber mit sehr großen Unterschieden in der Polaritätsdifferenz (*Bry* 21, *Merc-s* 12, *Nat-m* 12, *Thuj* 2). Schließt man den

Scharlachausschlag in die Repertorisation ein, so bleiben nur noch *Bryonia* und *Mercurius solubilis* übrig.

Rachen: Trockene Zunge. Stechen: beim Schlingen, Wenden des Kopfes u. Berühren des Halses. Große Trockenheit im Hals und im Rachen, bisweilen auch mit Brennen. Halsweh: Trocken und roh im Halse beim leeren Schlingen; beim Trinken vergeht diese Empfindung auf eine kurze Zeit, kommt aber bald wieder [...]. Rasche Ermattung; jede Bewegung wird vermieden; Beschwerden bei eigener Bewegung oder wenn andere den Kranken bewegen, am ganzen Körper Schmerzen [...].

Rachen: Röte und Geschwulst des weichen Gaumens, der Mandeln und der ganzen Mundhöhle. Beschwerliches Schlingen. Brennen im Schlunde, [...]. Stete, schmerzhafte Trockenheit im Halse. Dabei der ganze Mund voll von Speichel; Rohheit, Rauheit und Brennen im Hals. Verschwärung der Mandeln, mit scharf stechenden Schmerzen im Rachen beim Schlingen. Harte und große Lymphknoten am Hals.

Felipe erhielt aufgrund der hohen Polaritätsdifferenz *Bryonia C200*. In der darauf folgenden Nacht hat das Kind noch etwas Fieber. Am nächsten Morgen, zwölf Stunden später, sind Hals- und Kopfschmerzen verschwunden, der kleine Mann ist wieder munter.

Bryonia alba

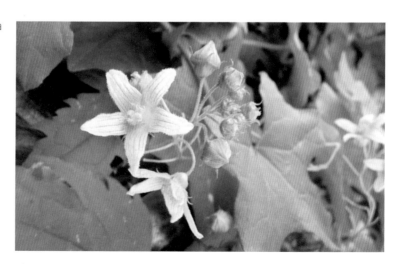

Scharlach ist meistens eine harmlose Erkrankung. In seltenen Fällen kann er aber hochgefährliche, fulminante, septische Verläufe machen, weshalb es auch hier eine sichere diagnostische und therapeutische Hand braucht. In diesem Falle hätte der Patient auch ohne Materia medica-Vergleich *Bryonia* erhalten, da dessen Genius aufgrund der sehr hohen Polaritätsdifferenz die Modalitäten viel spezifischer abdeckt als *Mercurius solubilis*.

Dies träfe auch zu, wenn das Symptom *Scharlachausschlag* nicht durch das Arzneimittel abgedeckt gewesen wäre. Bönninghausens TB enthält mehrere *Diagnose-Rubriken* (wie Scharlach, Windpocken, Masern, Röteln, Erbrechen und Durchfall [in Kombination], Neurodermitis, Erysipel). Da es sich dabei nicht um Symptome im phänomenologischen Sinn, sondern um klinische Rubriken handelt, dürfen sie nur mit Vorsicht verwendet werden.

2.2.17 ÜBUNGSFALL 16: ANITA G, 22 J, «THE SNOWS OF KILIMANJARO - ZWISCHENFALL AUF EINER BERGTOUR»
WIE KÖNNEN „BEWÄHRTE INDIKATIONEN" RATIONAL EINGESETZT WERDEN?

Frau G. ist eine junge Medizinstudentin, die sich zum Ziel gesetzt hat, mit einer Gruppe von Kolleginnen und Kollegen unter kundiger Führung den Kilimanjaro zu besteigen. Ihre körperliche Leistungsfähigkeit ist im Normbereich; für das Trekking hat sie sich wegen vorausgehenden Prüfungen nur oberflächlich vorbereitet. Sie wandert sonst gerne, hat aber keine Hochgebirgserfahrung. Die Gruppe bewegt sich „pole-pole" (Swahili für „langsam, gemächlich") den gewaltigen Berg hinauf. Das Base-Camp auf etwa 2400 m Höhe liegt hinter ihr, und es geht aufwärts Richtung Horombo-Hütte (3700 m ü. M.). Kurz nach dem Passieren der Baumgrenze auf etwa 3000 m Höhe fällt einem Teamkollegen auf, dass Frau G. sehr blass ist und sich nur noch langsam, unsicher und schwankend vorwärts bewegt. Kalter Schweiß steht in ihrem Gesicht, und sie gähnt häufig. Er nimmt ihr den Rucksack ab, lässt sie absitzen. Eben sei ihr schwarz vor den Augen geworden, und sie fühle sich sehr schwach, heiß und durstig. Sie legt sich hin, öffnet die Windjacke, löst ihr Halstuch, und atmet tief. Der Puls ist langsam und nur schwach fühlbar. Sie hat keine Kopfschmerzen und keine Atemnot, auch keine rasselnde Atmung, so dass eine schwere Bergkrankheit mit Hirn- oder Lungenödem ausgeschlossen werden kann. Wahrscheinlich handelt es sich um einen Erschöpfungszustand.

Sie erhält eine Dosis *Veratrum album C200* (als bewährte Indikation bei Erschöpfungszuständen) und etwas warmen Tee zu trinken.

Ihr Zustand bessert sich erstaunlich schnell, und nach 30 Minuten will sie die Tour fortsetzen. Im weiteren Verlauf des Trekkings geht es ihr gut, und vier Tage später erreicht die Gruppe den Kilimanjaro-Gipfel.

Zurück in der Schweiz versuchen wir, die Mittelwahl zu rekonstruieren. Die auffälligen Symptome von Frau G. waren

- *Taumelnder Gang*
- *Kalter Schweiß*
- *Gähnen*
- *Schwächegefühl*
- *Schwarzwerden vor den Augen*
- *Durst* P
- *Hitze mit Neigung zu Entblößung* P
- *Anstrengung körperlich verschlimmert* P
- *Stehen verschlimmert* P
- *Liegen bessert* P
- *Ruhe bessert* P
- *Nahrungsmittel, Warmes, bessert* P („*Trinken Wasser, warmes, bessert*" P)
- *Puls langsam* P
- *Puls klein* P

Die Repertorisation erfolgt wie gewohnt nur mit den polaren Symptomen.

	Ars.	Ign.	Mur-ac.	Rhus.	Spig.	Thuj.	Verat.	Bry.
Anzahl der Treffer	9	9	9	9	9	9	9	8
Summe der Grade	21	13	12	20	16	11	25	21
Polaritätsdifferenzen	**3**	**0**	**0**	**4**	**5**	**3**	**15**	**4**
Durst (P) [99]	4	2	1	3	1	1	3	4
Hitze mit Neigung zu Entblößung (P) [37]	1	2	3	1	3	2	3	1
< Anstrengung des Körpers (P) [70]	4	1	1	4	1	1	4*	4
< Stehen (P) [107]	1	2	1	3	1	2	3	2*
> Liegen (P) [106]	1	1	1	1	2	1	1	4
> Ruhe, in der (P) [117]	1	1	1	1	3	1	1	4
> Nahrungsm., Warmes, Heißes (P) [42]	4	2	2	4	3	1	3	1
Puls langsam (P) [43]	2	1	1	1	1	1	3	
Puls klein (leer) (P) [73]	3	1	1	2	1	1	4	1
Durstlosigkeit (P) [86]	*3*	*1*	*2*	*2*	*3/KI*	*1*	*2*	*1*
Hitze mit Abneigung gegen Entblößung (P) [55]	*3/KI*	*1*	*1*	*3/KI*		*1*		*1*
> Anstrengung des Körpers (P) [6]		*3/KI*						
> Stehen (P) [71]	*2*	*1*	*2*	*1*	*2*	*1*		*2*
< Liegen (P) [125]	*4/KI*	*2*	*3/KI*	*4/KI*	*1*	*2*	*2*	*1*
< Ruhe, in der (P) [102]	*2*	*1*	*2*	*4/KI*	*1*	*2*	*2*	*1*
< Nahrungsm., Warmes, Heißes (P) [52]	*1*			*1*	*1*	*1*	*1*	*4/KI*
Puls schnell (P) [80]	*3/KI*	*2*		*1*			*1*	*4/KI*
Puls groß (voll) (P) [54]		*2*	*2*		*3/KI*		*2*	*3/KI*

Tabelle 26: Repertorisation Übungsfall 16, A.G.

Sieben Arzneimittel decken alles ab, aber nur *Veratrum album* und *Thuja* haben keine Kontraindikationen.

Sensorium: Schwindel: mit Vergehen des Gesichtes; plötzliche Ohnmacht; [...] Schwindel mit Kälte und kaltem Schweiß vor der Stirn. Ohnmacht von der mindesten Anstrengung.

Sehkraft: Funken u. schwarze Flecke vor den Augen, bes. beim Aufstehen vom Sitzen oder Liegen.

Gesicht oben: Gesicht blaß, kalt, totenähnlich eingefallen, mit spitzer Nase [...] Kalter Gesichtsschweiß, besonders vor der Stirn.

Durst: trinkt oft, aber nur wenig auf einmal; [...].

Herz, Puls und Blutumlauf: Puls langsam und fast erloschen, oder klein, geschwind und aussetzend. [...] am häufigsten klein, fadenförmig, schwach und langsam; oft erloschen und ganz unfühlbar; selten hart. *Nervensystem:* [Allgemeines, lähmungsartiges,] schnelles Sinken der Kräfte. Völlige Erschöpfung; kalter Schweiß und kalter Atem; Kollaps. Große Schwäche; genötigt sich nur sehr langsam zu bewegen; so schwach.

Materia medica-Vergleich und die überaus hohe Polaritätsdifferenz von *Veratrum album* bestätigen die Mittelwahl also nachträglich.

Veratrum album

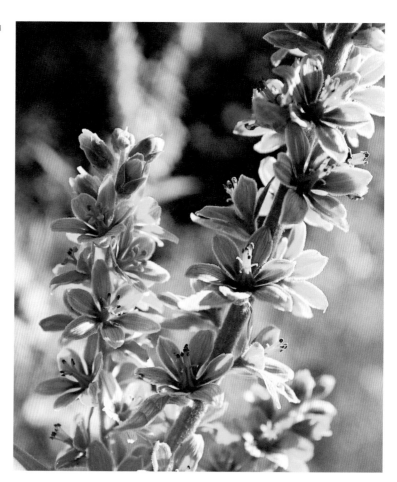

Entscheidend für den Einsatz des richtigen Arzneimittels ist in diesem Falle nicht nur die Kenntnis, dass *Veratrum album* bei Erschöpfungszuständen eine „bewährte Indikation" ist.

Typisch für den *Veratrum*-Zustand ist die überaus große Schwäche, die sich auch auf das Herz bezieht und sich in einem langsamen, schwachen („kleinen") Puls zeigt. Ein schneller oder kräftiger („großer") Puls wären Kontraindikationen für das Mittel.

31 Nennen Sie fünf Beispiele von Symptomen, deren Bedeutung mit dem Patienten geklärt werden muss!

32 Wie können Sie bei akuten Erkrankungen eine Spontanheilung von einer homöopathischen Mittelwirkung unterscheiden?

33 Beschreiben Sie die typischen Gemütssymptome von Barium carbonicum, Phosphor und Arsenicum album! Worin unterscheiden sie sich hautsächlich?

34 Welche Repertorien können Sie zur Ergänzung heranziehen, wenn Sie wichtige Symptome in Bönninghausens TB nicht finden?

35 Was ist eine relative Kontraindikation? Wie gehen Sie damit um?

36 Nennen Sie zwei Risikofaktoren für das Auftreten von Komplikationen bei Kinderkrankheiten!

37 Kennen Sie je drei schwere Komplikationen von Masern- und Mumps-Erkrankungen?

38 Nennen Sie fünf klinische Rubriken aus Bönninghausens TB! Wie gehen Sie mit diesen um?

SIE FINDEN DIE ANTWORTEN AUF S. 295 FF.

2.2.19 PRAKTISCHE ARBEIT MIT EIGENEN, AKUT ERKRANKTEN PATIENTEN

Um einen optimalen Lerneffekt zu erzielen, ist es empfehlenswert, nach Durchsicht der ersten zwei Kapitel und dem repertorialen Nachvollzug der bisherigen Fallbeispiele, mit der Behandlung eigener, akut erkrankter Patienten Erfahrungen zu sammeln. Denken Sie dabei daran, dass die wichtigste Voraussetzung für einen Erfolg die Gewissheit ist, dass das, was die Patienten dem Arzt übermitteln genau stimmt und auch dem Symptom des Repertoriums entspricht. Mit der nachfolgenden Tabelle können Sie Ihre Behandlungsresultate übersichtlich zusammenfassen.

Eigene Behandlungsresultate akuter Erkrankungen

NAME	DIAGNOSE	1. ARZNEIMITTEL	2. ARZNEIMITTEL	VERLAUF

MODUL 2

3. CHRONISCHE ERKRANKUNGEN

3.1. Vorgehen Die Fallaufnahme bei chronischen Erkrankungen erfolgt, wie schon erwähnt, in zwei Konsultationen. In der ersten Sitzung von etwa zwanzig Minuten Dauer schildert der Patient den Grund seines Arztbesuchs. Danach wird er untersucht und eine Diagnose gestellt. Gegebenenfalls werden weitere diagnostische Abklärungen veranlasst. Obschon das Vorliegen einer schulmedizinischen Diagnose für die homöopathische Behandlung nicht zwingend ist, sollte nach Möglichkeit eine solche gestellt werden. Der behandelnde Arzt soll sich klar sein über die Natur des Leidens, dessen Prognose und auch die schulmedizinischen Behandlungsmöglichkeiten. Wenn feststeht, dass die Homöopathie die bestmögliche Therapie für den Patienten ist, wird der nächste Schritt der Fallaufnahme eingeleitet. Der Patient erhält den *Fragebogen, der seinem Hauptleiden entspricht*, mit den dazugehörigen Erklärungen: Nämlich nur zu unterstreichen, was Veränderung bei Krankheit ist, und nicht Befindlichkeiten, die auch den gesunden Zustand betreffen. Zusätzlich muss er den *Fragebogen für Nebensymptome* bearbeiten, mit dessen Hilfe er sich nach dem Kopf-zu-Fuß-Schema überlegt, ob neben seinem Hauptleiden weitere Beschwerden vorliegen, die für die Fallaufnahme relevant sein könnten. Ziel ist es, alle aktuell vorhandenen, charakteristischen Krankheitssymptome vollständig zu erfassen. Dann wird ein Termin für die Arzneimittelbestimmung vereinbart, zu dem er die bearbeiteten Fragebögen mitbringen muss. Bis zur großen Fallaufnahme soll er genügend Zeit zur Verfügung haben (mindestens eine Woche, Notfälle ausgenommen), um sich seine Symptome gut zu überlegen.

In der zweiten Sitzung von dreißig bis vierzig Minuten Dauer werden die Fragebögen gesichtet, alle Symptome besprochen und ergänzende Fragen gestellt. Dann folgt die Repertorisation, wie unter Abschnitt 1.5.2 beschrieben. Aufgrund der Differentialdiagnose der in Frage kommenden Arzneimittel folgt ein Materia medica-Vergleich und gegebenenfalls die Suche nach Bestätigungssymptomen, besonders im Bereich der Modalitäten und des Gemüts. Es ist also auch hier wichtig, dass der Patient bei der Repertorisation anwesend ist, damit ein Dialog geführt werden kann.

Die Mittelgabe erfolgt in der Regel in Form von Einzeldosen in der Potenzhöhe C200. In therapeutisch schwierigen Fällen können auch flüssige Q-Potenzen in täglicher Gabe verordnet werden.

Tabelle 27: Fallaufnahme bei einfachen chronischen Erkrankungen

VORBEREITENDE KONSULTATION	HAUPTKONSULTATION
Anamnese	Besprechung der Symptome
Untersuchung	Ergänzende Befragung
Ergänzende Untersuchungen	Repertorisation
Diagnosestellung	Materia medica-Vergleich
Erklärung der Fragebögen	Suche nach Bestätigungssymptomen
	Mittelgabe

3.2 FALLBEISPIELE EINFACHER CHRONISCHER ERANKUNGEN

3.2.1 ÜBUNGSFALL 17: HR. MANUEL Z, 54 J, WEICHTEILRHEUMATISMUS. WELCHES SIND ZUVERLÄSSIGE ENTSCHEIDUNGSKRITERIEN FÜR EINE MITTELWAHL?

Herr Z. kommt während des Notarzt-Dienstes in die Praxis. Sein jetziges Leiden begann vor zwei Monaten. Nach einem Spaziergang bei stürmischem Wetter traten generalisierte Gliederschmerzen und eine Verspannung im Nacken und Schulterbereich auf, die so stark sind, dass er den Kopf seither kaum mehr drehen kann. Schlucken ist ebenfalls schmerzhaft. Dazu hat er Allgemeinsymptome, besonders ein Hitzegefühl im ganzen Körper und Schweißausbrüche mit Abneigung gegen Entblößung. Er befürchtet, dass eine schwerwiegende Erkrankung vorliegen könne. Zum Kinderarzt und Homöopathen kommt er, weil er sich nicht eingreifenden Schultherapien aussetzen will.

Bei der Untersuchung findet sich ein verspannter, magerer und blasser Patient in reduziertem Allgemeinzustand, der seine Angst mit Scherzen zu übertünchen sucht. Im Schulter-Nackenbereich beidseits hat er verhärtete Muskeln und die bereits beschriebene Einschränkung der Drehbewegungen des Kopfes. Der übrige Status ist unauffällig. Klinisch-diagnostisch handelt es sich am ehesten um einen Weichteilrheumatismus.

Mit dem *Fragebogen Chronische Erkrankungen des Bewegungsapparates* erarbeitet Herr Z. die folgenden *relevanten* Symptome (weitere, von ihm aufgeführte, widersprüchliche Symptome konnten durch Rückfragen ausgeschlossen werden):

- *Muskeln klamm*
- *Kälte verschlimmert* P
- *Entblößen verschlimmert* P
- *Im Zimmer verschlimmert* P
- *Berührung verschlimmert* P
- *Druck verschlimmert* P

- *Reiben verschlimmert* P
- *Nach Hinlegen verschlimmert* P
- *Liegen auf dem Rücken verschl.* P
- *Bücken verschlimmert* P
- *Liegen auf Seite bessert* P
- *Wind verschlimmert*

Im *Fragebogen Nebensymptome* unterstreicht er zusätzlich
- *Schwitzen leichtes*
- *Schlucken verschlimmert* P
Aus der *Anamnese* ist zu ergänzen
- *Drehen Kopf verschlimmert*
Die Repertorisation wird, wie gewohnt, nur mit den polaren Symptomen durchgeführt.

	Stront.	Sep.	Ars.	Hep.	Sil.	Arg.	Rhus.	Mag-c.	Rhod.	Cupr.
Anzahl der Treffer	11	11	11	8	10	8	10	8	7	8
Summe der Grade	29	30	25	27	27	19	29	21	17	15
Polaritätsdifferenzen	**28**	**21**	**19**	**19**	**18**	**17**	**17**	**15**	**15**	**14**
< Kälte allg. (P) [90]	4	2	4	4	3	2	4	3	3	
< Entblößung (P) [56]	4	2	3	4	4	2	4	2	2	
< Zimmer (P) [93]	2	1	1	1		3	3*	4	2	
< Berührung (P) [121]	3	4	2	4	3	2	3	3	3	3
< Druck, äußerer (P) [93]	1	3	1	4	4	2	1	3		2
< Reiben (P) [44]	4	3	2		3			1		1
< Hinlegen, nach dem (P) [112]	4	3	4	3*	1	3	4	3	2	1
< Liegen, Rücken (P) [48]	2	3	3		3		3			3
< Bücken, beim (P) [108]	3	4	1	3	3	3	2		3	2
> Liegen, Seite (P) [46]	1	2	2		2		2			2
< Schlucken (P) [93]	1	3	2	4	1	2	3	2	2	1
> Kälte allg. (P) [73]		*1*		*1*	*1*		*1*			
> Entblößung (P) [37]		*1*	*1*				*1*			
> Zimmer (P) [107]	*1*	*1*	*1*	*2*	*4/KI*		*2*	*1*	*1*	
> Berührung (P) [42]		*1*	*1*	*1*						
> Druck, äußerer (P) [74]		*1*	*2*		*1*	*1*	*3/KI*	*1*		
> Reiben (P) [74]				*1*			*2*	*2*		
> Hinlegen, nach dem (P) [100]		*2*		*3*	*1*	*1*	*1*	*1*	*1*	*1*
> Liegen, Rücken (P) [50]		*1*			*1*					
> Bücken, beim (P) [44]			*1*				*1*			
< Liegen, Seite (P) [50]		*1*			*1*					
> Schlucken (P) [47]							*1*	*1*		

Tabelle 28: Repertorisation Übungsfall 17, M.Z.

Drei Arzneimittel decken alle Symptome ab: *Strontium carb.** (PD 28), *Sepia* (PD 21) und *Arsenicum album* (PD 19). Magerkeit, Blässe, dunkle Augenringe innere Unruhe und versteckte Angst lassen hier in erster Linie an *Arsenicum album* denken ...

MATERIA MEDICA-
VERGLEICH FÜR
ARSENICUM ALBUM
[GS]

Nacken und Rücken: Im Nacken, Steifigkeit, wie zerschlagen, oder wie vom Verheben, [mit gleichem Schmerze über den Hüften; nachts und früh]. Der drückende Schmerz ändert sich zu Brennen und Schießen; im Kreuz Schmerzen wie von Zerbrochenheit, dabei Angst, Unruhe und überfliegende Hitze, überwiegend nach dem Kopf. Ziehschmerz zwischen den Schulterblättern, welcher zum Niederlegen nötigt. Ziehschmerz im Rücken, vom Kreuze bis in die Schultern, [...] Gegen Abend und beim Aufstehen vom Sitze unausstehlicher Rückenschmerz. Rheumatismus. [Heftiges] Brennen im Rücken.

MATERIA MEDICA-
VERGLEICH FÜR
STRONTIUM CARB.
[GS]

Nacken und Rücken: Reißendes Spannen im Nacken, als würden die Flechsen in die Höhe gezogen, [äußerst schmerzhaft und öfters wiederkehrend]. Ziehend stechender Kreuzschmerz. Kreuz- und Rückenschmerzen, wie zerschlagen. Beim Bücken und Berühren <. Nachmittags, leise ziehender Schmerz längs der Wirbelsäule, welcher sich in einen fixen dumpf reißenden, beim Gehen sich vermehrenden, in den Gelenken der unteren Extremitäten verwandelte.

Reißen in den Gliedern, bes. in den Gelenken, abends u. nachts im Bette, am heftigsten.

MATERIA MEDICA-
VERGLEICH FÜR SEPIA
[GS]

Nacken und Rücken: Anhaltender Schmerz zwischen den Schultern und den Rücken abwärts. Steifheit im Rücken, welche beim Gehen nachläßt. Steifer Nacken. Schwere im Rücken, früh, beim Erwachen, als könne sie sich nicht gut wenden und aufrichten, oder als hätte sie unrecht gelegen, fast wie von Eingeschlafenheit. Beim Bücken plötzlich arger Schmerz im Rücken, wie ein Schlag mit einem Hammer, [...] Nach heftiger Erkältung Frösteln längs des Rückens, am Abend, danach heftiger Rückenschmerz, die mindeste Bewegung mit dem Rücken <, weshalb sie ganz ruhig auf dem Rücken liegen muß; das Rückgrat beim Aufdrücken empfindlich.

---

* Die vom Autor verwendete Repertorisations-Software kürzt Strontium carb. mit "Stront." ab.

Erste Wahl wäre hier wegen der hohen Polaritätsdifferenz klar *Stron-tium carb.*, obschon der Materia medica-Vergleich dafür unergiebig ist. Im Gegensatz dazu scheint der Materia medica-Vergleich und der morpholo-gische Aspektes des Patienten gut zu *Arsenicum album* zu passen. Deshalb fällt der Entscheid zugunsten einer Dosis *Arsenicum album C200* aus, die er direkt in der Praxis einnimmt. Als Reserve erhält er eine Dosis *Strontium carb. C200* mit nach Hause, für den Fall, dass innerhalb von zwei Tagen noch keine Reaktion auf die Mittelgabe eingetreten sein sollte.

Arsenicum album bewirkt keine Besserung der Smptomatik. Oft kann bei einem korrekt verordneten Arzneimittel bereits in den ersten Stunden nach der Mittelgabe eine gewisse Entspannung festgestellt werden. Herr Z. nimmt deshalb nach zwei Tagen *Strontium carb. C200* ein. Wenige Stunden danach bekommt er Fieber, schläft dann die ganze Nacht von 20.00 Uhr bis am nächsten Morgen um 11.00 Uhr durch. Am zweiten Tag geht das Fieber mit einem massiven Schweiß-ausbruch zurück. Tags darauf ist der Kopf wieder frei beweglich. In den nächsten Tagen spürt er noch ab und zu ein Zwicken im Nacken rechts, dann ist alles vorbei. Beobachtungszeit: 3 Jahre.

Strontianit,
Strontium carbonicum

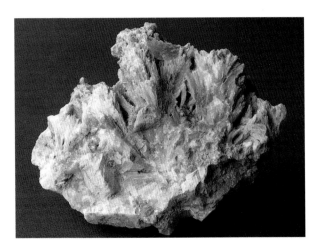

Der behandelnde Arzt ließ sich in diesem Fall aufgrund des „Arz-neimittelbildes" von *Arsenicum album (magerer, blasser, ängstlicher, perfektionistischer Patient mit dunklen Augenringen)* zu einer falschen Verordnung verleiten. Die hohe Polaritätsdifferenz von *Strontium* hätte mehr Aufmerksamkeit verdient.

3.2.2 Übungsfall 18: Mirjam G, 18 J, Reizblase bei rezidivierender Zystitis.
Die Verbindung der ORG §§ 153 und 133

Frau G. ist eine große, schlanke Patientin mit blassem Hautkolorit, die wegen rezidivierenden Zystitiden die homöopathische Praxis aufsucht. Von ihrem Hausarzt wurde sie bisher immer mit Ciprofloxacin behandelt. Trotzdem blieb jeweils eine Restsymptomatik in Form einer Reizblase zurück, welche auf weitere schulmedizinische Therapien nicht reagierte. Dauernd hat die Patientin das Gefühl, die Blase sei voll. Nach einer ersten Fallaufnahme erhält sie *Arsenicum album* C200, welches die Symptomatik innerhalb von zwei Monaten um 60 % bessert. Weitere Dosen von *Arsenicum album* (M und XM) in monatlichen Abständen führen zu einer Besserung von 80 %. Während den Sommerferien kommt es trotzdem zu einer Zystitis, die auswärts mit Antibiotika behandelt wird. In der Folge nimmt auch die Blasenreizung wieder zu, was die Patientin erneut in die homöopathische Sprechstunde führt.

Mit dem *Fragebogen Chronische urologische Erkrankungen* erarbeitet Frau G. die folgenden Symptome:
* *Wärme bessert (allg.)* P
* *Bewegung bessert* P
* *Durst* P
* *Stechen von innen heraus* P
* *Verlangen nach freier Luft* P
* *Warmwerden bessert (lokal)*
* *Harnen verschlimmert nachher*
* *Harndrang allg.*
Die ergänzende Befragung ergibt keine weiteren relevanten Symptome.

Die Ausbeute dieser Fallaufnahme ist knapp. Entsprechend decken bei der Repertorisation mit den polaren Symptomen allein 26 Arzneimittel alles ab; 11 davon haben keine Kontraindikationen. Bei *Strontium* (9), *Rhododendron* (8) und *Spongia* (7) ist die Polaritätsdifferenz am höchsten. Um hier weiter zu kommen müssen auch die nichtpolaren Symptome in die Repertorisation einbezogen werden (Tab. 29).

	Arn.	Bell.	Bry.	Calc.	Carb-v.	Kali-c.	Lyc.	Mur-ac.	Nat-c.	Nat-m.	Ph-ac.	Phos.	Rhod.
Anzahl der Treffer	8	8	8	8	8	8	8	8	8	8	8	8	8
Summe der Grade	20	19	17	17	12	19	20	14	19	15	15	14	15
Polaritätsdifferenzen	1	-1	-1	-1	3	3	5	2	5	2	1	-2	8
> Wärme allg. (P) [90]	2	3	2	1	2	4	1	2	2	1	1	2	3
> Bewegung, während (P) [102]	1	1	1	1	1	1	4	2	4*	1	3	1	3
Durst (P) [99]	3	3	4	4	3	2	1	1	2	3	1	1	1
Stechen, innen heraus, von (P) [59]	2	3	1	3	2	2	3	2	3	1	2	1	2
Luft, Verlangen nach freier (P) [76]	3	1	1	1	1	1	3	1	1	2	1	1	2
> Warmwerden [78]	3	2	3	2	1	4	3	1	2	1	2	3	1
< Harnen, nach [73]	3	3	1	3	1	2	2	2	3	4	1	2	2
Harndrang allg. [112]	3	3	4	2	1	3	3	3	2	2	4	3	1
< Wärme allg. (P) [73]	1	1	1	1	1		1	2	1	1	2	1	1
< Bewegung, während (P) [126]	3/KI	4/KI	4/KI	2	1	1	1	1	1	3/KI	1	3/KI	1
Durstlosigkeit (P) [86]	1	2	1	1	1	1	1	2	1		2	2	1
Stechen, außen herein, von (P) [47]	4/KI	2	1	3	2						1	1	
Luft, Abneigung gegen freie (P) [86]	1	3/KI	3/KI	4/KI	1	4/KI	3	2	4/KI	1	2	1	1

Tabelle 29: Repertorisation Übungsfall 18, M.G.

Damit decken 19 Arzneimittel alle Symptome ab; sieben davon haben keine Kontraindikationen. (Aus Platzgründen kann hier nicht die ganze Differentialdiagnose abgebildet werden.) Die höchste Polaritätsdifferenz findet sich bei *Rhododendron*, die zweithöchste bei *Lycopodium*.

MATERIA MEDICA-VERGLEICH FÜR RHODODENDRON [GS, MMRH[26] UND JAHR[27]]

GS, Harnorgane: Öfterer Harndrang mit Ziehen in der Blasengegend. Öfterer Drang zum Harnen. Schmerz in der Harnröhre wie geschwürig und wie mit Blut unterlaufen, [Nachts].

MMRH, Harnorgane: Drang zum öfteren Harnen; einige Tage. Vermehrter Harndrang. Drang zum Harnen mit Ziehen in der Blasengegend und der Weichen [...].

JAHR, Harnorgane: Vor und während des Harnens, Brennen; nach dem Harnen, Nachtröpfeln noch einiger Tropfen unter Brennen in der Harnröhre und Zusammenziehen des Körpers. In der Harnröhre, Stiche, nach dem Harnen, oder abends (an der Mündung), [...].

MATERIA MEDICA-VERGLEICH FÜR LYCOPODIUM [GS]

Harnorgane: Nach Verkältung öfterer Harndrang; Zystitis. In der Blase: Stechen, auch besonders am Blasenhalse [und im After]. Häufiger Harndrang, mit Abgang von viel blassem Harn. Nach dem Harnen: [Abends bei Schlafengehen] kribbelndes Brennen in der Harnröhre.

Rhododendron aureum

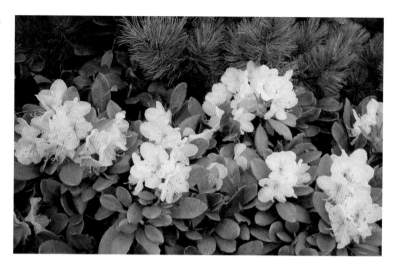

MITTELWAHL UND
VERLAUF

Aufgrund der höchsten Polaritätsdifferenz und des besser passenden Materia medica-Vergleichs fällt der Entscheid für *Rhododendron,*
von dem die Patientin eine Dosis in der Potenzhöhe *C200* erhält.

Innerhalb von wenigen Tagen verschwinden die Blasenbeschwer-
den völlig. Bereits nach zwei Monaten beziffert sie die Besserung
mit 100 %. Mit weiteren Dosen des Mittels in aufsteigender Potenz
(M, XM, LM) bleibt sie langfristig beschwerdefrei. Beobachtungszeit:
3 Jahre.

ANMERKUNGEN

Betrachten wir die Leitsymptome von *Rhododendron,* z.B. bei Allen[28],
Boericke[29], Guernsey[30] oder Nash[31], so dominieren die rheumatischen
Symptome das Bild. Die Harnwegssymptomatik wird gar nicht erwähnt.
Die Modalitäten dieser Patientin entsprechen dem Arzneimittel aber
ganz präzise. *Rhododendron* wurde in diesem Falle nur aufgrund der
höchsten Polaritätsdifferenz in Erwägung gezogen. Alle andern Arzneimittel, ganz besonders *Lycopodium, Phosphoricum acidum* und *Thuja*
haben viel mehr Harnwegssymptome als *Rhododendron.*

Bönninghausens TB liegt die Idee zugrunde, dass die hochwertigen
Modalitäten, Empfindungen und Befunde eines Arzneimittels genera-
lisiert werden. D.h., dass Modalitäten, Empfindungen oder Befunde, die
in der Arzneimittelprüfung und bei klinischen Heilungen in verschiedenen Lokalisationen beobachtet wurden, auch auf andere Lokalisationen
übertragen, bzw. verallgemeinert werden. Auf diesem Prinzip basiert die
dissoziierte Repertorisation, bei der ein vollständiges Symptom in seine

Elemente zerlegt und diese einzeln repertorisiert werden können. Das führt dazu, dass ein bestimmtes Symptom die Arzneimittelwahl weniger stark eingrenzt, als bei einer *synthetischen Repertorisation*, bei der dieses mit all seinen Elementen als Ganzes repertorisiert wird. Die synthetische Repertorisation birgt die Gefahr in sich, dass ein Fall aufgrund von einzelnen Symptomen zu stark auf ein oder wenige Mittel eingegrenzt wird. Bei der Repertorisation nach Kent steht man in solchen Fällen nicht selten vor dem Problem, dass nicht alle Symptome einem einzigen Arzneimittel zugeordnet werden können. Die geforderte Verordnung nach der Totalität der Symptome ist dann nicht durchführbar.

Dieser Fall demonstriert eindrücklich, dass Hahnemann im ORG § 153 unter charakteristischen Symptomen nicht nur auffällige, seltene und vielleicht sogar kuriose Symptome versteht. Der Schlüssel des richtigen Verständnisses des charakteristischen Symptoms liegt in der Berücksichtigung des ORG § 133: Charakteristische Symptome sind insbesondere Modalitäten, die sich in den Arzneimittelprüfungen und bei Heilungsbestätigungen wie ein roter Faden durch die Symptomenreihen hindurchziehen. Eine häufige und sehr wichtige Schlussfolgerung, die man als Lehre aus dieser und vielen andern Kasuistiken für den Praxisalltag ziehen kann, ist, dass man mit den Modalitäten allein ein Arzneimittel mit großer Heilungsgewissheit verordnen kann. Bei vielen dieser Verordnungen wird man beim Materia medica-Vergleich aus diesem Grund den Symptomenwortlaut in der gesuchten Lokalisation nicht auffinden können, da die Rubriken des TB auf einer Generalisation mehrerer ähnlicher Modalitäten, Empfindungen und Befunde aus verschiedenen Körperbereichen, bzw. Organen beruhen.

3.2.3 Übungsfall 19: Jana S, 11 J, Asthma bronchiale. Eigenheiten der Natur von den Modalitäten des Patienten unterscheiden

Jana leidet seit Beginn der Pubertät vor 1 1/2 Jahren an Atemnot bei jeder körperlichen Anstrengung, besonders im Frühjahr. Von ihrem früheren Hausarzt wurde sie palliativ mit einem Beta-2-Stimulans therapiert. Eine erste *homöopathische* Behandlung mit *Jodum* und *Crocus* führte zu einer deutlichen, aber nur vorübergehenden Besserung.

Die Patientin ist eine große, schlanke, blonde Jugendliche von schüchterner, zurückhaltender Wesensart. Aufregungen jeder Art können auch heute noch Bauchschmerzen auslösen, und in Schullagern leidet sie regelmäßig unter Heimweh. Einige Jahre zuvor war sie wegen einer massiven Tonsillen-Hyperplasie mit Schnarchen und Atempausen homöopathisch erfolgreich behandelt worden. Ansonsten war sie immer gesund.

Bei der *Untersuchung* findet sich ein guter Allgemeinzustand. Der HNO-Status ist unauffällig, die Nasenatmung frei, und die Tonsillen von normaler Größe. Das Exspirium in Ruhe ist leicht verlängert; keine Rasselgeräusche. Urtikarielles Exanthem am Stamm. Herz-Kreislauf, Abdomen und Bewegungsapparat sind unauffällig.

Mit dem *Fragebogen Chronische Erkrankungen der Atemwege* erarbeiten die Eltern die folgenden Symptome:
• *Atem schnell* P
• *Atemnot*
• *Atemversetzung*
• *Anstrengung körperlich verschlimmert* P
• *im Zimmer verschlimmert* P
• *Stehen verschlimmert* P
• *Berührung verschlimmert* P
• *Wind/Zugluft verschlimmert*
• *Einatmen verschlimmert* P
• *Verlangen nach freier Luft* P
• *nach Schlaf gebessert* P
• *Nesselausschlag (Urtikaria)*
Freie Beschreibung: Atmet meistens durch den offenen Mund

Und mit dem *Fragebogen Nebensymptome* zusätzlich Folgendes:
• *Ruhe verschlimmert* P *(Denken an Leiden verschlimmert)**
• *beim Einschlafen verschlimmert* P *(Denken an Leiden verschlimmert)**
• *Alleinsein verschlimmert* P *(Denken an Leiden verschlimmert)**

---

* Präzisierung der Symptomatik durch die Patientin.

- *Kummer verschlimmert*
- *Traurigkeit* P
- *Gehör empfindlich*
- *Speichelfluss vermehrt* P
- *Fluor vaginalis gelb/übelriechend*
- *Erwachen öfters nachts*

Die ergänzende Befragung ergibt keine zusätzlichen Symptome.

Durch *Wind/Zugluft* wird die Patientin einer größeren Menge an Pollen ausgesetzt, wodurch sich die Symptomatik verschlechtert. Die Verschlimmerung durch Wind ist also eine Eigenheit der Natur und darf nicht als Symptom der Patientin betrachtet werden.

Gemäß Bönninghausens Rangordnung verwendet man, wenn genügend Symptome vorhanden sind, nur das Hauptsymptom zur Repertorisation.

	Ars.	Bry.	Calc.	Nat-c.	Phos.	Puls.	Ruta.	Sabin.	Sep.
Anzahl der Treffer	8	8	8	8	8	8	8	8	8
Summe der Grade	17	21	13	12	18	22	11	20	20
Polaritätsdifferenzen	**9**	**7**	**-2**	**3**	**7**	**13**	**3**	**18**	**9**
Atem, schnell (P) [92]	3	3	2	3	4	3	1	1	4
< Anstrengung des Körpers (P) [70]	4	4	3	2	2	1	3	3	2
< Zimmer (P) [93]	1	3*	1	1	4*	5*	1	4	1
< Stehen (P) [107]	1	2*	1	2	1	3	1	1	3
< Berührung (P) [121]	2	3	1	1	1	3	2	4	4
< Einatmen, beim (P) [100]	1	4	3	1	1	1	1	4	2
Luft, Verlangen nach freier (P) [76]	2	1	1	1	1	4	1	2	1
> Schlaf, nach (P) [28]	3	1	1	1	4	2	1	1	3
Atem, langsam (P) [63]		3	1	1	2	1	1		
> Anstrengung des Körpers (P) [6]									4/KI
> Zimmer (P) [107]	1	1	2	2	1	1	2	1	1
> Stehen (P) [71]	2	2	2		4/KI		2		
> Berührung (P) [42]	1	2	4/KI	2	3/KI				1
> Einatmen, beim (P) [33]		1				3/KI	1		2
Luft, Abneigung gegen freie (P) [86]	2	3/KI	4/KI	4/KI	1	1	2	1	3/KI
< Schlaf, nach (P) [58]	2	2	2			3/KI			

Tabelle 30: Repertorisation Übungsfall 19, J.S.

Neun Arzneimittel decken alle Symptome ab. Lediglich *Arsenicum album*, *Sabina* und *Ruta* haben keine Kontraindikationen, wobei *Ruta* wegen der sehr tiefen Polaritätsdifferenz entfällt. Von den Nebensymptomen deckt *Sabina* auch den gelben, stinkenden Fluor vaginalis ab, die übrigen Nebensymptome fehlen aber.

MATERIA MEDICA-
VERGLEICH FÜR
SABINA [GS]

Gemüt: Missmut. Große Müdigkeit und Mattheit, dabei Gefühl von tiefgehendem Ärger, welcher Melancholie und Traurigkeit veranlaßt.
Atem: Kurzatmigkeit, [ohne Schmerz in Ruhe und Bewegung]. Gemüt sehr gereizt, Hysterie.
Geschlechtsorgane weiblich: [Juckender, oder gelblicher, stinkender, dicker] Weißfluß, [...].

MATERIA MEDICA-
VERGLEICH FÜR
ARSENICUM ALBUM [GS]

Gemüt: Sie leidet an Niedergeschlagenheit und Schwermut. Melancholie nach großer Geistesanstrengung. Melancholische Traurigkeit. Furchtsamkeit beim Alleinsein.

Atem: Beengtheit der Brust und pfeifendes Ausatmen nach Zubettgehen. Asthma.
Bei Husten: Atemversetzung. Schweres Einatmen, [...] In den Atemwegen wie eingeschnürt, kann nicht Tiefatmen. Atembeschwerden von windiger Witterung, selbst bei gutem Schutz und in der warmen Stube. Atemversetzung und Erstickungsgefühl.
Geschlechtsorgane weiblich: Weißfluss: scharfer, wundfressender, dick u. gelblich. [...] oft sehr stinkender Scheidefluß.

MITTELGABE UND
VERLAUF

Obschon der Materia medica-Vergleich eher für *Arsenicum album* spräche, erhält Jana aufgrund der doppelt so hohen Polaritätsdifferenz eine *Dosis Sabina C200*.
Sofort nach der Einnahme gehen die Beschwerden zurück, und die Eltern stoppen die Inhalationstherapie. Nach zwei Monaten beziffern sie die Besserung mit 85-90 %. Eine weitere Dosis *Sabina,* diesmal *C1000,* verändert nichts. Die Besserung bleibt bei 85-90 %. Bei ganz starken Anstrengungen spürt Jana noch ein leichtes Engegefühl in der Brust. Zwei Monate später, nach *Sabina XM,* sind die Beschwerden völlig verschwunden, auch bei großen Anstrengungen. Mit dem Asthma sind auch die Nebensymptome völlig abgeheilt. Beobachtungszeit: 3 Jahre.

Juniperus sabina

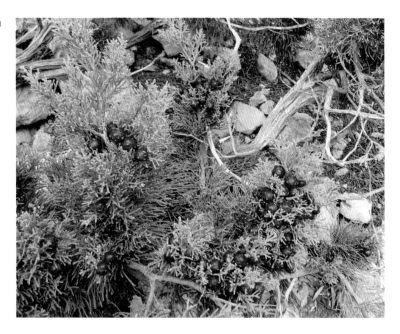

ANMERKUNGEN   Bei Pollenallergien ist es nach Erfahrung des Autors ratsam, Eigenheiten der Natur, von welchen die Konzentration der Pollen in der Atemluft abhängt, nicht in der Repertorisation zu verwenden, z.B. die < im Freien/> im Zimmer, < Wetter warm/> Wetter kalt/ feucht, < Wind/Zugluft.

Sabina, das hauptsächlich als ein Frauenmittel bekannt ist, das viele Blutungssymptome aufweist, würde man im landläufigen (falschen) Homöopathieverständnis nicht als Asthma-Mittel erwarten. Immerhin weist diese Patientin mit dem gelben, stinkenden Ausfluss ein Nebensymptom auf, das auf die gynäkologische Seite des Mittels hinweist. Auch dieser Fall zeigt, dass v.a. die Modalitäten mit dem Arzneimittel übereinstimmen müssen, damit eine Heilung zustande kommt.

3.2.4 ÜBUNGSFALL 20: CORINA R, 33 J, CHRONISCHES SCHLEUDERTRAUMA. DER ABLAUF EINER „ERSTREAKTION"

Frau R. ist in einer leitenden Stellung im Gesundheitswesen tätig. Sie kommt in die Praxis, weil sie als Folge von mehreren Verkehrsunfällen mit zervikalen Schleudertraumen in den letzten Jahren dauernd an Armschmerzen links leidet. Diese werden durch Husten ausgelöst, sind heftig, blitzartig einschießend, beginnen im Bereich des linken Ellenbogens und führen zu einem Kribbeln oder Ameisenlaufen im

Vorderarm bis in die Fingerspitzen. Einmal ausgelöst wandern sie vom Arm auf die ganze linke Körperseite. Zunächst stechend, wird der Schmerz danach lähmend und ist mit einer Schwäche verbunden. Alle bisherigen konventionellen Therapien waren erfolglos.

Als Nebenbeschwerden hat sie einen auf fünf Wochen verlängerten Menstruationszyklus mit starken Blutungen und eine stotternde Miktion mit schwachem Harnstrahl. Keine andern Beschwerden. Bei der Untersuchung finden sich keine auffälligen Befunde.

Mit dem *Fragebogen Chronische Erkrankungen des Bewegungsapparates* erarbeitet die Patientin die folgenden Symptome:
- *Seite links allgemein* P
- *Stechen, blitzartig einschießend*
- *Kribbeln/Ameisenlaufen (Vorderarm und Hand)*
- *Lähmiger Schmerz*
- *Schmerzen wandernd*
- *Husten verschlimmert*
- *Anstrengung körperlich verschlimmert* P
- *Beim Erwachen verschlimmert* P
- *Sitzen verschlimmert* P
- *Stehen verschlimmert* P
- *Reiben bessert* P
- *Bewegung bessert* P
- *Liegen bessert* P
- *Lagewechsel bessert* P

Auf dem *Fragebogen Nebensymptome* erwähnt sie zudem:
- *Husten trocken (immer gleichzeitig mit Schmerz)*
- *Harnstrahl schwach, unterbrochen*
- *Regelblutung, späte* P
- *Regelblutung, langdauernde* P

	Ign.	Zinc.	Ars.	Calc.	Chin.	Rhus.	Sabin.	Sulph.
Anzahl der Treffer	13	13	12	12	12	12	12	12
Summe der Grade	25	28	27	30	28	32	24	35
Polaritätsdifferenzen	**6**	**17**	**7**	**6**	**13**	**10**	**11**	**16**
Seite, links allg. (P) [130]	2	2	3*	1	5*	1	3	5*
< Anstrengung des Körpers (P) [70]	1	3	4	3	3*	4	3	4
< Schlaf, nach, beim Erwachen (P) [111]	4*	3*	5*	4	5*	4*	2	5*
< Sitzen (P) [126]	1	2	2	2*	2	4	2	1
< Stehen (P) [107]	2	2	1	1	1	3	1	3
> Reiben (P) [74]	3	3		4	2	2	1	3
> Bewegung, während (P) [102]	1	1	2	1	1	4	1	1
> Liegen (P) [106]	1	1	1	3	1	1	1	1
Menstr., Regelblutung, späte (P) [69]	1	3	1	2	1	1	3	4
Menstr., Regelblutung, langdauernde (P) [49]	3	1	2	3	3	3	3	2
< Husten, beim [111]	1	2	3	3	3	4	1	3
> Lagewechsel (P) [8]	4	3	1					
Wandernde Schmerzen (v. einer Stelle z. and. übergeh. Schm.) [22]	1	2	2	3*	1	1	3	3
Seite, rechts allg. (P) [130]	5/KI	2	1	4/KI	1	4/KI	1	1
> Anstrengung des Körpers (P) [6]	3/KI							
> Schlaf, nach, beim Erwachen (P) [28]	1		3	1	2		1	
> Sitzen (P) [101]	1	1	1	2	1	1	1	1
> Stehen (P) [71]	1		2	2	1	1		
< Reiben (P) [44]			2	2				1
< Bewegung, während (P) [126]	1	1	1	2	3/KI	1	1	2
< Liegen (P) [125]	2	1	4/KI	1	1	4/KI	1	2
Menstr., Regelblutung, frühe (P) [84]	3/KI	2	1	4/KI	2	4/KI	4/KI	2
Menstr., Regelblutung, kurzdauernde (P) [29]								4/KI
< Lagewechsel (P) [23]					2			

Tabelle 31: Repertorisation Übungsfall 20, C.R.

Repertorisiert man zunächst mit den polaren Symptomen, ohne *Lagewechsel bessert* (welches nur acht Arzneimittelzuordnungen hat und die Mittelwahl zu stark eingrenzt), so decken 15 Arzneimittel alles ab; *Zincum* hat als einziges keine Kontraindikationen. Fügen wir die Symptome *Schmerzen wandernd, Husten verschlimmert* und *Lagewechsel bessert* hinzu, so bleibt *Zincum* das einzige Mittel (Tabelle 31).

MATERIA MEDICA-
VERGLEICH FÜR
ZINCUM [GS]

Oberglieder: Unangenehmes Zucken im Ellbogengelenk, zwischen Olecranon und innerem Kondylus des Oberarmknochens. Scharfes Reißen im linken Unterarme, meist in der oberen Hälfte. [...] über dem rechten Handgelenke, bei Bewegung Kribbeln und Klopfen, öfters, im linken Daumen, [...] Eingeschlafenheit der Hände, früh beim Erwachen.

Zincum metallicum

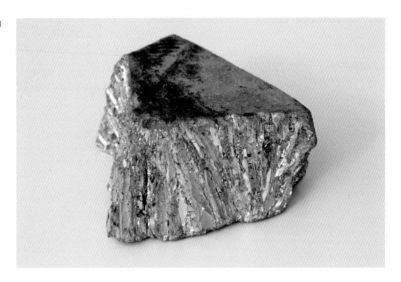

Beim Materia medica-Vergleich fällt auf, dass *Zincum* im Bereich des linken Armes eine enorme Fülle von Symptomen aufweist, welche denen der Patientin ähnlich sind. Der Entscheid fällt deswegen für *Zincum*. Die Patientin erhält eine Dosis *C200*.

Sechs Wochen später macht Frau R. folgende Rückmeldung: In den ersten drei Tagen nach *Zincum* C200 verschwanden alle Beschwerden vollständig. Nach einer körperlichen Anstrengung traten sie wieder auf, aber anders: Keine einschießenden Schmerzen mehr, sondern eher ein leichtes, schmerzhaftes Kribbeln, „wie eine Sehnenscheidenentzündung". Dieses wurde langsam immer geringer und verschwand nach zwei Wochen vollständig. Auffällig waren auch die Menstruationssymptome: Innerhalb von vier Wochen hatte die Patientin sechs Blutungen von je drei Tagen Dauer, mit schwarzem, klumpigem Blut und Bauchkrämpfen, danach sistierten diese. Im Langzeitverlauf blieben die Arm- und Thoraxschmerzen ohne weitere Mittelgabe vollständig weg, und es trat wieder ein normaler Menstruationszyklus auf. Beobachtungszeit: 6 Jahre.

Das Erstaunlichste an diesem Fallbeispiel ist das Verschwinden von quälenden Schmerzen, die über Jahre angedauert hatten und täglich vorhanden waren, mit einer einzigen Gabe von *Zincum*: Wahrhaftig eine schnelle und sanfte Heilung!

Aufschlussreich ist auch die genaue Beschreibung der „Erstreak-tion": Bei chronischen Erkrankungen tritt diese nicht selten verzögert ein. Sie ist bei richtiger Mittelwahl in der Regel milder als die Krank-heitssymptome und leitet zu einer Besserung über.

3.2.5 Übungsfall 21: Nino E, 14 J, Orthostatische Hypotonie. Das Arzneimittel eröffnet Erkenntnisse über die Psychodynamik

Nino ist ein schüchterner, introvertierter 14-jähriger Knabe von fei-nem Habitus, bei dem sich die eher spät beginnende Pubertät in einer leichten Akne und einem Wachstumsschub ankündet. Er kommt in die Sprechstunde, weil er seit einigen Wochen beim Aufstehen aus dem Bett häufig an einem Drehschwindel und Übelkeit leidet. Wegen eines einige Wochen zurückliegenden Zeckenbisses hat er Angst vor einer Frühsommer-Meningo-Enzephalitis. Andere Symptome, die auf eine Enzephalitis hinweisen könnten, bestehen nicht, insbeson-dere keine Kopfschmerzen und keine grippalen Symptome.

Im Status findet sich ein niedriger Blutdruck von 93/61 mm Hg, und die bereits beschriebene Akne. Die neurologische Untersu-chung ist insgesamt unauffällig, kein Meningismus. Auch das Blutbild ist normal. Es handelt sich also, zumindest vordergründig, um eine wachstumsbedingte, orthostatische Hypotonie.

Mit dem *Fragebogen Chronische Herz-Kreislauf-Erkrankungen* erar-beitet er die folgenden Symptome:

- *Schwindel*
- *Übelkeit*
- *Nach Aufstehen aus dem Bett verschlimmert* P
- *Warmeinhüllen bessert* P
- *Sitzen verschlimmert* P

- *Ruhe bessert* P
- *Liegen bessert* P
- *Muskeln straff* P
- *Durst* P
- *Traurigkeit* P

Den *Fragebogen Nebensymptome* gibt er leer zurück.

Auf die Frage, was er mit *Muskeln straff* meine, antwortet er, seine Nackenmuskulatur sei verspannt, seit er Schwindel habe. Es handelt sich also nicht um einen konstitutionellen Hypertonus der Musku-latur. Die Ursache der Traurigkeit ist der Verlust seines Großvaters, der vor drei Monaten gestorben ist und zu dem er eine sehr gute

Beziehung hatte. Er weine oft, weil er ihn so sehr vermisse. Kurz nach diesem Ereignis ist auch der Schwindel aufgetreten.

	Acon.	Ant-c.	Ars.	Bell.	Graph.	Led.	Nat-c.	Nat-m.	Nux-v.	Ph-ac.	Phos.
Anzahl der Treffer	7	7	7	7	7	7	7	7	7	7	7
Summe der Grade	13	11	15	15	16	11	11	17	22	13	14
Polaritätsdifferenzen	**4**	**5**	**2**	**6**	**11**	**2**	**0**	**12**	**11**	**2**	**3**
< Aufstehen aus dem Bett, nach (P) [80]	1	1	2	1	3	1	1	3	3	2	3
> Warmeinhüllen (P) [56]	1	2	3	2	2	1	2	2	3	1	1
< Sitzen (P) [126]	1	2	2	1	4*	1	3	1	1	5*	1
> Ruhe, in der (P) [117]	1	1	1	4	3	4	1	3	4	1	3
> Liegen (P) [106]	1	1	1	3	2	2	1	3	4	1	1
Muskeln, Straffheit (P) [34]	4	1	2	1	1	1	1	2	4	2	4
Durst (P) [99]	4	3	4	3	1	1	1	2	3	3	1
> Aufstehen aus dem Bett, nach (P) [124]	2	2	3/KI	3/KI	2	3/KI	2	1	3	2	3
< Warmeinhüllen (P) [37]	3/KI					1			1		2
> Sitzen (P) [101]	2		1	2	1	2	1	2	4/KI	1	2
< Ruhe, in der (P) [102]	1	1	2	1			2	1		3/KI	1
< Liegen (P) [125]	1	2	4/KI	1	1	1	3/KI	1	1	3/KI	1
Muskeln, Schlaffheit (P) [53]					1		2				
Durstlosigkeit (P) [86]		1	3	2		2	1		2	2	2

Tabelle 32: Repertorisation Übungsfall 21, N.E.

Bei der Repertorisation ohne Gemütssymptome decken vierzehn Arzneimittel alle Symptome ab. Nur vier, *Natrium muriaticum, Graphites, Antimonium crudum* und *Phosphor* weisen keine Kontraindikationen auf. Auf die Frage, ob er *Trost gerne* habe, antwortet Nino *nein, gar nicht, er ziehe sich lieber zurück.* Er reagiere auch sehr empfindlich auf Kränkungen und leide oft längere Zeit darunter. Schließt man die Gemütssymptome *Traurigkeit, Trost verschlimmert* und *Gesellschaft verschlimmert* mit ein, so bleibt *Natrium muriaticum* das einzige Mittel, das alles abdeckt.

MATERIA MEDICA-VERGLEICH FÜR NATRIUM MURIATICUM [GS]

Gemüt: Will alleine sein. Wenn sie allein ist, macht sie sich Gedanken und muß weinen. Sehr zum Weinen geneigt und aufgeregt. Weinerliche Schwermut. Trostzuspruch greift noch mehr an. Verzweifeltes, hoffnungsloses Gefühl im Hinblick auf die Zukunft. Menschenscheu. **Sensorium:** Schwindel, bei dem sich Alles vor den Augen dreht, zum vorwärts Fallen, [bes. beim Gehen] u. beim Aufstehen aus dem Bett. Düseligkeit im Kopf, früh, erst nach dem Aufstehen, was vergeht, nachdem sie wieder etwas gelegen hat. Schwindel beim Gehen.

Natrium muriaticum

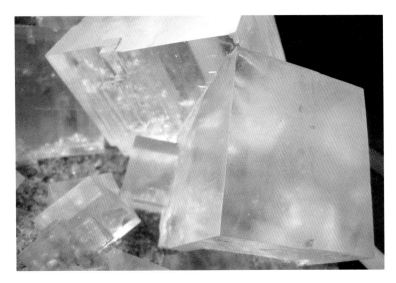

MATERIA MEDICA-
VERGLEICH FÜR
GRAPHITES [GS]

Gemüt: Stimmung: wechselhaft, hoffnungslos; niedergeschlagen; betrübt. Traurigkeit, mit lauter Todesgedanken. Traurig, wehmütig, sie muß weinen. Beklommenheit. Neigung sich elendig und unglücklich zu fühlen. Bangigkeit und Weinerlichkeit, in wiederholten Anfällen. Außerordentliche Bangigkeit, daß sie sich nicht zu lassen weiß, [nach Weinen vergehend].
Sensorium: Trunkenheit früh beim Aufstehen aus dem Bette, [mit Zusammenziehen in der Stirn, Übelkeit und saurem Erbrechen]. Schwindel bei und nach Bücken. Schwindel früh, beim Erwachen. Schwindel am Abend, mit Betäubung; mußte sich niederlegen.

MITTELWAHL UND
VERLAUF

Nino erhält aufgrund des besser passenden Materia medica-Vergleichs eine Dosis *Natrium muriaticum C200*.

Bereits am nächsten Tag sind Schwindel und Traurigkeit besser. In den folgenden Wochen normalisiert sich alles, und ein inneres Gleichgewicht scheint sich einzustellen. Einen Monat später meint er, es sei alles wieder gut. Sicherheitshalber wird ihm eine Reservedosis *Natrium muriaticum M* mitgegeben, mit der Anweisung sie einzunehmen, falls wieder Schwindel auftreten sollte. Dies wird aber im weiteren Verlauf nicht nötig. Beobachtungszeit: 4 Jahre.

ANMERKUNGEN

Das Fallbeispiel zeigt, wie sich durch scheinbar banale Symptome dasjenige Arzneimittel herausschält, das auch der psychodynamischen Problematik des Leidens entspricht, ohne dass wir diese gleich zu Beginn der Anamnese ansprechen müssen. Der Kummer um den verlorenen Großvater ist hier der vordergründige Auslöser der Symptomatik. Wesentlich dürfte sein, dass sich Nino erstmals der Endlichkeit des irdischen Daseins bewusst wurde, was ihn „schwindeln" ließ.

Die Polaritätsanalyse eröffnet also über die Kenntnisse der psychodynamischen Hintergründe *der Arzneimittel* einen indirekten Zugang zum besseren Verständnis des Patienten. Dies ist bedeutsam, weil eine Mittelbestimmung über die Modalitäten der Körpersymptome genauer ist als über schwierig zu interpretierende Gemütssymptome und Empfindungen (siehe Kapitel 4).

3.2.6 Übungsfall 22: Fr. Anita F, 34 J, Hyperemesis gravidarum (Schwangerschaftserbrechen). Erstverschlimmerung oder Restsymptomatik?

Frau F. ist seit zehn Wochen schwanger und leidet an einer schwersten Hyperemesis. Sie beschreibt ihre Symptome wie folgt: „Sobald ich morgens aufstehe, beginnt eine äußerst heftige Übelkeit in Bauch und Hals, mit wässerigem Erbrechen; es kommt nicht viel, aber es wird stündlich schlimmer. Wegen der Mundtrockenheit würde ich gerne trinken, habe aber gleichzeitig eine Abneigung dagegen, bis zu panischem Ekel, besonders Nachmittags. Wenn ich schlafen will, kommt es zu extremer Speichelbildung, so dass ich alles ausspucken muss. Oft ist mir kalt, und manchmal habe ich Schüttelfröste. Ich bin völlig erschöpft und kraftlos und muss mich nach jeder Arbeit hinlegen. Manchmal bereue und verfluche ich meinen zweiten Kinderwunsch; die kommenden Monate machen mir Angst. Sterben wäre einfacher [...]."

In der ersten Schwangerschaft hatte sie die gleichen Probleme: Damals war sie einen Monat lang hospitalisiert und wurde parenteral ernährt. Danach musste sie fünf Monate liegen. Der Kommentar ihrer Gynäkologin zur aktuellen Situation war: „Sie wussten es ja [...], warum sind Sie das wieder eingegangen?" In dieser Notfallsituation, erhält die Patientin nach einer kurzen Exploration *Aconit C200*. Eine ausführliche Fallaufnahme wird für die nächsten Tage vereinbart. Zwei Tage nach *Aconit* ist die Übelkeit 50-60 % besser, und sie kann wieder aufstehen.

Für die große Fallaufnahme erarbeitet sie mit den Fragebögen für *Chronische gynäkologische Erkrankungen* und *Chronische Erkrankungen des Magen-Darm-Trakts* die folgenden Symptome:

- Übelkeit in Hals und Magen, Ekel
- Aufstoßen, Brechwürgen, Erbrechen
- Wasserzusammenlaufen im Mund
- Sodbrennen
- Schwangerschaft verschlimmert
- Berührung verschlimmert P
- Nach Erwachen verschlimmert P
- Vor dem Essen verschlimmert
- Beim Essen gebessert P

- Verlangen nach freier Luft P
- Anstrengung körperlich verschlimmert P
- Brot und fette Speisen verschlimmern
- Liegen bessert P
- Abneigung gegen Bewegung P
- Muskeln schlaff P
- Gleichgültigkeit
- Traurigkeit P

	Ambr.	Arn.	Croc.	Graph.	Lach.	Lyc.	Nat-c.	Sulph.	Borx.
Anzahl der Treffer	8	8	8	8	8	8	8	8	7
Summe der Grade	15	19	19	14	15	24	14	20	11
Polaritätsdifferenzen	**6**	**9**	**18**	**8**	**8**	**12**	**-1**	**9**	**6**
< Berührung (P) [121]	2	3	2	2	2	4	1	4	2
< Schlaf, nach, beim Erwachen (P) [111]	4	3	2	5*	2	4*	4*	5*	1
> Essen, beim (P) [54]	3	1	3	1	4	1	1	1	
Luft, Verlangen nach freier (P) [76]	2	3	4	1	1	3	1	1	3
< Anstrengung des Körpers (P) [70]	1	4	2	1	1	5*	2	4	1
> Liegen (P) [106]	1	3	2	2	1	1	1	1	1
Bewegung, Abneigung gegen (P) [68]	1	1	1	1	2	3	2	1	1
Muskeln, Schlaffheit (P) [53]	1	1	3	1	2	3	2	3	2
> Berührung (P) [42]		1				1	2	2	
> Schlaf, nach, beim Erwachen (P) [28]	1				1		1		
< Essen, beim (P) [91]	2	2		3/KI	2	3/KI	3/KI	1	2
Luft, Abneigung gegen freie (P) [86]	1	1		1	2	3	4/KI	3/KI	
> Anstrengung des Körpers (P) [6]									
< Liegen (P) [125]	3/KI	1	1	1	2	4/KI	3/KI	2	2
Bewegung, Verlangen nach (P) [58]	2	3/KI				1	1	1	1
Muskeln, Straffheit (P) [34]		2		1			1	2	

Tabelle 33: Erste Repertorisation, Übungsfall 22, A.F.

Aufgrund der Fülle an Symptomen kann die Repertorisation hier nur mit den Modalitäten und polaren Symptomen durchgeführt werden. Nahrungsmittel-Unverträglichkeiten sind nicht besonders zuverlässig und sollen deshalb weggelassen werden. Die anderen Symptome entsprechen dem, was Hahnemann im Organon §153 als *allgemein und unbestimmt* bezeichnete, und das nur wenig

Aufmerksamkeit verdiene. Acht Arzneimittel decken in diesem Falle alle relevanten Symptome ab, aber nur *Crocus* und *Lachesis* haben keine Kontraindikationen.

Materia medica-Vergleich für Crocus [GS]

Gemüt: Große Bedenken bezüglich seines Lebens, glaubt sterben zu müssen, kann nicht länger seinen Geschäften nachgehen.
Aufstoßen, Übelkeit, Erbrechen: Geschmackloses Aufstoßen. Starkes Sodbrennen. Übeligkeitsgefühl in der Brust und dem Halse, [als sollte sie sich sogleich übergeben]. Brecherlichkeit, welche im Freien vergeht.

Materia medica-Vergleich für Lachesis [GS]

Gemüt: In sich gekehrt, sorgenvoll, Niedergeschlagenheit, Seufzen >. Will nicht sprechen, Abneigung gegen Gesellschaft. Sorge um die Zukunft, dabei Lebensüberdruß; Neigung alles anzuzweifeln; Gleichgültigkeit; Melancholie. Traurigkeit; Mißtrauen und Verdrießlichkeit. Klagen und Jammern. Lebensüberdruß mit Sehnsucht nach dem Tod.
Aufstoßen, Übelkeit, Erbrechen: Aufstoßen bis zum Erbrechen. Sodbrennen. Übelkeit nach Trinken. Appetitlosigkeit; Schwäche, sogar Synkope; Atemmangel, Herzklopfen; kalter Schweiß; […] mit starkem Speichelfluß. Übelkeit in Anfällen [von 5 bis 10 Min. Vormittags u. Nachmittags]. Magenübelkeit, mit heftigem Brechwürgen, aber ohne Erbrechen; Gallichtes Erbrechen, auch früh, mit Schleim, bei Schwangern. Erbrechen des Genossenen. Erbrechen mit Blut.

Crocus sativus

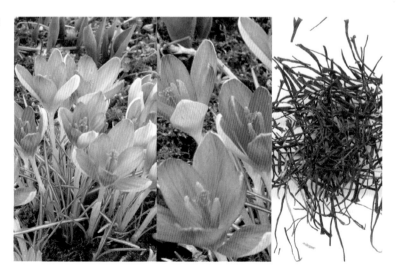

<table>
<tr><td>MITTELGABE UND VERLAUF</td><td>Wegen der viel höhereren Polaritätsdifferenz erhält Frau F. eine Dosis Crocus C200.</td></tr>
</table>

MITTELGABE UND VERLAUF

Wegen der viel höhereren Polaritätsdifferenz erhält Frau F. eine Dosis *Crocus C200*.

Zwei Wochen später kommt die erste Rückmeldung: Übelkeit und Erbrechen sind 90-95 %. besser. Hingegen bestehen immer noch quälende Kopfschmerzen, besonders nachts, die die Patientin vorher gar nicht erwähnt hat.

Mit der *Checkliste für akute Kopfschmerzen und Schwindel* erarbeitet sie jetzt die folgenden Symptome:
- *Während Schlaf verschlimmert* P
- *Nach dem Schlafen, beim Erwachen verschlimmert* P
- *Liegen verschlimmert* P
- *Anstrengung körperlich verschlimmert* P
- *Abneigung gegen Bewegung* P
- *Berührung verschlimmert* P
- *Verlangen nach freier Luft* P
- *Muskeln schlaff* P

	Ambr.	Arn.	Borx.	Bry.	Calc.	Croc.	Graph.	Lach.	Lyc.	Mur-ac.	Nat-c.
Anzahl der Treffer	8	8	8	8	8	8	8	8	8	8	8
Summe der Grade	15	18	14	18	17	16	15	13	30	13	17
Polaritätsdifferenzen	**10**	**8**	**12**	**6**	**4**	**14**	**11**	**9**	**24**	**5**	**7**
< Schlaf, während (P) [113]	1	2	2	4	2	1	3*	1	4*	3	2
< Schlaf, nach, beim Erwachen (P) [111]	4	3	1	2	4	2	5*	2	4*	2	4*
< Liegen (P) [125]	3	1	2	1	1	1	1	2	4	3	3
< Anstrengung des Körpers (P) [70]	1	4	1	4	3	2	1	1	5*	1	2
Bewegung, Abneigung gegen (P) [68]	1	1	1	2	1	1	1	2	3	1	2
< Berührung (P) [121]	2	3	2	3	1	2	2	2	4	1	1
Luft, Verlangen nach freier (P) [76]	2	3	3	1	1	4	1	1	3	1	1
Muskeln, Schlaffheit (P) [53]	1	1	2	1	4	3	1	2	3	1	2
> Schlaf, während (P) [8]											
> Schlaf, nach, beim Erwachen (P) [28]	*1*			*1*	*1*			*1*			*1*
> Liegen (P) [106]	*1*	*3/KI*	*1*	*4/KI*	*3/KI*	*2*	*2*	*1*	*1*	*1*	*1*
> Anstrengung des Körpers (P) [6]											
Bewegung, Verlangen nach (P) [58]	*2*	*3/KI*	*1*	*2*	*1*			*1*		*1*	*1*
> Berührung (P) [42]		*1*		*2*	*4/KI*			*1*		*4/KI*	*2*
Luft, Abneigung gegen freie (P) [86]	*1*	*1*		*3/KI*	*4/KI*		*1*	*2*	*3*	*2*	*4/KI*
Muskeln, Straffheit (P) [34]		*2*					*1*				*1*

Tabelle 34: Zweite Repertorisation Übungsfall 22, A.F.

In dieser Repertorisation der Restsymptome decken 14 Arzneimittel alle Symptome ab. *Lycopodium* erscheint mit einer Polaritätsdifferenz von 24 als das am besten passende Folgemittel. Die Patientin erhält jetzt eine Dosis *Lycopodium C200.*

Damit tritt sofort die alte Symptomatik mit Übelkeit und Erbrechen wieder auf, die viel schlimmer ist als die Kopfschmerzen (!). Sofort wird erneut eine Dosis *Crocus C200* verabreicht. Jetzt verschwindet die Hyperemesis vollständig, und die Kopfschmerzen verringern sich, gehen aber nicht ganz weg. Ein Wechsel auf *Q-Potenzen von Crocus* in täglicher Verabreichung löst auch dieses Problem. Der weitere Verlauf der Schwangerschaft ist ruhig. In der 39. SSW wird Frau F. von einem gesunden Knaben entbunden.

ANMERKUNG   Was war der Fehler bei diesem Vorgehen?

In *Herings Guiding Symptoms* finden wir bei *Crocus* unter *Kopf, innen*: „Im Klimakterium klopfende, pulsierende Schmerzen in verschiedenen Teilen des Kopfes, Drücken in den Augen, Aufweitung der Adern am Kopf und anderen Teilen des Körpers; zur gewohnten Zeit der Regel < in dem Zeitraum, in dem gewöhnlich der Monatsfluß einsetzt, der Schmerz hält insgesamt zwei oder drei Tage ohne Aussetzen an und verhindert den Schlaf."

Hier wird ein von hormonalen Veränderungen verursachter Kopfschmerz beschrieben, der den Schlaf verhindert. Vermutlich handelte es sich bei dem Kopfschmerz nach *Crocus* um eine Erstverschlimmerung, die von der Patientin so schlecht toleriert wurde, dass sie zu einer neuen Fallaufnahme verleitete. Hätte man noch etwas zugewartet, so wäre diese Symptomatik wohl abgeklungen.

3.2.7 Übungsfall 23: Nicole D, 3 J, Lennox Syndrom – eine komplexe Epilepsieform.
Möglichkeiten und Grenzen der Homöopathie

Mit zwölf Monaten begannen bei der vorher gesunden Nicole BNS-Krämpfe (BNS = „Blitz-Nick-Salaam"). Trotz intensiven konventionellen Behandlungsversuchen mit insgesamt sieben verschiedenen Antiepileptika hatte sie in den ersten zwei Behandlungsjahren weiterhin drei Anfälle pro Tag, einen regelmäßig vor Mitternacht, die anderen tagsüber. Nach den Anfällen kam es zum Teil zu heftigen

Wutausbrüchen. Ab dem Alter von zwei Jahren begannen zunehmend auch große Krampfanfälle mit erhaltenem Bewusstsein. Die
behandelnde Universitätsklinik stellte damals die Diagnose eines
beginnenden Lennox-Syndroms, d.h. eines komplexen Anfallslei-
dens mit schlechter Prognose. Nachdem eine vier Wochen dauernde
ACTH-Kur* unter Spitalbedingungen keine Besserung bewirkt hatte,
erhofften sich die Eltern Hilfe seitens der Homöopathie und meldeten
sich in der pädiatrisch-homöopathischen Praxis. Neben dem geschil-
derten Hauptleiden des Kindes beschrieben sie eine psychomotorische Entwicklungsverzögerung mit ADHS-ähnlichen Zügen: Unruhe,
starkes Verlangen nach Bewegung, Gereiztheit, häufige Stürze und
Bewegungsstereotypien sowie eine Obstipation. Auffallend seien
auch plötzlich auftretende Rötungen der Wangen, Hände und Füße.

Bei der *Untersuchung* ist das Kind unruhig und verbal nur schwer
zu erreichen. Es hat eine auffallend hohe Spannung der Streckmusku-
latur und geht fast immer auf den Zehenspitzen. Als Nebenbefunde
bestehen eine trockene, empfindliche Haut, kalte Akren und eine zer-
klüftete Warze an der Nasenspitze.

Zwei Wochen vor Beginn der homöopathischen Behandlung war
das letzte Elektroencephalogramm (EEG) mit folgendem Befund
gemacht worden: *„Grundaktivität soweit bei offenen Augen beurteilbar
altersentsprechend. Intermittierender Delta-Herd links fronto-tempo-
ral. Häufiges Auftreten von paroxysmalen, fronto-temporo-präcentral
betonten, hochgespannten Deltawellen mit Ausbreitungstendenz vor
allem parasagittal. Einmalig Beta-Entladungen mit klinischem Korrelat."*

Die große Fallaufnahme erfolgte nach entsprechender Vorbereitung durch die Eltern. Sie erarbeiteten die folgenden Symptome:

Neurologie
• *Epilepsie (Fallsucht), mit Bewusstsein*
• *Krämpfe tonisch (mit Starrheit)*
• *Krämpfe klonisch (Zuckungen)*
• *Beim Erwachen verschlimmert* P
• *Zorn, Wut verschlimmert (handgeschriebener Zusatz)*

---

*ACTH=Adreno-corticotropes Hormon

- *Muskeln straff* P
- *Neigung zu Stürzen (handgeschriebener Zusatz), [Fallen leichtes]*
- *Zehenspitzengang (handgeschriebener Zusatz)*

Nebensymptome
- *Verlangen nach Bewegung* P
- *Gereiztheit* P
- *Kälte verschlimmert* P
- *Einhüllen bessert* P
- *Begreifen, schweres* P *(psychomotorischer Entwicklungsrückstand)*
- *Verstopfung mit Kotverhärtung*
- *Haut Trockenheit (handgeschriebener Zusatz)*
- *Warze (handgeschriebener Zusatz)*

Wird die Repertorisation nur mit den polaren Symptomen durchgeführt, so resultieren acht Arzneimittel, davon fünf ohne Kontraindikationen, allen voran *Belladonna* (PD 12) und *Sepia* (PD 11). Mit dem Einschluss weiterer spezifischer Symptome gelingt eine genauere Mittelbestimmung (Tabelle 35).

Belladonna und *Nux vomica* decken alle Symptome; nur *Belladonna* hat keine Kontraindikationen, *Sepia* bleibt zweite Wahl, obschon das Symptom *Fallen leichtes* fehlt.

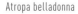

Atropa belladonna

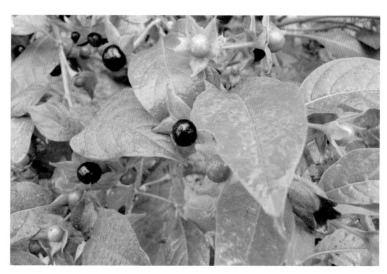

	Bell.	Nux-v.	Hyos.	Nat-m.	Phos.	Puls.	Sep.	Sulph.
Anzahl der Treffer	13	13	12	12	12	12	12	12
Summe der Grade	32	39	26	27	29	21	33	28
Polaritätsdifferenzen	**12**	**13**	**5**	**8**	**5**	**-2**	**11**	**2**
< Schlaf, nach, beim Erwachen (P) [111]	3*	4*	2	4*	4	5*	4	5*
Muskeln, Straffheit (P) [34]	1	4		2	4	2	4	2
Bewegung, Verlangen nach (P) [58]	1	1	1			1	1	1
Gereiztheit (Ärgerlichk., Aggressivität) (P) [64]	3	4	3	3	3	3	3	3
< Kälte allg. (P) [90]	3	4	3	1	2	1	2	1
> Warmeinhüllen (P) [56]	2	3	2	2	1	1	2	
Begreifen, schweres (P) [74]	2	2	2	2	1	1	4	2
Fallsucht mit Bewußtsein [26]	2	3	1	2	2		1	2
Krämpfe, klonische [102]	4	1	4	3	3	1	4	3
Krämpfe, tonische [79]	4	3	3	3	3	1	4	3
< Gemüt, Zorn [23]	3	4	2	2	2	3	1	1
Fallen, leichtes [37]	2	3	2	1	3	1		2
Verstopfung mit Verhärtung des Kots [99]	2	3	1	2	1	1	3	3
> Schlaf, nach beim Erwachen (P) [28]		3			4	2	4	
Muskeln, Schlaffheit (P) [53]			3/KI			2		3/KI
Bewegung, Abneigung gegen (P) [68]	2	4/KI	1	3/KI	2	2	2	1
Sanftheit (mildes Gemüt) (P) [37]				1		4(KI)		3
> Kälte allg. (P) [73]	1	1	3	2	1	4/KI	1	2
< Warmeinhüllen (P) [37]		1			2	2	1	2
Begreifen, leichtes (P) [17]			1		1		1	1

Tabelle 35: Repertorisation Übungsfall 23, N.D.*

Nervensystem: Körperliche Unruhe; er war genötigt, den ganzen Körper stets hin und her zu bewegen, besonders die Hände und Füße; er kann in keiner Lage lange ausdauern, bald liegt, bald sitzt, bald steht er auf, wo er immer noch seine Lage auf diese oder jene Art verändert.

Krampfleiden. Konvulsivische, augenblickliche Ausstreckung der Gliedmaßen beim Erwachen aus dem Schlafe. Plötzlich erscheinende Konvulsionen. Krämpfe, Zuckungen, Konvulsionen der Glieder: mit Verdrehung der Augen; mit Ausstreckung der Glieder, oder arger Verdrehung der Muskeln. Spasmen, Zusammenschrecken und Konvulsionen in den Gliedmaßen: nach Ärgernis; [...]. Epilepsie und starkes Drängen des Blutes nach dem Kopf bei den Anfällen oder auch zu anderen Gelegenheiten. Klonische und tonische Spasmen.

Nervensystem: Äußerste nervöse Unruhe; Unruhe im ganzen Körper; Zappeligkeit. Rucken und Zucken in den Gliedern. Rucken und Zucken des Kopfes. Zucken der Glieder im Schlaf.

Konvulsive Bewegungen von Kopf und Gliedern; beim Sprechen (selbiges nur ein Gestammel) Zucken der Gesichtsmuskeln; allgemeine muskuläre Unruhe; ständiges Verlangen Ort und Lage zu verändern; [...].

Repertorisation und Materia medica-Vergleich sprechen eindeutig für *Belladonna*, von der Nicole eine Dosis in der Potenzhöhe *C200* erhält.

Zwei Wochen später ruft die Mutter an, weil ein trockener Husten aufgetreten sei. Die Anfallshäufigkeit habe bereits etwas nachgelassen, und Nina sei umgänglicher als vorher. Um die Mittelwirkung nicht zu stören, wird der Husten phytotherapeutisch behandelt.

Bei der ersten Kontrolle nach zwei Monaten ist die Anfallshäufigkeit auf einen pro Tag gesunken. Dieser trete nachts auf und sei von Weinen begleitet. Neu sei, dass das Kind dabei zittere. Sie mache auch erfreuliche psychomotorische Fortschritte, sei ruhiger und habe weniger stereotype Bewegungsmuster. Die Verstopfung sei besser, ebenfalls die Rötungen der Haut und die kalten Akren. Der Zehenspitzengang sei unverändert. Die Mutter gibt der Besserung ein Rating von 50-60 %. Da der Heilungsprozess immer noch im Gang ist, wird abgewartet, ohne eine weitere Mittelgabe. Die EEG-Kontrolle zwei Wochen später ergibt den folgenden Befund: „*Normale Grundaktivität. Kein abgrenzbarere Herdbefund, keine epilepsiespezifischen Potentiale. Im Vergleich zur Voruntersuchung Normalisierung des Befundes.*" Die Neurologen beginnen jetzt auf Druck der Mutter die antiepileptische Behandlung auszuschleichen. Im Verlaufsbericht schreiben sie: „*Inwieweit der sehr erfreuliche Verlauf im Zusammenhang mit der homöopathischen Behandlung oder einem günstigen Spontanverlauf steht, kann nicht gesagt werden.*" Nachdem das Kind auch nach dem Absetzen aller Antiepileptika anfallsfrei bleibt, schreibt ein anderer Neurologe in seinem Bericht: „*Frau D. ist von der Wirkung der Homöopathie überzeugt, während wir das Aussetzen der Anfälle eher als Spontanverlauf eines Lennox-Syndroms sehen, wie dies gelegentlich beobachtet wird.*"

Im Langzeitverlauf blieb Nicole bis zum 17. Lebensjahr anfallsfrei. Dann bekam sie erneut sporadische Grand-Mal-Anfälle, die sich trotz intensiven Bemühungen weder mit Homöopathie, noch mit einer konventionellen antiepileptischen Behandlung eindämmen ließen.

ANMERKUNGEN

Tritt eine interkurrente Erkrankung in der Frühphase einer anscheinend erfolgreichen Grundmittelbehandlung auf, so sollte versucht werden, diese nach Möglichkeit nicht zu stören. Da ein neues homöopathisches Arzneimittel i.d.R. das vorausgehende antidotiert, darf ein solches nur bei zwingenden Gründen verabreicht werden. Das Ausweichen auf phytotherapeutische Arzneimittel ist eine Möglichkeit, doch etwas zu tun, ohne zu interferieren.

Dieser Fall zeigt eindrücklich, wie mangelhaft das heutige Verständnis der Epilepsien ist. Wie kann eine einzige Dosis *Belladonna* C200 bei einem aus schulmedizinischer Sicht schwersten Leiden, das sich auch durch risikoreiche Behandlungen wie eine ACTH-Kur nicht beherrschen ließ, 14 Jahre für Anfallsfreiheit sorgen? Und warum lassen sich die nach vierzehn Jahren wiederaufgetreten Grand-Mal-Anfälle nicht mehr homöopathisch beherrschen? Nicole zeigt einerseits was homöopathisch möglich ist, andersets aber auch, dass es Grenzen gibt, die wir offenbar nicht überwinden können.

Das hier vorgestellte Fallbeispiel stammt aus der Zeit vor der Polaritätsanalyse. Aufgrund der damaligen Aufzeichnungen konnte die Mittelbestimmung mit den polaren Symptomen problemlos nachvollzogen werden.

3.2.8 ÜBUNGSFALL 24: SUSANNE H, 43 J, HEUSCHNUPFEN. NICHT AUF LORBEEREN AUSRUHEN!

Frau H. ist eine feinfühlige, etwas schüchterne, blonde Frau von zartem Körperbau. Seit ihrer frühen Kindheit leidet sie an Heuschnupfen, der so stark ist, dass im Frühling fünf Minuten Rasenmähen genügen, um massivste Symptome auszulösen: Wässriger Fließschnupfen, Niesen in Salven, eine Konjunktivitis mit Rötung der Bindehaut, Tränen, eine Lidschwellung und im Extremfall auch eine Chemosis der Bindehaut. Ebenfalls seit Jahren besteht eine Neurodermitis mit Befall beider Kniekehlen. Keine andern Beschwerden. Eine erste Therapieetappe findet kurz vor einem mehrjährigen Arbeitsaufenthalt der Familie in Brasilien statt, wo ihr Mann als Lehrer an einer Schweizer Schule tätig ist. Mit *Sulphur C200, M, XM, LM und CM* bessern sich die Symptome deutlich (Besserungsrating 80 %), verschwinden aber nicht vollständig. Nach der Rückkehr aus Brasilien kommt sie erneut in die Praxis, nachdem der Heuschnupfen wie gewohnt im Mai wieder begonnen hatte. Hinzugekommen ist jetzt auch eine Neigung zu rezidivierenden Tonsillitiden, weshalb eine neue Fallaufnahme gemacht wird.

Die Patientin erarbeitet ihre Symptomatik mit Hilfe des *Fragebogens für Chronische Hals-Nasen-Ohren und Augenerkrankungen* und des *Fragebogens Nebensymptome*:

Fragebogen HNO- und Augenerkrankungen
- *Fließschnupfen*
- *Tränen der Augen mit Lidschwellung*
- *Kribbeln in inneren Teilen*
- *Wundheitsschmerz in inneren Teilen*
- *Niesen verschlimmert* P
- *Nach Schlaf verschlimmert* P
- *Nach Essen gebessert* P
- *Geruchsinn empfindlich* P
- *Im Zimmer* gebessert* P
- *Im Freien* verschlimmert* P
- *Wind* verschlimmert (Wetter windig verschlimmert)*
- *Wetter kalt* bessert* P
- *Wetter feucht/nass* bessert* P
- *Wetter trocken* verschlimmert* P
- *Wetter warm* verschlimmert* P

Fragebogen Nebensymptome
- *Schlucken verschlimmert* P
- *Durstlosigkeit* P
- *Wärme bessert* P
- *Einhüllen bessert* P
- *Bedürfnis nach Bewegung* P *(immer, auch wenn gesund)*
- *Hautausschlag trocken*

Wie gewohnt erfolgt die Repertorisation zunächst nur mit den polaren Symptomen der Patientin (Tabelle 36). Bei den mit * versehenen Symptomen handelt es sich um Eigenheiten der Natur, die zu einer erhöhten Pollenbelastung führen. Sie sollen wie schon erwähnt nicht in die Repertorisation einfließen (siehe Kap. 3.2.3).

	Ars.	Bry.	Chin.	Nat-c.	Nux-v.	Phos.	Puls.	Sabad.	Sep.	Acon.
Anzahl der Treffer	8	8	8	8	8	8	8	8	8	7
Summe der Grade	22	15	19	17	24	20	21	19	23	12
Polaritätsdifferenzen	**11**	**2**	**6**	**9**	**6**	**4**	**0**	**13**	**7**	**3**
<Niesen (P) [47]	3	3	1	1	3	1	3	3	3	1
< Schlaf, nach, beim Erwachen (P) [111]	5*	2	5*	4*	4*	4	5*	2	4	1
> Essen, nach (P) [52]	1	1	2	4	1	3	2	3	2	1
Geruchssinn, empfindlicher (P) [49]	1	1	3	2	4	4	2	1	4	3
< Schlucken (P) [93]	2	4	2	1	3	3	3	1	3	2
Durstlosigkeit (P) [86]	3	1	2	1	2	2	4	3	3	
>Wärme allg. (P) [90]	4	2	2	2	4	2	1	4	2	3
> Warmeinhüllen (P) [56]	3	1	2	2	3	1	1	2	2	1
> Niesen (P) [1]										
> Schlaf, nach, beim Erwachen (P) [28]	3	1	2	1	3	4	2		4	
< Essen, nach (P) [121]	4/KI	4/KI	3/KI	3	5/KI	4(KI)	4/KI	1	4/KI	1
Geruchssinn, schwach, vermindert, verloren (P) [46]		2			2	3	4/KI		4	1
> Schlucken (P) [47]			1	1	3	1	3	2		
Durst (P) [99]	4(KI)	4/KI	4/KI	2	3/KI	1	2	2	2	4/KI
< Wärme allg. (P) [73]		1	1	1	1	1	4/KI	1	1	1
< Warmeinhüllen (P) [37]		1	2		1	2	2		1	3/KI

Tabelle 36: Repertorisation Übungsfall 24, S.H.

Neun Arzneimittel decken alle Symptome ab, aber nur *Sabadilla* und *Natrium carbonicum* haben keine Kontraindikationen.

Augen: Tränen der Augen beim Gehen im Freien, [...]. Röte der Augenlidränder.

Nase: Fließschnupfen. Jucken in der Nase. Angenehmes Kitzeln an den Nasenflügeln. Von Zeit zu Zeit sehr starkes, kurzes einmaliges Niesen, welches den Leib erschüttert; danach treten Tränen in die Augen. Schnupfen mit heftigem Schmerz in der Stirn und Röte der Augenlider; heftiges Niesen; viel wäßriger Nasenfluß.

Rachen: Stechen im Hals, nur beim Schlucken; Geschwulst und Entzündung der Mandeln, fast eitern dieselben; von links nach rechts. Tonsillitis nach Schnupfen; [...]. Trockenheit des Halses. [Brennende]

Trockenheit im Schlunde. Bei Halsentzündung geht schlucken von warmem Essen leichter.

Augen: Entzündung der [Augen u.] Augenlider mit Lichtscheu. Trockene Augen. Schwere der oberen Augenlider. Dieselben waren zu öffnen, doch schlossen sie sich unwillkürlich. Verklebte Augen, früh, mit Tränen darauf, den ganzen Vormittag.

Nase: Gewaltsames Niesen mit Blutandrang nach dem Kopfe [und weißen Sternen vor den Augen]. Schnupfen, mit Ausfluß von dünnem Schleim und öfterem Niesen.

Rachen: Hals u. Rachen rauh, kratzig u. trocken. Viel Nasenschleim durch den Rachen herausgehend. Öfteres Ausrachsen dicken Schleimes, der sich immer wieder erzeugt.

Der Hals schmerzt beim Schlucken. Schmerz in der l. Halsseite, beim Gähnen.

Die Höhe der Polaritätsdifferenz, wie auch der Materia medica-Vergleich sprechen für *Sabadilla,* von dem die Patientin eine Dosis in der Potenz *C200* erhält.

Bei der Kontrolle auf dem Höhepunkt der (individuellen) Heuschnupfensaison berichtet sie, es gehe sehr viel besser. Trotz windigem Wetter habe sie nur noch wenig Symptome bei starker Exposition. Seit ihrer Kindheit sei der Frühling für sie nie derart angenehm gewesen. Sie beziffert die Besserung mit 80-90 %. Mit weiteren Dosen von *Sabadilla (C500 und C1000)* steigt diese in den nächsten zwei Monaten auf 98-99 %. Das Ekzem in der Kniekehle reagiert aber nicht und ist auch im Herbst noch vorhanden. Mit *Sulphur C200, M und XM* bessert es sich bis zum Dezember desselben Jahres um 90 %.

Jeweils vor Beginn der Allergiesaison erhält sie in den nächsten Jahren wieder je eine Dosis *Sabadilla C200 und C500,* welche sie im Abstand von sechs Wochen einnimmt. Damit ist der Heuschnupfen praktisch kuriert. Auch beim Rasenmähen treten keine Symptome mehr auf. Interessanterweise tritt die Neurodermitis ohne weitere *Sulphur*-Gaben ebenfalls nicht mehr auf.

Der Entscheid zu einer neuen Fallaufnahme war hier der Schlüssel zum definitiven Erfolg.

Wenn eine Menge an Symptomen zu Beginn der Behandlung eines chronischen Leidens vorhanden sind, steht am Anfang nicht selten ein großes Mittel. Mit zunehmender Besserung können auch kleinere Arzneien in Frage kommen um eine Heilung zu vollenden. Mittelwechsel sind indiziert, sobald neue Symptome auftreten, wie bei dieser Patientin die Neigung zu Tonsillitiden, oder wenn eine Besserung mit weiteren Gaben des zunächst erfolgreichen Mittels nicht mehr voranschreitet.

3.2.9 Quiz 6, Einfache chronische Erkrankungen

39 Sie haben fünf Kriterien, die bei einem bestimmten Patienten die Arzneimittelwahl beeinflussen: 1. Die Causa occasionalis des Leidens, 2. die Totalität der Symptomenabdeckung, 3. der Materia medica-Vergleich, 4. die Höhe der Polaritätsdifferenz, und 5. das "Arzneimittelbild", also das "Bild" das wir von einem Arzneimittel haben. Welches ist oft das wichtigste Kriterium?

40 Erklären Sie den Unterschied zwischen dissoziierter und synthethischer Repertorisation!

41 Welche Symptome dürfen Sie bei Allergien nicht verwenden?

42 Beschreiben Sie Merkmale einer "Erstreaktion" bei einer chronischen Erkrankung!

43 Wie viele Arzneimittelzuordnungen sollte eine Repertoriumsrubrik mindestens haben, damit sie als Einzelsymptom die Mittelwahl nicht zu stark eingrenzt?

44 Wie kann man eine Erstverschlimmerung von einer Restsymptomatik unterscheiden?

45 Wie gehen Sie vor, wenn eine interkurrente Erkrankung in der Frühphase einer anscheinend erfolgreichen Grundmittelbehandlung auftritt?

46 Wann müssen Sie bei einer bisher erfolgreichen Behandlung einen Mittelwechsel in Betracht ziehen?

SIE FINDEN DIE ANTWORTEN AUF S. 295 FF.

4. PSYCHISCHE ERKRANKUNGEN BEI KINDERN UND JUGENDLICHEN

4.1 VORGEHEN: BESONDERHEITEN BEI PSYCHISCHEN ERKRANKUNGEN

Hahnemann zählt die psychischen Erkrankungen zu den *einseitigen Erkrankungen* (ORG § 215). Hinzu kommt, dass die Formulierungen von Gemütssymptomen, wie schon erwähnt, stark abhängig von der individuellen Prägung des Patienten, seinem kulturellen und familiären Hintergrund sind. Nur aufgrund einiger weniger, vielleicht sogar noch vage formulierter Gemütssymptome ein Arzneimittel exakt zu bestimmen, ist deswegen in der Regel problematisch und häufig unzuverlässig. Hahnemann rät bei der Behandlung psychischer Erkrankungen in den ORG §§ 216 und 218 dazu, „[...] *sämtliche Zufälle der vormaligen Körper-Krankheit, die in der Gegenwart nur von dem beharrlich und fein beobachtenden Arzte noch erkannt werden [...]* „ können, genau aufzunehmen. Da die psychischen Erkrankungen zu den einseitigen Krankheiten gehören, ist es oft wegen der geringen Zahl von Symptomen schwierig, ein passendes Arzneimittel zu finden. Hahnemann stellt in ORG § 175 jedoch fest, dass dieser Mangel an Symptomen oft an der *Unaufmerksamkeit des Beobachters* liege. Dieser Missstand konnte durch die Einführung der Fragebögen und Checklisten weitgehend gelöst werden. So orientiert sich die im Folgenden beschriebene Verwendung der polaren Symptome zur Behandlung psychischer Erkrankungen exakt an den Vorgaben Hahnemanns und vermeidet gängige Spekulationen in Bezug auf den Gemütszustand. Da Gemütssymptome sich wegen der Variabilität der Formulierungen schlechter generalisieren lassen, sind sie im TB nur „unscharf" abgebildet und werden erst im abschließenden Materia medica-Vergleich differenziert.

MERKE

NACH MÖGLICHKEIT FÜHRT MAN DIE REPERTORISATION AUCH BEI PSYCHISCHEN ERKRANKUNGEN MIT POLAREN KÖRPERSYMPTOMEN DURCH. DIE GEMÜTSSYMPTOME WERDEN ABSCHLIESSEND IM MATERIA MEDICA-VERGLEICH DIFFERENZIERT.

Anhand der nachfolgenden Fallbeispiele ist ersichtlich, dass dieses Vorgehen im Allgemeinen zuverlässig ist und polare Körpersymptome gute Wegweiser zum richtigen Arzneimittel sind.

4.2.1 ÜBUNGSFALL 25: BARAN I, 12 J, ADHS. DER STELLENWERT PATHOGNOMONISCHER SYMPTOME

Baran ist ein großer, schlanker Knabe serbischer Abstammung, der von seiner Mutter wegen einer Verhaltensstörung und entsprechender Schulprobleme in die homöopathische Praxis gebracht wird.

In der ausführlichen Fallaufnahme berichtet sie, dass ihr Sohn durch seine Aggressivität zum Schreck aller Lehrer, Mitschüler und auch der eigenen Familie geworden sei. Er sei stur und eigenwillig, fluche, beschimpfe andere, sei schnell beleidigt und neige zu arrogantem, diktatorischem Verhalten mit heftigen Zornausbrüchen, die in der Regel in Schlägereien ausarteten. Dazu habe er motorische „Tics" (unwillkürliche Bewegungen) und kaue Fingernägel. In der Schule (Kleinklasse) begreife Baran die Dinge nur langsam, habe Mühe sich zu konzentrieren und sein Gedächtnis lasse zu wünschen übrig. Weil er von allen immer als Sündenbock hingestellt werde, habe sich in den letzten Jahren eine depressive Grundstimmung entwickelt. Oft schlafe er schlecht und der daraus resultierende Schlafmangel verschlimmert seine psychischen Probleme noch mehr. Baran habe Angst, allein zu sein, und Angst vor neuen Ereignissen. Er sei unzufrieden mit sich selbst, habe kein Selbstvertrauen und leide unter Gewissensbissen. Öfters sage er, dass er nicht mehr leben wolle. Seit zwei Jahren nimmt er Ritalin ein (20 mg/Tag), was aber offensichtlich nicht genügt, um ihm zu helfen. Auch eine kinderpsychiatrische und heilpädagogische Betreuung haben bisher keine wesentlichen Erfolge gezeitigt. Im Conners Global Index (CGI)[32] bewertet die Mutter die Intensität der zehn wichtigsten ADHS-Symptome mit 25 Punkten, was einem schweren ADHS entspricht (max. 30 Punkte).

An körperlichen Symptomen bestehen lediglich eine Neigung zu entzündlichen, schmerzhaften Lymphknotenschwellungen am Hals und ekzematöse Ausschläge im Gesicht.

Mit dem *Fragebogen Wahrnehmungsstörungen, ADS und ADHS* erarbeitet die Mutter (auf der Vorderseite des Fragebogens) die folgenden Hauptsymptome

- *Zerstreutheit, Konzentrationsmangel*
- *Gereiztheit* P
- *Geruchsinn empfindlich* P
- *Begreifen, schweres* P
- *Gedächtnis schwach*
- *Bewegung bessert* P

Zudem (Rückseite des Fragebogens): Schüchternheit, Angst vor Ereignissen, Sturheit, Streitsucht, Fluchen, diktatorisch/arrogantes Verhalten, Gewaltbereitschaft, Unzufriedenheit, Tics, Nägelkauen, Kummer verschlimmert und Schlafmangel verschlimmert, Vollmond verschlimmert, im Freien gebessert, Hunger verschlimmert, nach Essen gebessert, Nordwind verschlimmert und Wetterwechsel verschlimmert. Zusätzlich schreibt die Mutter, dass Baran sehr unter Kränkungen leide.

Auf dem *Fragebogen Nebensymptome* unterstreicht sie Folgendes:
- *Wetter feucht kalt verschlimmert*
- *Wind verschlimmert (windiges Wetter)*
- *Einschlafen spät*
- *Ausschlag trocken*

und handgeschrieben erwähnt sie zusätzlich
- *Schnarchen*
- *Drüsenschwellungen am Hals*

FALLANALYSE   Bei ADS/ADHS-Patienten muss man sich in erster Linie auf die Wahrnehmungssymptome und deren Folgen konzentrieren, also auf das, was die Eltern auf der ersten Seite des ADHS-Fragebogens unterstreichen: Sie sind in diesem schwierigen Gebiet die zuverlässigsten Wegweiser zur korrekten Mittelwahl. In zweiter Linie können auch Modalitäten von Nebensymptomen oder Nebenleiden verwendet werden, v.a. wenn es mit den Wahrnehmungssymptomen nicht gelingt, die Mittelwahl genügend einzugrenzen. Da sich bei ADS/ADHS-Patienten viele Gemütssymptome, die auf der Rückseite des Fragebogens aufgeführt sind, als unzuverlässig erwiesen haben, berücksichtigt man diese mit Ausnahme der *polaren* Symptome (Gereiztheit/Sanftheit, Traurigkeit/Fröhlichkeit) erst in der Schlussphase der Entscheidungsfindung, nachdem mit den zuverlässigeren Symptomen bereits eine Eingrenzung auf einige Mittel stattgefunden hat. Bei diesem Patienten sind v.a. die folgenden Symptome bedeutend für die Mittelwahl:

Wahrnehmungssymptome und ihre Folgen
- *Geruchsinn empfindlich* P
- *Begreifen schweres* P
- *Gedächtnis schwach*

- > *während Bewegung* P
- *Zerstreutheit, Konzentrationsmangel*
- *Gereiztheit* P

Nebensymptome
- < *Wetter feucht kalt*
- < *Windiges Wetter*
- *Einschlafen spätes*

Besondere Gemütssymptome
- *Suizidgedanken*

Die zur Verfügung stehende Symptomatik ist, evtl. wegen sprachlicher Verständigungsprobleme, eher knapp.

	Ars.	Aur.	Bell.	Bry.	Lyc.	Phos.	Puls.	Sulph.	Bar-c.
Anzahl der Treffer	8	8	8	8	8	8	8	8	7
Summe der Grade	18	19	20	16	27	18	21	20	13
Polaritätsdifferenzen	**6**	**10**	**2**	**0**	**7**	**2**	**1**	1	5
Geruchssinn, empfindlicher (P) [49]	1	4	4	1	4	4	2	3	2
> Bewegung, während (P) [102]	2	4	1	1	4	1	4	1	1
Begreifen, schweres (P) [74]	2	2	2	1	4	1	1	2	2
Gedächtnis, schwach [60]	2	1	4	3	4	1	2	3	2
< Wetter/Luft, feucht-kalt [59]	3*	2	1	1	3	1	2	3	1
Gereiztheit (Ärgerlichk., Aggressivität) (P) [64]	2	4	3	3	3	3	3	3	3
< Windiges Wetter, Sturm [27]	2	1	2	2*	2	3	3	2	
Einschlaf., spätes [106]	4	1	3	4	3	4	4	3	2
Geruchssinn, schwach, vermindert, verloren (p) [46]		2	4	2	3	3	4/KI	2	
< Bewegung, während (P) [126]	1	1	4/KI	4/KI	1	3/KI	1	2	2
Begreifen, leichtes (P) [17]					1	1		1	1
Sanftheit (mildes Germüt) (P) [37]		1			3		4(KI)	3	

Tabelle 37: Repertorisation Übungsfall 25, B.I.

Acht Arzneimittel decken alle Symptome ab; vier davon haben keine Kontraindikationen. *Aurum* hat mit 10 die höchte Polaritätsdifferenz, danach folgt *Lyopodium* (7) und *Arsenicum album* (6). *Sulphur* mit der Polaritätsdifferenz von 1 entfällt, da es die Symptome zwar abdeckt, aber nur unspezifisch, nicht nach seinem Genius. Geben wir zusätzlich das bei Kindern problematische Symptom Selbstmordneigung ein (sieben Arzneimittelzuordnungen), so bleibt *Aurum* als einziges übrig. Zu diesem Mittel passen auch die nicht verwendeten (unzuverlässigeren) Symptome, wie Arroganz/diktatorisches Verhalten, Empfindlichkeit gegen Kränkungen, Hoffnungslosigkeit, Ängstlichkeit, Tics und die schmerzhafte Lymphknotenschwellung. Zweite Wahl wäre *Lycopodium*.

Materia medica-Vergleich für Aurum [GS]

Gemüt: Schwaches Gedächtnis. Schwaches Denkvermögen. [Mutlosigkeit und Verzagtheit], glaubt alles verkehrt zu machen u. kein Gelingen zu haben. Unzufriedenheit mit den Verhältnissen; er glaubt überall etwas Hinderndes im Wege zu finden, und dies bald von einem widrigen Schicksale, bald durch ihn selbst veranlaßt, welches letztere ihn sehr kränkend niederschlägt. Unruhe und hastiges Treiben zu körperlicher und geistiger Tätigkeit; er kann nichts schnell genug machen [und sich nicht zu Danke leben]. Höchst aufgelegt, beleidigt zu werden, selbst das geringste ihm kränkend Scheinende traf ihn tief und herausfordernd. Gall- und zanksüchtig. Zanksucht und Groll. Ärgerlich und auffahrend; der geringste Widerspruch kann ihn zum größten Zorne reizen. Er zittert, wenn er seinen Zorn nicht auslassen kann. Kopfarbeiten greifen ihn sehr an, und er fühlt sich erschöpft. Große, bis zur Selbstentleibung steigende Angst, [...]. Melancholie mit Groll und Zanksucht, ängstlichem Herzklopfen und Neigung zu Selbstmord.

Aurum metallicum, Waschgold

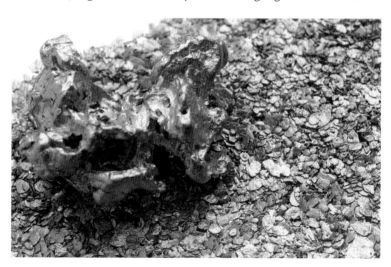

Gemüt: Gedächtnisschwäche. Er kann den Gedanken nicht festhalten; es wird ihm schwer, sich auszudrücken und die passenden Worte zu finden, vorzüglich Abends. Trägheit und Schwäche des Geistes; langsames Begreifen. Reizbarkeit und Melancholie. Gemüt verzagt, grämlich. Mangel an Selbstvertrauen. Unentschlossenheit; Schüchternheit; Resignation. Weinerliche Reizbarkeit und Empfindlichkeit. Verdrießlich und böse beim Erwachen; leicht ärgerlich. Kommt beim geringsten Widerspruche vor Ärger außer sich. Halsstarrig, trotzig, tyrannisch; Streitsucht. Unzufriedenheit. Ungeduld. Hochmütig, vorwurfsvoll und herrisch. Nachteile von Schreck, Demütigung oder Verdruß, mit stillem Mißfallen. Nachteile von Ärger.

Baran erhält aufgrund der höheren Polaritätsdifferenz, der vollständigeren Symptomenabdeckung und des besser passenden Materia medica-Vergleichs *Aurum Q3* als Flüssigpotenz, zunächst alle zwei Tage, nach zwei Wochen täglich.

Während den ersten zwei Wochen verstärken sich die Symptome etwas, danach tritt eine eindrückliche Besserung ein. Der CGI ist nach vier Wochen von 25 auf 16 gesunken, obschon die Mutter das Ritalin ohne Rücksprache stoppte. Auch aus der Schule kommen überraschend positive Rückmeldungen: „Was habt Ihr mit Baran gemacht, der ist plötzlich ein ganz anderes Kind?"

Die Behandlung wird mit *Aurum Q-Potenzen aufsteigender Höhe* (Q6, Q9, Q12, Q15, etc.) in täglicher Verabreichung weitergeführt, jede Potenzstufe jeweils vier Wochen lang. Der CGI nimmt damit weiter ab, und Aggressivität sowie Depression verschwinden vollständig (Abbildung 4). Im Laufe der Langzeitbehandlung wird Baran

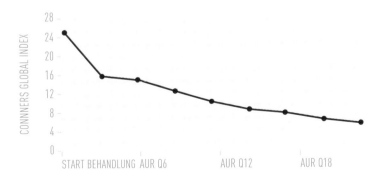

zum unauffälligen Kind (CGI nach einem Jahr Behandlung 5 [Normbereich 0-9]). Seine Schulleistungen liegen jetzt deutlich über dem Niveau der bisherigen Kleinklasse.

Dies ist einer der eindrücklichsten ADHS-Fälle, der je in unserer Praxis behandelt wurde. Das Krankheitsbild ist in jeder Beziehung ein sehr schwieriges Gebiet, das den Therapeuten in der Regel auch homöopathisch herausfordert. Im Rahmen der ADHS-Behandlung konnte der Nachweis erbracht werden, dass pathognomonische Symptome, sofern charakteristisch, unbedingt in die Mittelbestimmung einfließen müssen. In diesem Falle handelt es sich um die Wahrnehmungssymptome, die einerseits zur schulmedizinischen Diagnosestellung notwendig sind, und die sich anderseits für die homöopathische Mittelbestimmung als zuverlässigste Information herauskristallisiert haben. Pathognomonische Symptome müssen, wenn sie charakteristisch sind, unbedingt in die Arzneimittelbestimmung einbezogen werden. Deren Ausschluss ist eine Verletzung des Ähnlichkeitsprinzips (siehe Kapitel 1.2.4). Demgegenüber sind die Gemütssymptome dieser Kinder sehr unzuverlässig. Erfolgt die Repertorisation über sie, so kommt es sehr oft zu Fehlverordnungen.[4,33]

4.2.2 ÜBUNGSFALL 26: THEO F, 16 J, KRISE BEIM ÜBERGANG INS BERUFSLEBEN. DIE NEUE LEBENSPHASE ERFORDERT EINEN MITTELWECHSEL

Theo ist während der letzten fünf Jahre wegen eines Aufmerksamkeits-Defizit-Syndroms mit *Lycopodium* Q-Potenzen behandelt worden. Damit waren seine Konzentrationsstörung, die Unruhe und Impulsivität sehr gut unter Kontrolle und er erbrachte gute Schulleistungen. Im neunten Schuljahr berichtet die Mutter, dass er seit mehreren Monaten mindestens jeden zweiten Tag unter starkem Nasenbluten leide. Danach bekomme er Kopfschmerzen und Schwindel, und sei sehr schlaff.

Im Status findet sich eine Rötung der vorderen, inneren Nasenabschnitte beidseits und ein kleines, weiß belegtes Ulcus im Bereich der linken Nasenmuschel. Der Blutdruck ist in der ersten Messung 145/75 mmHg bei einer Pulsfrequenz von 67/min, was bei diesem sensiblen Patienten nicht überrascht. Keine anderen Befunde.

Mit Hilfe der *Checkliste für akute Hals-Nasen-Ohren und Augenerkrankungen* erarbeiten Patient und Mutter die folgenden Symptome:
* *Nasenbluten dunkel* P, *Nasenbluten mit geronnenem Blut*
* *Verschlimmerung beim Einschlafen* P
* *Verschlimmerung beim Erwachen* P
* *Besserung im Liegen* P
* *Verschlimmerung durch Kaffee, Red Bull und Coca Cola*
* *Muskeln schlaff* P

	Canth.	Cham.	Arn.	Bell.	Bry.	Calc.	Caust.	Chin.
Anzahl der Treffer	7	7	6	6	6	6	6	6
Summe der Grade	14	19	13	16	15	18	16	16
Polaritätsdifferenzen	**9**	**6**	**5**	**7**	**10**	**13**	**10**	**8**
Nasenbluten, dunkles, schwarzes Blut (P) [41]	2	3	2	1	2		1	2
< vor dem Schlaf, beim Einschlafen (P) [99]	1	1	2	4*	5*	5*	2	3
< Schlaf, nach, beim Erwachen (P) [111]	1	3*	3	3*	2	4	4	5*
> Liegen (P) [106]	3	1	3	3	4	3	2	1
Nasenbluten, geronnenes Blut [29]	2	4	2	3	1	1	2	3
< Nahrungsm., Kaffee (P) [27]	4	4		2		1	5*	
Muskeln, Schlaffheit (P) [53]	1	3	1		1	4		2
Nasenbluten, blasses, hellrotes Blut (P) [39]	*1*		*3/KI*	*4/KI*	*2*	*2*		*1*
> vor dem Schlaf, beim Einschlafen (P) [1]								
> Schlaf, nach, beim Erwachen (P) [28]		*1*			*1*	*1*		*2*
< Liegen (P) [125]	*1*	*4/KI*	*1*	*1*	*1*	*1*	*1*	*1*
> Nahrungsm., Kaffee (P) [4]	*1*	*4*						
Muskeln, Straffheit (P) [34]			*2*	*1*			*3/KI*	*1*

Tabelle 38: Erste Repertorisation Übungsfall 26, T.F.

Nur zwei Arzneimittel decken alle Symptome ab, *Cantharis* und *Chamomilla*, wobei letzteres mit einer Kontraindikation behaftet ist. *Calcium carbonicum* weist die höchste Polaritätsdifferenz auf, aber hat die dunkle Farbe des Blutes nicht. Dieses Symptom darf nur verwendet werden, wenn man sich vergewissert hat, dass das Blut wirklich dunkel ist. Die Patienten sind sich oft nicht klar darüber, was *dunkles* oder *helles* Blut bedeutet, und sie haben nicht selten auch Schwierigkeiten bei der Beurteilung anderer Ausscheidungen, wie z.B. der Stuhlfarbe oder der Beschaffenheit von Nasensekreten. In diesem Falle bekräftigt die Mutter, dass das Blut dunkelbraun, fast schwarz sei, weshalb nur *Cantharis* in Frage kommt.

Gewebe: Von den Schleimhäuten und den Oberflächen der Geschwüre vermehrte Sekretion. Blutungen aus der Nase, aus dem Mund, aus den Eingeweiden, aus den Harnorganen und den Geschlechtsteilen.

Nase: Heftiges Nasenbluten, wie bei starkem Aderlasse, fast bis zur Ohnmacht.

Nasenbluten, früh. Nasenbluten, auf der rechten Seite <. (Früh) Nasenbluten bei scrophulösen Kranken, die an Verkältlichkeit des Kopfes leiden.

Cantharis (Lytta vesicatoria)

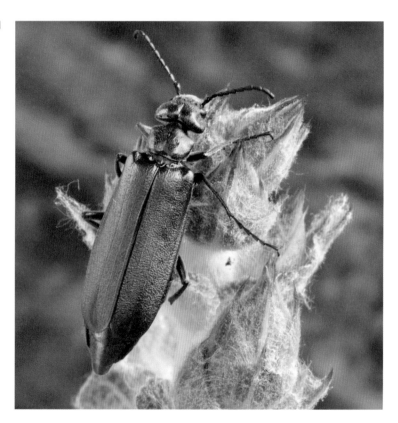

Der Materia medica-Vergleich ändert am Entscheid für *Cantharis* nichts. Theo erhält entsprechend eine Dosis *Cantharis C200*.

Das Nasenbluten hört damit schlagartig auf und bleibt während 6 Wochen weg. Danach blutet er noch einmal. Eine weitere Dosis *Cantharis,* diesmal *C500*, löst das Problem vollständig und bleibend.

Kurz darauf beginnt er seine Berufslehre als Logistiker. Schnell ist er überfordert in der rauen Berufswelt. Der ungewohnte Umgangston am Arbeitsplatz kränkt und demotiviert ihn. Seither zweifelt Theo an sich selbst und ist chronisch müde und erschöpft. Die Familie hofft auf Abhilfe durch eine neue homöopathische Fallaufnahme.

Mit Hilfe der Fragebögen *Psyche* und *Wahrnehmungsstörungen, ADS/ADHS* erarbeiten sie die folgenden Symptome:

- *Unruhe körperlich*
- *Einschlafen spät*
- *nach dem Erwachen verschlimmert* P
- *frische Luft bessert* P *(> Bewegung)**
- *Gehen im Freien bessert* P *(> Bewegung)**
- *Winter verschlimmert (< Kälte* P*)**
- *Wetter, heiß, verschlimmert (< Hitze)**

- *Traurigkeit* P
- *Ärger verschlimmert*
- *Kummer verschlimmert*
- *Beleidigung, Kränkung verschlimmert*
- *Angegriffenheit des Gemüts*
- *Stimmungsschwankungen*
- *Hoffnungslosigkeit*
- *Mangel an Selbstvertrauen***
- *Angst vor Ereignissen***
- *Unentschlossenheit***

Die Repertorisation nur mit den polaren Körpersymptomen lässt keine eindeutige Mittelwahl zu, so dass die psychischen Schlüsselsymptome *Traurigkeit, Verschlimmerung durch Ärger, Kummer, Beleidigung,* und die *Angegriffenheit des Gemüts* eingeschlossen werden müssen. Damit engt sich die Mittelwahl auf drei Arzneien ohne Kontraindikationen ein: *Ignatia, Lycopodium* und *Phosphoricum acidum.*

MATERIA MEDICA-
VERGLEICH FÜR
IGNATIA [GS]

Gemüt: Schwaches, trügliches Gedächtnis. Schwerheit des Kopfes; sehr große Gedächtnisschwäche. Zerstreutheit. Schwieriges Begreifen; Eingenommenheit des Geistes; Geistesanstrengung ist beschwerlich. Denken [und Sprechen] fällt ihm schwer, gegen Abend. Gefühl von Besorgnis. Traurige Grämlichkeit mit vielem Seufzen. Schreck

---

* Die Besprechung der Symptome ergibt, dass die *Besserung im Freien* und durch *Gehen im Freien* eigentlich eine Besserung durch Bewegung ist. Die *Verschlimmerung im Winter* und bei *heißem Wetter* bedeuten eine *Verschlimmerung durch Hitze und Kälte.*
** Diese Symptome fehlen in Bönninghausens PB.

	Bell.	Ign.	Lyc.	Ph-ac.	Puls.	Staph.	Verat.	Acon.	Ars.
Anzahl der Treffer	9	9	9	9	9	9	9	8	8
Summe der Grade	30	32	27	23	31	23	23	21	24
Polaritätsdifferenzen	2	7	7	4	3	4	2	7	7
< Schlaf, nach, beim Erwachen (P) [111]	3*	4*	4*	3*	5*	3	2	1	5*
> Bewegung, während (P) [102]	1	1	4	3	4	1	2	1	2
< Kälte allg. (P) [90]	3	3	1	1	1	2	1	3	4
< Hitze [104]	4	3	3	5*	4	1	5*	4	4
Traurigkeit (Niedergeschlagenheit, Weinerlichkeit)	3	4	3	1	3	2	2	4	
< Gemüt, Ärger [48]	5*	5*	4*	2	3	4	3	4	3
< Gemüt, Gram und Kummer [30]	3	4	2	3	3	4	3		2
< Gemüt, Kränkung, Beleidigung [22]	4*	4	2	3	4*	4	1	1	1
Gemüt, Angegriffenheit [124]	4	4	4	2	4	2	4	3	3
> Schlaf, nach, beim Erwachen (P) [28]		1		1	2				3
< Bewegung, während (P) [126]	4/KI	1	1	1	1	3/KI	1	1	1
> Kälte allg. (P) [73]	1	1	2	1	4/KI	1	1	1	
Fröhlichkeit (Lustigkeit) (P) [42]	3	2	2	1	3		3/KI		

Tabelle 39: Zweite Repertorisation Übungsfall 26, T.F.

mit nachfolgender Betrübnis [oder Krämpfen]. Eine leichte Rüge oder Widerspruch erregen seinen Unwillen, weshalb er auf sich selbst ärgerlich wird. Verdrießlich, launisch und zanksüchtig; beleidigt. Nach Ärger stiller Kummer oder Sorgen.

MATERIA MEDICA-VERGLEICH FÜR LYCOPODIUM [GS]

Gemüt: Gedächtnisschwäche. Er kann den Gedanken nicht festhalten; es wird ihm schwer, sich auszudrücken und die passenden Worte zu finden, vorzüglich abends. Trägheit und Schwäche des Geistes; langsames Begreifen. Eingenommenheit des Kopfes: wie Unbesinnlichkeit. Höchst empfindlich im Gemüte: Gemüt verzagt, grämlich. Mangel an Selbstvertrauen. Unentschlossenheit; Schüchternheit; Resignation. Mangel an Vertrauen auf seine Kräfte. Nachteile von Schreck, Demütigung oder Verdruß, mit stillem Mißfallen. Nachteile von Ärger.

MATERIA MEDICA-VERGLEICH FÜR PHOSPHORICUM ACIDUM [GS]

Gemüt: Unfähigkeit zur Geistestätigkeit. Gleichgültigkeit. Stille Verdrießlichkeit und Redeunlust. Gleichgültigkeit. Traurigkeit, Kummer und Weinerlichkeit. Nachteile von Kummer und Gram oder unglücklicher Liebe. Zur Arbeit unaufgelegt. [Traurigkeit und] Besorgtheit.

MITTELGABE UND VERLAUF

Der Materia medica-Vergleich spricht am ehesten für Ignatia. Anstelle des vorherigen Grundmittels *Lycopodium* erhält Theo jetzt *Ignatia Q3*, wiederum als Flüssigpotenz, täglich während eines Monats.

Danach berichten Mutter und Sohn es gehe besser, er werde jetzt gerühmt am Arbeitsplatz. Die Mutter ist verwundert über den schnellen Erfolg. Nach weiteren sechs Wochen mit *Ignatia Q6* erfolgt erneut eine gute Rückmeldung: Theo habe jetzt die Gabelstapler-Prüfung bestanden und alle lobten ihn. Sein Selbstwertgefühl steigt sichtbar. Die Therapie wird nun langfristig weitergeführt, um diesem Patienten die nötige Stabilität zu verleihen. Theo steht jetzt kurz vor dem Abschluss der Berufslehre, die nach dieser Intervention sehr erfolgreich verlief. *Beobachtungszeit:* Drei Jahre.

ANMERKUNGEN   Übergangsphasen im Leben führen nicht selten zu körperlichen und psychischen Problemen, die eine neue Mittelfindung nötig machen. Angekündigt hat sich diese mit dem plötzlich aufgetretenen Nasenbluten des Patienten. Ein Verharren auf der primären Verordnung von *Lycopodium* würde hier gar nichts bewirken. Der Mensch ist ein dynamisches Wesen, das sich ständig entwickelt, und die homöopathische Arzneimittelwahl muss sich diesen Entwicklungsschritten anpassen.

4.2.3 ÜBUNGSFALL 27: S. B., 6 J, DAS PSYCHISCHE TRAUMA. POLARE KÖRPERSYMPTOME IDENTIFIZIEREN DAS RICHTIGE ARZNEIMITTEL

Die 6-jährige Sandra B. ist seit jeher ein ängstliches Kind. Sie hat Angst bei Dunkelheit, Angst vor fremden Menschen und Angst vor allem, was neu für sie ist. Bei Arztkonsultationen neigte sie früher zu panischen Reaktionen. Sie ist auch heute noch sehr schüchtern und versteckt sich im Sprechzimmer hinter der Mutter. Anlass für die aktuelle Konsultation sind seit Kindergartenbeginn neu aufgetretene, massive Trennungsängste. Am Morgen kann sie sich kaum von der Mutter lösen und macht dabei arge Szenen. Eine Teilnahme an Geburtstagsfesten ist ohne die Anwesenheit der Mutter nicht möglich. Das Problem bringt diese zunehmend an die Grenze ihrer Belastbarkeit, weshalb sie in die pädiatrisch-homöopathische Sprechstunde kommt.

Bei der Untersuchung zeigt sich ein blasses, dunkelhaariges, schüchternes Kind, das sich kaum anfassen lässt. Die Tonsillen sind leicht vergrößert und das rechte Trommelfell ist matt. Der übrige Status ist unauffällig.

Mit Hilfe der *Fragebögen Psyche* und *Chronische HNO- und Augenerkrankungen* erarbeitet die Mutter die folgenden Symptome:

- *Angst, Furcht, Schreckhaftigkeit*
- *Fremde Menschen verschlimmern*
- *Verlangen nach freier Luft* P
- *Im Freien gebessert* P
- *Ruhe bessert* P
- *Sitzen bessert* P
- *Ohr rechts* P
- *Berührung verschlimmert* P
- *Anstrengung körperlich verschlimmert* P
- *Schlucken verschlimmert* P
- *Entblößung bessert* P
- *Abneigung gegen Bewegung* P

Die Repertorisation kann wiederum mit den polaren Symptomen allein erfolgen.

	Acon.	Ars.	Borx.	Bry.	Calc.	Phos.	Sulph.	Thuj.	Am-c.	Asar.	Carb-v.	Caust.	Croc.	Graph.	Iod.
Anzahl der Treffer	10	10	10	10	10	10	10	10	9	9	9	9	9	9	9
Summe der Grade	25	19	18	26	19	22	23	17	10	19	13	12	22	14	24
Polaritätsdifferenzen	**18**	**4**	**8**	**12**	**3**	**11**	**11**	**4**	**-2**	**14**	**4**	**0**	**20**	**0**	**19**
Luft, Verlangen nach freier (P) [76]	1	2	3	1	1	1	1	1	1	3	1	2	4	1	3
> Freien, im (P) [93]	3	1	2	2*	1	3	2	1	1	4*	1	2	4	3*	2
> Ruhe, in der (P) [117]	1	1	2	4	2	3	1	1	2	3	2	1	3	3	3
> Sitzen (P) [101]	2	1	2	4	2	2	1	1	1	2	2	1	2	1	3*
Ohren, re, (P) [110]	3	1	1	1	3	3	3	3	1	2	1	2	1	1	4
< Berührung (P) [121]	3	2	2	3	1	1	4	1	1	1	3	1	2	2	2
< Anstrengung des Körpers (P) [70]	3	4	1	4	3	2	4	1	1			1	2	1	2
< Schlucken (P) [93]	2	2	1	4	2	3	4*	3	1		1	1	3	1	2
> Entblößung (P) [37]	3	1	3	1	3	2	2	2		2	1				3
Bewegung, Abneigung gegen (P) [68]	4	4	1	2	1	2	1	3	1	1	1	1	1	1	
Luft, Abneigung gegen freie (P) [86]		*2*		*3/KI*	*4/KI*	*1*	*3/KI*	*2*	*2*		*1*	*3/KI*		*1*	
< Freien, im (P) [110]		*1*	*1*	*1*	*2*	*1*	*1*	*2*	*2*		*3/KI*	*1*		*1*	*1*
< Ruhe, in der (P) [102]	*1*	*2*	*1*	*1*	*1*	*1*	*1*	*2*	*1*	*1*	*1*	*1*			
< Sitzen (P) [126]	*1*	*2*	*2*	*1*	*2*	*1*	*1*	*2*	*2*	*1*	*1*	*3/KI*	*1*	*4/KI*	*1*
Ohren, li. (P) [106]	*2*	*2*	*4/KI*	*3/KI*	*2*	*2*	*2*	*1*	*3/KI*	*1*	*2*	*2*	*1*	*4/KI*	*1*
> Berührung (P) [42]		*1*		*2*	*4/KI*	*3/KI*	*2*	*3/KI*	*1*			*2*			
> Anstrengung des Körpers (P) [6]															
> Schlucken (P) [47]					*1*	*1*						*1*		*2*	*1*
< Entblößung (P) [56]	*1*	*3/KI*	*1*	*1*		*1*		*1*		*1*				*2*	
Bewegung, Verlangen nach (P) [58]	*2*	*2*	*1*	*2*	*1*		*1*			*1*	*1*				*1*

Tabelle 40: Repertorisation Übungsfall 27, S.B.

Acht Arzneimittel decken alle Symptome ab, aber nur *Aconit* hat keine Kontraindikationen und eine hohe Polaritätsdifferenz (18). *Crocus* ist mit der Polaritätsdifferenz von 20 das Mittel zweiter Wahl. Es deckt aber das Symptom *Entblößung bessert* nicht ab. *Jodum* steht mit einer Polaritätsdifferenz von 19 an dritter Stelle. Hier fehlt das Symptom *Abneigung gegen Bewegung*.

MATERIA MEDICA-VERGLEICH FÜR ACONITUM NAPELLUS [GS]

Gemüt: Ungemeine Angst, vorzüglich nach Schreck, Angst im Dunkeln. Furcht dorthin zu gehen, wo Aufregung herrscht oder viele Menschen sind. Untröstliche Angst und jämmerliches Heulen mit Klagen und Vorwürfen über oft unbedeutende üble Ereignisse.

MATERIA MEDICA-VERGLEICH FÜR CROCUS [GS]

Gemüt: Unruhige, ängstliche Traurigkeit. Tiefe Melancholie. Große Schüchternheit.

MATERIA MEDICA-VERGLEICH FÜR JODUM [GS]

Gemüt: Er befürchtet bei jeder Kleinigkeit, daß dieses oder jenes Übel daraus entstehen könne. Furcht vor Unheil. Befürchtende Besorglichkeit. Furcht und Angst, selbst der Doktor wird gemieden.

Aconitum napellus

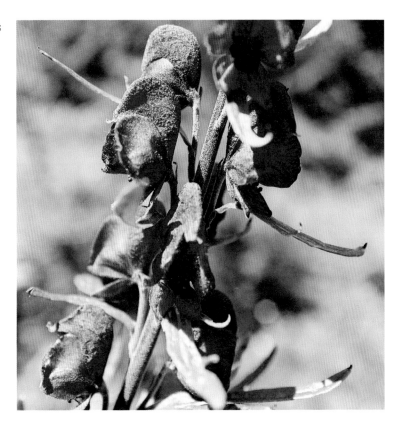

Bei der Exploration der Gründe für dieses panische Trennungsverhalten erzählt sie, dass Sandra am ersten Kindergartentag gestürzt sei und sich leicht verletzt habe. Sie sei dabei derart erschrocken, dass sie einen Affektkrampf mit Apnoe und nachfolgender Bewusstlosigkeit erlitt. Die Abwesenheit der Mutter in dieser für sie schwierigen Situation, führte dann zu Trennungsängsten. Als Nebenleiden bestehen eine Neigung zu rezidivierenden *Tonsillitiden* und *Mittelohrentzündungen*. Sonst ist das Kind gesund.

MITTELGABE UND VERLAUF
Aufgrund der Repertorisation, des Materia medica-Vergleichs und der Ursache der Trennungsängste ist *Aconitum napellus* das am besten passende Arzneimittel. Sandra erhält eine Dosis in der Potenzhöhe C200.

Damit verschwinden diese innerhalb von zwei Wochen. Trotzdem erhält sie monatlich weitere *Aconit-Dosen* in aufsteigender Potenz *(M, XM, LM)*. Das Problem kommt nicht mehr vor und Sandra startet ein Jahr später ohne Schwierigkeiten in die erste Klasse.

ANMERKUNGEN
Auch dieses Fallbeispiel demonstriert eindrücklich, wie die Modalitäten und polaren Symptome den Kern der Problematik erfassen, ohne dass die schwierig zu interpretierenden Gemütssymptome in die Repertorisation einfließen müssen.

4.2.4 ÜBUNGSFALL 28: VALERIE L, 7 J, ASPERGER-SYNDROM. KONSTITUTIONSMERKMALE MÜSSEN VON SYMPTOMEN UNTERSCHIEDEN WERDEN

Valerie wird als zweites Kind gesunder Eltern nach einer normalen Schwangerschaft in der 39. Schwangerschaftswoche geboren. Bereits in der frühen Säuglingszeit fällt ihre Empfindlichkeit auf Geräusche und andere Umweltreize auf. Wegen einer leichten Extensorspastizität mit Opisthotonusneigung erhält sie ab dem vierten Lebensmonat eine Entwicklungsphysiotherapie. Trotzdem halten weitere Auffälligkeiten die Eltern in Trab: In den ersten zwei Lebensjahren erwacht sie häufig nachts und schreit zum Teil stundenlang ohne erkennbaren Grund. Bis zum Alter von 12 Monaten zeigt sie nie auf Gegenstände mit gleichzeitiger Sichtkontaktaufnahme zur Mutter. Ihre Sprachentwicklung beginnt früh und schon im dritten Lebensjahr fällt sie durch eine „hoch differenzierte Sprache" auf. In Südafrika, wo sich die Familie regelmäßig aufhält, lernt Valerie auch problemlos Englisch. Auffällig ist, dass sie bei Gesprächen den Blickkontakt meidet. Ihre Mimik verrät keine Gefühle, aber sie thematisiert diese verbal oder durch Zeichen. Mit Puppen spielt Valerie immer auf dieselbe Weise und ihre Holztierchen haben einen festen Platz im Stall. Jahrelang macht sie ihre Lieblingsspiele, ohne dieser überdrüssig zu werden.

Anderen Kindern gegenüber will sie eine Führungsrolle einnehmen, was oft zu Streit und Tätlichkeiten führt. Es fällt ihr schwer wahrzunehmen, wie sich ein anderer Mensch fühlt. Hat jemand Schmerzen, so muss ihr das gesagt werden. Die Mutter beobachtete sogar, wie sie ein kleineres Kind in die Arme nahm, es drückte und dann plötzlich fallen ließ. Es ist schwierig, Valerie soziale Regeln zu erklären. Wenn etwas nicht genau nach ihren Vorstellungen läuft, z.B. bei kurzfristigen Programmänderungen in der Familie, kann es zu stundenlangen Schreianfällen kommen. - Kälte nimmt sie nur reduziert wahr, ihr Geruchsinn hingegen ist äußerst empfindlich, und auf Geräusche reagiert sie sehr stark: Die „lauten Wellen" am Ferienstrand sind ihr unerträglich. Und auch Berührung hat sie nicht gerne.

KINDERNEUROLOGISCHE
UNTERSUCHUNGEN:

Im Alter von 2 1/2, 5 und 6 Jahren wird Valerie vom Kinderneurologen untersucht. Dieser findet keine Hinweise auf eine neurologische Erkrankung, eine gute Intelligenz und eine altersentsprechende psychomotorische Entwicklung, stellt aber die Diagnose von schweren Verhaltensauffälligkeiten mit schlechter Impulskontrolle und motorischer Unruhe, und leitet eine heilpädagogische Früherziehung und Ergotherapie mit sensorischer Integration ein.

HOMÖOPATHISCHE
BEHANDLUNG:

Mit 1 1/2 Jahren erfolgt eine erste ausführliche Fallaufnahme, einerseits wegen den Verhaltensauffälligkeiten, andererseits wegen rezidivierenden Infekten der oberen Luftwege. Mit mehreren Dosen von *Asa foetida* bessern sich die Infekte und das Verhalten des Kindes wird ungefähr neun Monate lang harmonischer und erträglicher. Danach nehmen Unruhe, Schreianfälle und Wechselhaftigkeit wieder zu, so dass der Verdacht auf ein vorliegendes ADHS entsteht.

Eine neue Fallaufnahme führt zu *Sepia*. Mit aufsteigenden, flüssigen Q-Potenzen dieses Mittels sinkt der Conners Global Index[32] innerhalb von einigen Monaten von 20 (mittelschweres ADHS) auf 9 1/2 Punkte (oberer Normbereich). Diese Besserung hält wieder neun Monate an. Dann erzwingen erneute Zornausbrüche die Suche eines Folgemittels: Mit Einzeldosen von *Aconitum* (C200, M, XM, LM) geht es ihr wieder deutlich besser, aber mit 4 1/2 Jahren kommt es zur nächsten Eskalation mit endlosen Schreianfällen und Zornausbrüchen. *Ferrum metallicum* als Zwischenmittel und später *Aconitum* beruhigen die Lage erneut.

Bei der Einschulung kann das Krankheitsbild endlich *kinderpsychiatrisch* geklärt werden. Dieser Zeitpunkt ist für die Diagnose eines Asperger-Syndroms ungewöhnlich früh; im Durchschnitt wird sie erst mit elf Jahren gestellt.[34,35]

Therapeutisch fällt der Entschluss, nicht nur auf die jeweilige Symptomatik des Kindes zu reagieren, sondern trotz Schwierigkeiten mit dem wechselnden Wohnsitz der Familie eine homöopathische Dauertherapie einzuleiten. Valeries Eltern bereiten sich mit Hilfe der entsprechenden Fragebögen auf die neue Fallaufnahme vor. Da es sich bei den autistischen Störungen hauptsächlich um Wahrnehmungsstörungen handelt, wird für das Hauptleiden der Fragebogen für *Wahrnehmungsstörungen und ADS/ADHS* verwendet, daneben wie üblich der Fragebogen für *Nebensymptome*. Bei der großen Fallaufnahme übermitteln sie folgendes:

Fragebogen Wahrnehmungsstörungen und ADS/ADHS

- *Muskeln schlaff* P*
- *nach Schlaf, beim Erwachen verschlimmert* P
- *Berührung verschlimmert* P
- *Geräusch, Lärm verschlimmert* P
- *Gehör, Empfindlichkeit*
- *Geruchsinn, empfindlicher* P
- *Wärme verschlimmert* P
- *Entblößung bessert* P
- *Bewegung bessert* P
- *Gereiztheit* P
- *Traurigkeit* P

---

* Muskeln schlaff ist, falls immer vorhanden, ein Konstitutionsmerkmal, das nicht in die Repertorisation einfliessen sollte. Ist die Muskulatur nur schlaff, wenn es dem Kind schlecht geht, so ist dies ein Symptom und darf verwendet werden. Valerie ist v.a. dann ungewöhnlich schlaff, wenn sie schlechte Phasen hat.

Fragebogen Nebensymptome (rezidivierende Tonsillitiden)

- *Verlangen nach freier Luft* P
- *Wetter kalt verschlimmert* P
- *Anstrengung, körperlich ver-*
  schlimmert P

- *Appetitlosigkeit* P**
- *Gesellschaft verschlimmert* P

Die Repertorisation erfolgt auch hier nur mit den polaren Symptomen. Sollten diese keinen eindeutigen Mittelentscheid zulassen, so können die nicht polaren Symptome zur weiteren Differenzierung berücksichtigt werden. Die polaren Gemütssymptome werden wiederum weggelassen (Tabelle 41).

	Bry.	Calc.	Lyc.	Sulph.	Acon.	Arn.	Chin.	Lach.	Puls.	Spig.	Thuj.
Anzahl der Treffer	11	11	11	11	10	10	10	10	10	10	10
Summe der Grade	21	24	38	29	22	21	19	18	28	18	16
Polaritätsdifferenzen	**1**	**3**	**23**	**11**	**13**	**9**	**1**	**8**	**8**	**8**	**6**
Muskeln, Schlaffheit (P) [53]	1	4	3	3		1	2	2	2	1	1
< Schlaf, nach (P) [58]	2	2	3	4	3	3	1	3*	3	2	2
< Berührung (P) [121]	3	1	4	4	3	3	1	2	3	4	1
Geruchssinn, empfindlicher (P) [49]	1	2	4	3	3	1	3		2	2	
< Wärme allg. (P) [73]	1	1	2	2	1	1	1	1	4	1	2
> Entblößung (P) [37]	1	3	4	2	3		2	1	2	3	2
> Bewegung, während (P) [102]	1	1	4	1	1	1	1	2	4	1	2
Luft, Verlangen nach freier (P) [76]	1	1	3	1	1	3		1	4		1
< Wetter /Luft, Kalt (P) [88]	3	3	3	2	3	1	1	3*		2	1
< Anstrengung des Körpers (P) [70]	4	3	5*	4	3	4	3*	1	1	1	1
Appetitlosikeit (P) [115]	3	3	3	3	1	3	4	2	3	1	3
Muskeln, Straffheit (P) [34]				2	4/KI	2	1		2		
> Schlaf, nach (P) [28]	1	1					2	1	2	1	1
> Berührung (P) [42]	2	4/KI	1	2		1	1				3/KI
Geruchssinn, schwach, vermindert, verloren (P) [46]	2	4/KI	3	2					4/KI		
> Wärme allg. (P) [90]	2	1	1	3/KI	3/KI	2	2	2	1	2	1
< Entblößung (P) [56]	1				1	2	2	1	1		1
< Bewegung, während (P) [126]	4/KI	2	1	2	1	3/KI	3/KI	1	1	3/KI	1
Luft, Abneigung gegen freie (P) [86]	3/KI	4/KI	3	3/KI		1	3/KI	2	1	3/KI	2
> Wetter /Luft, Kalt (P) [44]	2	1	3	3/KI				2	4/KI		1
> Anstrengung des Körpers (P) [6]											
Hunger (P) [99]	3	4(KI)	3	1		1	4	1	4(KI)	1	

Tabelle 41: Repertorisation Übungsfall 28, V.L.

** Appetitlosigkeit ist nach Organon § 153 zwar ein „unbestimmtes" Symptom, durch die Polarität Appetitlosigkeit/Hunger erhält es aber eine Bedeutung für die Repertorisation. Es wird deshalb eingeschlossen.

Vier Arzneimittel decken alle Symptome ab (*Bry, Calc-c, Lyc, Sulph*), aber nur *Lycopodium* hat keine Kontraindikationen. *Veratrum album* weist mit 18 die zweithöchste Polaritätsdifferenz auf, aber der empfindliche Geruchsinn fehlt. (Verat. ist aus Platzgründen nicht dargestellt). Eine weitere Exploration ergibt, dass Valerie immer noch diktatorisch sein kann, dass es aber, im Gegensatz zu früher, kaum mehr zu handgreiflichen Auseinandersetzungen kommt.

MATERIA MEDICA-
VERGLEICH FÜR
LYCOPODIUM [GS]

Gemüt: Reizbarkeit und Melancholie. Weint den ganzen Tag, weiß sich nicht zu lassen, < von 16.00 Uhr bis 20.00 Uhr. Herrschsucht; schlägt ihre Begleiter und wird ärgerlich; Gemüt verzagt, grämlich. Sie erschrickt sehr leicht und fährt zusammen. Erschrecken bei Allem, selbst beim Klingeln der Türglocke. Höchste Gleichgültigkeit. Unempfindlichkeit des Geistes für äußere Eindrücke. Mangel an Selbstvertrauen. Unentschlossenheit; Schüchternheit; Resignation. Weinerliche Reizbarkeit und Empfindlichkeit. Verdrießlich und böse beim Erwachen; leicht ärgerlich. Kommt beim geringsten Widerspruche vor Ärger außer sich. Halsstarrig, trotzig, tyrannisch; Streitsucht. Unzufriedenheit. Ungeduld. Argwöhnisch, mißtrauisch und nörglerisch.

Hochmütig, vorwurfsvoll und herrisch.

Lycopodium clavatum

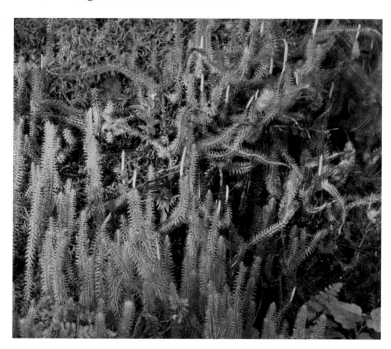

Materia medica-
Vergleich für
Veratrum [GS]

Gemüt: Über das eingebildete Unglück ist sie untröstlich, läuft heulend und schreiend in der Stube herum, mit dem Blick auf die Erde gerichtet, oder sitzt sinnend in einem Winkel, jammernd und untröstlich weinend; abends am schlimmsten; Schlaf nur bis 2.00 Uhr. Beginnt vieles, bringt aber nichts zustande. Neigung zu heftigen Wutausbrüchen, Verlangen Umstehende zu schlagen. Schwatzhaftigkeit. Er redet schnell. Niedergeschlagenheit und Verzagtheit. Mutlosigkeit und Verzweiflung. Aber auch Hoffnungslosigkeit.

Mittelgabe und
Verlauf

Aufgrund des eindeutigen Repertorisations-Resultats, der hohen Polaritätsdifferenz und des schlüssigen Materia medica-Vergleichs erhält Valerie jetzt *Lycopodium C200*.

Einen Monat später übermittelt die Mutter eine sehr deutliche Besserung. Valerie sei ein anderes Kind, mit einem völlig normalen Verhalten. Ihr Blick sei neuerdings offen, sie suche mehr Nähe und sei in allem verständiger. Die sonst übliche Kompliziertheit wenn man etwas von ihr verlangt, sei verschwunden. Und sie freut sich sogar auf den bevorstehenden Schulanfang.

Weitere Dosen von *Lycopodium* in monatlichen Abständen und aufsteigenden Potenzhöhen *(M, XM, LM, CM)* folgen. Beim Versuch, das Vier-Wochen-Intervall auszudehnen, tritt eine vermehrte Reizbarkeit auf, die nach der nächsten *Lycopodium* Gabe wieder verschwindet. Im weiteren Verlauf kristallisieren sich drei Wochen als optimaler Abstand der Einzeldosen heraus.

Zwei Jahre nach Therapiebeginn ist das Kind immer noch gut eingestellt. Die normalen Umgangsformen zu Hause haben sich fest etabliert, und von Seiten der Lehrerin kommt die Rückmeldung, dass der jetzige Zustand meilenweit von den Problemen entfernt sei, die zuvor bestanden haben. Persistierend ist noch eine Rechenschwäche und eine Empfindlichkeit auf Missstimmungen in der Schule, unter denen Valerie immer noch stark leidet.

Anmerkungen

Hauptproblem bei dieser Patientin war die diffuse Natur der Verhaltensstörung, welche über Jahre schlecht fassbar war und damit auch nicht zu einer konsequenten homöopathischen Behandlung führte. Die schulmedizinische Diagnose war in diesem Falle auch für die Homöopathie wichtig, weil sie bei allen zur Einsicht führte, dass eine homöopathische Dauertherapie nötig war.

In diesem Fall hätte der Ausschluss des Symptoms *Muskeln schlaff* keine Änderung des Repertorisationsresultats bewirkt. In andern Fällen kann bei fehlender Unterscheidung von Symptomen und Konstitutionsmerkmalen ein falsches Arzneimittel resultieren. Die Differenzierung ist deshalb immer wichtig.

4.2.5 Übungsfall 29: Linda E, 15 J, Borderline Störung. Nebensymptome können auch zum richtigen Arzneimittel führen!

Die Mutter der 15-jährigen Linda kommt allein für ein Gespräch in die Praxis, weil die Tochter sich seit drei Monaten mit Rasierklingen Schnitte zufügt und sämtliche Versuche, sie zu einer Therapie zu bewegen, ablehnt. Gleichzeitig hat sie sich psychisch massiv verändert: Das vorher fröhliche und offene Mädchen ist plötzlich ernst, verschlossen, zurückgezogen und will niemanden mehr sehen. Auch ein Gespräch mit den Eltern, die zu einer Therapie drängen, lehnt sie kategorisch ab. Als die Mutter ihr vorschlägt, wenigstens zum Kinderarzt zu gehen, sagt sie *„wenn du ihm auch nur ein Wort sagst, komme ich nie mehr zu ihm"*. Im Gespräch ergibt sich folgendes Bild: Linda hat seit einigen Monaten starke Stimmungsschwankungen, ihr Selbstvertrauen ist wie weggeblasen, manchmal ist sie völlig verstimmt und verstört. Heftige Zornausbrüche werden durch Dinge ausgelöst, die sie früher mit Gelassenheit ertrug. Sie äußert Selbstzweifel und ein Gefühl der Leere: „Warum bin ich da, es braucht mich ja gar nicht." Dazu ist sie impulsiv und maßlos im Verhalten. Dieser Zustand wechselt ab mit Zeiten einer fast kindlich anmutenden Unbeschwertheit.

Linda erfüllt damit sechs diagnostische Kriterien für eine Borderline-Persönlichkeitsstörung nach DSM-IV: Instabilität des Selbstbildes, Impulsivität, selbstverletzendes Verhalten, Affektlabilität und Dysphorie, Gefühl von Leere und Wutausbrüche.[36,37] Da sie sich wegen der psychischen Probleme nicht behandeln lassen will, wird ihr eine Behandlung für allfällig vorhandene somatische Beschwerden angeboten, welche sich in Form von Menstruationsbeschwerden und plantaren Warzen auch finden. Durch die Ganzheitlichkeit der Homöopathie kann das eigentliche Hauptleiden auch so berücksichtigt werden.

Lindas Mutter erhält den *Fragebogen Psyche* und den *Fragebogen Nebensymptome* zur Erarbeitung der Symptomatik. Bei der nachfolgenden Fallaufnahme, die aufgrund der besonderen Umstände mit der Mutter allein erfolgte, übermittelt sie die folgenden Symptome:

Fragebogen Psyche

Unter *Ursache der Erkrankung* notiert die Mutter: „Verletzt sich selbst"
* *Nervenschwäche*
* *Stimmungsschwankungen*
* *Hoffnungslosigkeit (Selbstmordgedanken)*
* *Zerstreutheit*
* *Kummer verschlimmert*
* *Trost verschlimmert (Abneigung gegen Trost wenn traurig)*
* *Gesellschaft verschlimmert* P *(zieht sich zurück wenn traurig)*
* *Einschlafen spät*
* *beim Einschlafen verschlimmert* P
* *nach Erwachen verschlimmert* P

Fragebogen Nebensymptome

* *Regelblutung zu stark* P
* *Regelblutung zu lang* P
* *Regelblutung zu früh* P
* *Menstruationsblut geronnen*
* *vor Regelblutung verschlimmert*
* *Appetitlosigkeit* P
* *Warzen*

Die weitere Exploration und Ergänzung der Anamnese ergab keine zusätzlichen relevanten Informationen. Die Anamnese ist also in Bezug auf das Hauptleiden naturgemäß symptomenarm; die polaren Nebensymptome, die die Menstruation betreffen, sind hingegen sehr hilfreich. Die Repertorisation erfolgt zunächst nur mit den *polaren Symptomen* (ohne Gesellschaft verschlimmert), und wird ergänzt mit weiteren körperlichen Symptomen, hier mit *vor Regelblutung verschlimmert, Menstruationsblut geronnen* und *Warzen*.

	Bell.	Caust.	Rhus.	Sep.	Am-c.	Bar-c.	Borx.	Bry.	Calc.
Anzahl der Treffer	9	9	9	9	8	8	8	8	8
Summe der Grade	26	19	30	29	18	18	15	20	31
Polaritätsdifferenzen	**14**	**3**	**18**	**8**	**-1**	**7**	**11**	**11**	**15**
< vor dem Schlaf, beim Einschlafen (P) [99]	4*	2	5*	4	1	2	2	5*	5*
< Schlaf, nach beim Erwachen (P) [111]	3*	4	4*	4	4*	2	1	2	4
Menstr., Regelblutung, starke (P) [80]	4	1	2	3	1	1	2	3	4
Menstr., Regelblutung, langdauernde (P) [49]	2	2	3	3	2	3	3	3	3
Menstr., Regelblutung, frühe (P) [84]	2	1	4	3	1	1	3	2	4
Appetitlosigkeit (P) [115]	3	1	4	4	2	3	2	3	3
< Regelblutung, vor [68]	1	2	1	4*	5*	3	1	1	4
Menstr., Blut, in geronn, Stücken abgeh, (Koagel) [28]	3	2	4	1				1	
Warzen [41]	4	4	3	3	2	3	1		4
> vor dem Schlaf, beim Einschlafen (P) [1]									
> Schlaf, nach, beim Erwachen (P) [28]					4			1	1
Menstr., Regelblutung, schwache (P) [66]		3/KI	1	2	4/KI	2		1	1
Menstr., Regelblutung, kurzandauernde (P) [29]					4/KI	1			
Menstr., Regelblutung, späte (P) [69]	1	4/KI	1	4(KI)	2		1	2	2
Hunger (P) [99]	3	1	2	3	2	2	1	3	4(KI)

Tabelle 42: Repertorisation Übungsfall 29, L.E.

Vier Arzneimittel decken alle Symptome ab, aber nur *Rhus toxicodendron* und *Belladonna* haben keine Kontraindikationen.

MATERIA MEDICA-
VERGLEICH FÜR RHUS-
TOXICODENDRON [GS]

Gemüt: Traurigkeit, welche einsame Stille liebt; voll trauriger Gedanken, ängstlich, furchtsam und zaghaft. Ärgerlichkeit; allgemein betrübtes Gemüt. Übellaunigkeit, Niedergeschlagenheit; leicht zu Tränen gerührt. Ungeduldig und ärgerlich über jede Kleinigkeit, verträgt sie nicht, daß man viel mit ihr redet. Große Verzagtheit, mit Erschöpfung; Weinerlichkeit, vorzüglich abends, mit Verlangen nach Alleinsein. Lebensüberdruß. Ohne Traurigkeit, wie lebenssatt, mit Wunsch, zu sterben. Niedergeschlagenheit, Mutlosigkeit und Unzufriedenheit mit der Welt, am Abend. Traurig, fängt an zu weinen, ohne zu wissen, warum. Melancholisch, mißmutig und ängstlich, als wenn sie ein Unglück erfahren würde, oder als wenn sie einsam und alles tot und stille um sie wäre, [...].

MATERIA MEDICA-
VERGLEICH FÜR
BELLADONNA [GS]

Gemüt: [...] schlägt sich selbst, [...] Wünscht Einsamkeit und Ruhe, weil jedes Geräusch u. jede Gesellschaft zuwider ist. Niedergeschlagenheit oder zu große Ausgelassenheit. Traurigkeit und Niedergeschlagenheit; den Kranken ist Alles gleichgültig, sie suchen die Einsamkeit und begehren Ruhe. Verzweiflung. Mutlosigkeit. Große

Empfindlichkeit und reizbares Gemüt. Ärgerlichkeit, es war ihm alles nicht recht; er war auf sich selbst böse. Weinerlichkeit und Ärger wegen Kleinigkeiten, [...] Ärger, selbst bis zur Wut, in Anfällen.

Das Schlüsselsymptom „*Verletzt sich selbst*" fehlt in Bönninghausens TB. Im Kent Repertorium (Band 1, S. 115)[19] findet sich das Symptom *Verstümmelt seinen Körper,* mit *Arsenicum album* als einziger Zuordnung; in *Boenninghausen's Characteristics and Repertory*[18] entspricht keine Rubrik genau dem selbstverletzenden Verhalten. Dem Symptom lässt sich also mit Hilfe der Repertorien nicht beikommen. In der Enzyklopädie von J.H. Clarke (Band 2, S. 635)[21] finden wir unter dem Gemütssymptomen von *Belladonna* „ [...] *verletzt sich und andere".* Damit rückt *Belladonna,* welches sowohl das selbstverletzende Verhalten (Hauptsymptom), als auch Neben- und Gemütssymptome vollständig abdeckt, ins Zentrum der Aufmerksamkeit.

Atropa belladonna

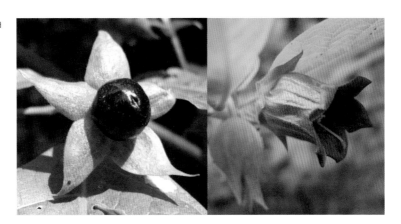

MITTELGABE UND
VERLAUF   Die Patientin erhält eine Dosis *Belladonna* C200.

Sechs Wochen später berichtet die Mutter, dass die Symptomatik ohne Erstverschlimmerung innerhalb von einigen Tagen vollständig verschwunden sei. Linda hat sich nie mehr geschnitten und sei wieder viel offener, gelassener und dem Leben gegenüber positiver eingestellt. Sie lasse auch wieder mit sich reden und sage, sie verstände nicht, was mit ihr passiert sei, dass sie sich derart „doof" verhalten konnte. Die normale Stimmungslage bleibt über weitere Kontrollen stabil. Fünfzehn Monate nach Beginn der Behandlung erzählt die Patientin ihrer Mutter unter Tränen, dass sie vor Beginn der Borderline Persönlichkeitsstörung bei einer Teenager-Party mit irgendeinem Mittel betäubt und sexuell missbraucht worden sei. Dieses war der Auslöser der psychischen Erkrankung. Auf eine Anzeige der Täter wolle sie aber auch heute noch unbedingt verzichten, da sie schon lange darüber hinweggekommen sei, und nicht alles wieder aufwärmen möchte. *Beobachtungszeit:* 3 Jahre.

ANMERKUNGEN

Eindrücklich ist in diesem Fall, dass das Arzneimittel *Belladonna* bei der Repertorisierung als eines der besten Mittel hervorging, obschon das eigentliche Hauptsymptom, das selbstverletzende Verhalten, nicht direkt berücksichtigt werden konnte. Eine andere Patientin mit Selbstverletzendem Verhalten (SVV) in unserer Praxis konnte mit *Calcium carbonicum* geheilt werden. Bei diesem Mittel lässt sich auch in der Materia medica kein Hinweis auf das Symptom SVV finden. *Entscheidender für die Mittelwirkung ist offenbar, dass alle Modalitäten gut abgedeckt sind und keine Kontraindikationen bestehen.*

4.2.6 ÜBUNGSFALL 30: URS T, 12 J, TRICHOTILLOMANIE. ARZNEIMITTELBILDER KÖNNEN TRÜGEN

Urs ist ein stiller, zurückgezogener Knabe von sehr introvertiertem Wesen. Seine Mutter bringt ihn wegen Stimmungsschwankungen, einem zu Kränkung geneigten Gemüt und Tics, insbesondere einem dauernden Ausreißen der Haare, also einer Trichotillomanie[38], in die Praxis. Diese hat zu einer erheblichen Alopezie temporal beidseits geführt, so dass seine Frisur ein mottenfraß-ähnliches Bild aufweist. Neben den psychischen Auffälligkeiten klagt er oft über Kopfschmerzen, besonders bei geistigen Anstrengungen und Schlafmangel. Und wenn er nicht regelmäßig etwas isst, bekommt er schmerzhafte Blähungen. Andere Beschwerden können nicht eruiert werden.

Die Mutter erarbeitet mit dem *Fragebogen Psyche* und dem *Fragebogen Nebensymptome* die folgenden Symptome:

Ausreißen der Haare

- *Gemütsbewegungen, Kränkung, Zorn verschlimmern*
- *Stimmungsschwankungen*
- *Dreistigkeit*
- *Gereiztheit* P
- *Bewegung bessert* P
- *beim Einschlafen verschlimmert* P
- *Verlangen nach freier Luft* P
- *im Freien gebessert* P
- *Anstrengung geistig verschlimmert* P

Kopfschmerzen

- *Schlafmangel verschlimmert*
- *Anstrengung geistig verschlimmert* P
- *beim Einschlafen verschlimmert* P
- *Licht verschlimmert* P
- *Verlangen freie Luft* P
- *im Freien gebessert* P
- *Bewegung bessert* P
- *Durst* P
- *Nahrungsmittel, Wasser, kaltes, bessert* P
- *Appetitlosigkeit* P

Bauchschmerzen

- *Blähungsschmerz*
- *Nüchtern verschlimmert* P
- *Wärme bessert* P
- *Sitzen krumm bessert* P
- *Liegen bessert* P

Die Repertorisation erfolgt wie gewohnt mit den somatischen Symptomen, die Gemütssymptome werden erst im Materia medica-Vergleich eingebracht.

	Anac.	Ars.	Kali-c.	Verat.	Bry.	Calc.	Caust.	Laur.
Anzahl der Treffer	13	13	13	13	12	12	12	12
Summe der Grade	22	28	23	19	29	32	24	22
Polaritätsdifferenzen	**9**	**6**	**8**	**5**	**10**	**11**	**9**	**15**
> Bewegung, während (P) [102]	1	2	1	2	1	1	1	1
< vor dem Schlaf, beim Einschlafen (P) [99]	1	4	4*	1	5*	5*	2	2
Luft, Verlangen nach freier (P) [76]	1	2	1	1	1	1	2	2
> Freien, im (P) [93]	5*	1	1	2	2*	1	2	4*
< Anstrengung des Geistes (P) [65]	3	2	1	2*		4		1
< Licht allg. (P) [80]	2	2	1	1	2	4	2	2
Durst (P) [99]	2	4	2	3	4	4	2	2
> Nahrungsm., Wasser, kaltes (P) [21]	1	1	1	1	3	1	4	2
Appetitlosigkeit (P) [115]	1	3	1	2	3	3	1	2
< Nüchtern, vor dem Frühstück (P) [57]	1	1	1	1	1	4	1	2
> Wärme allg. (P) [90]	1	4	4	1	2	1	4	1
> Sitzen, krumm (P) [43]	1	1	4	1	1		1	
> Liegen (P) [106]	2	1	1	1	4	3	2	1
< Bewegung, während (P) [126]	*2*	*1*	*1*	*1*	*4/KI*	*2*	*3/KI*	*1*
> vor dem Schlaf, beim Einschlafen (P) [1]								
Luft, Abneigung gegen freie (P) [86]	*1*	*2*	*4/KI*	*1*	*3/KI*	*4/KI*	*3/KI*	*1*
< Freien, im (P) [110]	*3*	*1*	*1*	*1*	*1*	*2*	*1*	*1*
> Anstrengung des Geistes (P) [3]								
> Licht allg. (P) [13]	*1*	*1*				*2*		
Durstlosigkeit (P) [86]		*3*	*1*	*2*	*1*	*1*	*1*	
< Nahrungsm., kaltes Wasser (P) [40]	*1*	*3/KI*	*1*	*3/KI*		*3/KI*		
Hunger (P) [99]	*1*	*2*	*1*	*2*	*3*	*4(KI)*	*1*	*1*
> Nüchtern, vor dem Frühstück (P) [65]	*1*	*2*	*3/KI*	*1*	*3/KI*	*1*	*3/KI*	*1*
< Wärme allg. (P) [73]	*2*		*1*	*1*	*1*	*1*	*1*	*1*
< Sitzen, krumm (P) [42]		*3/KI*			*2*		*1*	
< Liegen (P) [125]	*1*	*4/KI*	*2*	*2*	*1*	*1*	*1*	*1*

Tabelle 43: Repertorisation Übungsfall 30, U.T.

Vier Arzneimittel decken alle Symptome ab; nur *Anacardium* hat keine Kontraindikationen. Hohe Polaritätsdifferenzen weisen besonders auch *Laurocerasus*, *Barium carbonicum*, *Magnesium carbonicum* und *Mezereum* auf; sie decken aber nicht alle Symptome ab. (Aus Platzgründen sind nicht alle Mittel abgebildet.)

MATERIA MEDICA-VERGLEICH FÜR ANACARDIUM [GS] **Gemüt:** Unlust zum Sprechen. Ängstlichkeit und Hypochondrie, meidet die Menschen. Hypochondrisches und grämliches Gemüt. Äußerst verdrießlich und übellaunig. Sehr große Reizbarkeit.

Reizbarkeit, Zorn und Widerspruch. Er nimmt Alles übel und wird heftig. Auf geringe Beleidigung, jähzornig, in Tätlichkeit ausbrechend. Nachteile von Geistesanstrengung. Durch Geistesanstrengung reißend drückender Schmerz in Stirn, Schläfen und Hinterkopf. Nachteile von Schreck und Demütigung.

Sensorium: Eingenommenheit des Kopfes und Gesichtsblässe. Manie. Kopf außen. Auf dem Haarkopfe, heftiges Jucken. Kahlköpfigkeit.

MATERIA MEDICA-
VERGLEICH FÜR
LAUROCERASUS [GS]

Gemüt: Nichts entsprechendes.
Sensorium: Nichts entsprechendes.

Anacardium orientale

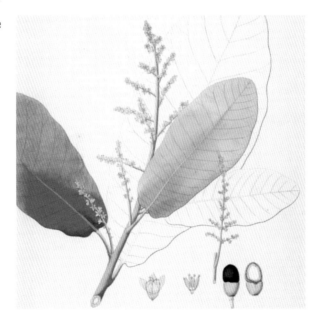

MITTELGABE UND
VERLAUF

Urs erhält eine Dosis *Anacarium orientale C200.*

Innerhalb von zwei Wochen verschwindet die Trichotillomanie vollständig. Am ersten Schultag nach den Weihnachtsferien bekommt er nochmals Kopfschmerzen, danach nicht mehr. Auch die Bauchschmerzen verschwinden, und die Mutter beziffert die Besserung nach vier Wochen mit 70-80 %. Nach *Anacardium M* steigt sie auf 100 % und die Haare wachsen wieder normal nach. Urs wird sozialer und kommunikativer und kann Kränkungen viel besser wegstecken. Der Zustand bleibt stabil ohne weitere Mittelgaben.

Beobachtungszeit 2 Jahre.

Der Gemütszustand von *Anacardium*-Patienten ist nach dem Bild, das in der Literatur von diesem Arzneimittel gezeichnet wird, sehr gestört (vgl. Morrison, S. 53 f.).[39] Dieser Fall zeigt, dass es auch diskretere Formen der *Anacardium*-Pathologie gibt, in denen sich z.B. die Manie nur durch habituelles Haarausreißen manifestieren kann. Dank der Polaritätsanalyse fällt das Mittel nicht einfach außer Betracht.

4.2.7 ÜBUNGSFALL 31: MANUELA I, 12 J, KONVERSIONSSYNDROM (HYSTERISCHE LÄHMUNG). HOMÖOPATHISCHE HEILUNG ODER SPONTANVERLAUF?

Manuela ist ein blasses, etwas mageres Mädchen, das nur selten aufblickt, wenn sie angesprochen wird. Die Eltern beschreiben sie als verschlossen: Sie habe Mühe ihre Probleme zu formulieren und mache bei Kränkungen eher die „Faust im Sack" als direkt darauf zu reagieren. Gegen ihre Mutter habe sie manchmal Aggressionen, die sie aber nicht ausspreche. Anlass zur homöopathischen Konsultation ist ein akutes Ereignis: Vier Tage zuvor trat beim Aufstehen eine plötzliche Schwäche in beiden Beinen auf, Manuela sackte zusammen und konnte nicht mehr aufstehen. Sie wurde sofort ins nahe Universitätskinderspital gebracht und dort von den Neurologen ausführlich untersucht. Diese konnten, abgesehen von einer verminderten Sensibilität in beiden Beinen, keine pathologischen Befunde erheben, und stellten die Diagnose eines Konversions-Syndroms, also einer hysterischen Lähmung. Im Spital konnte sie auch dazu gebracht werden, mit Stöcken zu gehen, wobei sich ein sehr auffälliges Gangbild zeigte, ähnlich einer Paraparese beidseits. Die psychische Exploration ergab, dass beide Eltern seit längerem sehr viel arbeiten mussten, und die ältere, mitten in der Pubertät steckende Schwester nicht mehr so viel Zeit für Manuela hatte wie früher.

Mutter und Kind erarbeiten mit Hilfe der Fragebögen *Psyche* und *Chronische neurologische Erkrankungen* die folgenden Symptome:

Fragebogen Psyche
- *Gereiztheit* P
- *Angst, Furcht, Schreck verschlimmert*
- *Denken an Beschwerden verschlimmert*

- *Ärger mit Angst verschlimmert*
- *Trinken Kaltes bessert* P
- *vor Einschlafen verschlimmert* P
- *beim Erwachen verschlimmert* P
- *Berührung bessert* P *(Ablenkung)*

Fragebogen Neurologie
- *Lähmige Schwäche*
- *Muskeln schlaff* P
- *Gemütsbewegung/Ärger Kummer verschlimmert*
- *Abneigung gegen Bewegung* P
- *Bewegung verschlimmert* P
- *Gehen verschlimmert* P
- *Anstrengung körperlich verschlimmert* P
- *nach Aufstehen aus dem Bett verschlimmert* P
- *Stehen verschlimmert* P
- *Ruhe bessert* P
- *Kälte bessert* P
- *Reiben/Massieren bessert* P *(Ablenkung)*
- *Druck äußerer bessert* P
- *feuchte Umschläge bessern* P

Auch hier erfolgt die Repertorisation wenn möglich nur mit den polaren Körpersymptomen. Zudem muss darauf geachtet werden, dass Symptome, die die Bedeutung von *Ablenkung bessert/Denken an die Beschwerden verschlimmert/Trost bessert* haben, nicht verwendet werden. Es handelt sich in diesem Fall um die Symptome *Berührung bessert* und *Reiben bessert*.

Nur *Bryonia* deckt alle Symptome ab, und hat auch keine Kontraindikationen. Zweite Wahl wäre eventuell *Graphites* mit einer Polaritätsdifferenz von 20, bei dem aber die Symptome *Besserung durch Trinken von kaltem Wasser* und *Besserung durch feuchte Umschläge* fehlen (aus Platzgründen hier nicht abgebildet).

	Bry.	Borx.	Calc.	Caust.	Mur-ac.	Puls.	Sep.	Thuj.	Ars.	Cham.
Anzahl der Treffer	14	13	13	13	13	13	13	13	12	12
Summe der Grade	37	21	30	27	16	34	27	22	28	19
Polaritätsdifferenzen	**23**	**7**	**10**	**15**	**0**	**7**	**-8**	**10**	**2**	**1**
> Nahrungsm., Wasser, kaltes (P) [21]	3	1	1	4		3	4	2	1	1
< vor dem Schlaf, beim Einschlafen (P) [99]	5*	2	5*	2	1	4	4	2	4	1
< Schlaf, nach, beim Erwachen (P) [111]	2	1	4	4	2	5*	4	1	5*	3*
Muskeln, Schlaffheit (P) [53]	1	2	4		1	2		1		3
Bewegung, Abneigung gegen (P) [68]	2	1	1	1	1	2	2	3	4	1
< Bewegung, während (P) [126]	4	2	2	3*	1	1	1	1	1	1
< Gehen, beim (P) [126]	4	3*	2	1	1	1	1	2*	1	1
< Anstrengung des Körpers (P) [70]	4	1	3	1	1	1	2	1	4	
< Aufstehen aus dem Bett, nach (P) [80]	2	1	3	1	1	3	2	2	2	3
< Stehen (P) [107]	2*		1	2	1	3	3	2	1	1
> Ruhe, in der (P) [117]	4	2	2	1	1		1	1	1	
> Kälte allg. (P) [73]	1	1	1	1	1	4	1			2
> Druck, äußerer (P) [74]	2	3	1	3	3	1	1	2	2	
> Feuchte Umschläge, Befeuchten (P) [23]	1	1		3	1	4	1		2	1
< Nahrungsm., kaltes Wasser (P) [40]		1	3/KI		1	3	1		3/KI	1
> vor dem Schlaf, beim Einschlafen (P) [1]										
> Schlaf, nach, beim Erwachen (P) [28]	1		1			2	4	1	3	1
Muskeln, Straffheit (P) [34]			3/KI			2	4/KI		2	
Bewegung, Verlangen nach (P) [58]	2	1	1		1	1	1		2	4/KI
> Bewegung, während (P) [102]	1		1	1	2	4/KI	3/KI	2	2	2
> Gehen, beim (P) [102]	1		1	1	2	4/KI	3/KI	2	2	2
> Anstrengung des Körpers (P) [6]						4/KI				
> Aufstehen aus dem Bett, nach (P) [124]	1	3/KI	2	1	2	4(KI)	4/KI	2	3/KI	2
> Stehen (P) [71]	2	2	2		2			1	2	
< Ruhe, in der (P) [102]	1	1	1	1	2	4/KI	3/KI	2	2	2
< Kälte allg. (P) [90]	2	3/KI	1	4/KI	2	1	2	1	4/KI	1
< Druck, äußerer (P) [93]	1	1	3/KI	1	1	1	3/KI	1	1	
< Feuchte Umschläge, Befeuchten (P) [40]	2	2	4/KI		1	1	3/KI			3/KI

Tabelle 44: Repertorisation Übungsfall 31, M.I.

MATERIA MEDICA-
VERGLEICH FÜR
BRYONIA [GS]

Gemüt: Große Niedergeschlagenheit und grundlos sehr verstimmt, ganz im Gegensatz zum sonstigen Benehmen. Gereiztheit, Weinerlichkeit und mürrisches Gemüt; will allein sein. Zornmütigkeit. Aufgelegt zu Schreck u. Furcht. Zu Ärger geneigt. Ärgerliche Reizbarkeit u. zornige Heftigkeit. Verdrießlichkeit; Mißmut. Verdrießlichkeit mit Heftigkeit und Zorn. Verstimmt, dem Kranken wird von allem die Laune verdorben. Beängstigung u. Unruhe, mit Furcht vor der Zukunft. Nachteile von Kummer und andern Gegebenheiten [...]. Nachteile von Schreck: schmerzhafte Steifigkeit der Gliedmaßen.

Nervensystem: Hysterische Krämpfe [und Convulsionen]. Bei der mindesten Anstrengung sind die Kräfte gleich weg. Beim Aufstehen große Ermattung und Schwäche, welche vormittags im Gehen sich erhöhen, der Kranke muß sich hinschleppen; beim Steigen der Treppe große Schwäche in den Knien und Unterschenkeln. Plötzliche Ermattung, jede Bewegung wird gemieden. Ungemeine Ermattung und Entkräftung. Große Ermattung. Große Müdigkeit und Ermattung; große Abgeschlagenheit. Große Lähmigkeit und Verlangen still zu liegen. Lähmung gewöhnlich beidseitig.

Unterglieder: Große Mattigkeit in den Oberschenkeln; er kann kaum die Treppe hinaufsteigen; weniger beim Niedersteigen. Die Knie wanken und knicken zusammen im Gehen. Am Anfang des Gehens, aber auch im Stehen, solch eine Schwäche in den Beinen, daß dieselben den Kranken kaum halten können.

MATERIA MEDICA-VERGLEICH FÜR GRAPHITES [GS]

Gemüt: Neigung sich elendig und unglücklich zu fühlen. Gram über die kleinsten Vorfälle bis zur Verzweiflung. Frühbangigkeit. Ängstliche Unruhe, auch bei der Arbeit im Sitzen, [oder Nachts, aus dem Bette treibend]. Äußerste Bedenklichkeit; sie kann sich über nichts hinaussetzen. Schüchternheit. Große Reizbarkeit [u. Schreckhaftigkeit]. Ärgerlichkeit. Übellaunigkeit; leicht verdrossen; Reizbarkeit. Höchst verdrießlich; Alles ärgert und ergrimmt ihn. Nachteile von Kummer (oder Schreck).

Nervensystem: Trägheit u. Mattigkeit. Neigung zum Sitzen. Unglaublich müde und schläfrig. Öfters Ohnmachtsgefühl, mit teilweisem Verlust der Sinne. Schwach und am ganzen Körper entkräftet. Plötzliches Sinken der Kräfte. Kataleptischer Zustand; volles Bewußtsein, aber keine Kraft zum Bewegen oder Sprechen.

Unterglieder: Beine schwer, [müde u. abgestorben, im Freien]. Fußschwäche, kann nicht laufen.

MITTELGABE UND VERLAUF

Repertorisation und Materia medica-Vergleich entsprechen am ehesten *Bryonia*, von dem die Patientin eine Dosis in der Potenz C200 erhält.

Innerhalb von 10 Tagen verschwindet die lähmige Schwäche vollständig, und die Sensibilitätsstörung normalisiert sich. Nach drei Wochen ist die „neurologische" Symptomatik gänzlich geheilt. Auch psychisch verändert sich Manuela: Sie wird offener, gelassener, und kann ihren Gefühlen viel besser Ausdruck geben. Die Mutter hat das Gefühl, jetzt endlich ein normal pubertierendes Kind zu haben. Sie beziffert die Besserung mit 100%. Keine weitere Mittelgabe.

Beobachtungszeit: 3 Jahre

ANMERKUNG   Theoretisch könnte die hysterische Lähmung in diesem Fall spontan verschwunden sein. Für eine Wirkung von *Bryonia* spricht die Normalisierung der Verhaltensstörung, die dem Krankheitsbild von *Bryonia* sehr entsprach. Die hysterische Lähmung ist bei *Bryonia* nicht in der Materia medica zu finden; hysterische Krämpfe und Lähmungsgefühl sind aber beschrieben, Hysterie oder Hypochondrie allerdings nur in niederen Graden.

Bryonia alba

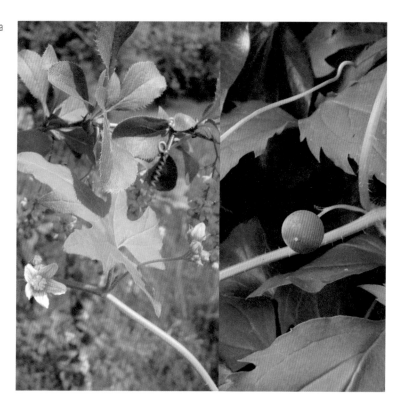

4.2.8 Übungsfall 32: Luca U, 17 J, Muskeldystrophie Typ Duchenne und ihre Folgen.
Homöopathische Begleitung einer unheilbaren Krankheit

Die ersten Lebensjahre Lucas verliefen, abgesehen von relativ häufigen Atemweginfekten und einer leichten Ungeschicktheit, die auf eine Muskelhypotonie zurückgeführt wurde, unauffällig. Im Alter von sechs Jahren fiel der Mutter auf, dass er in seiner motorischen Entwicklung einen Rückstand gegenüber Gleichaltrigen aufzuweisen schien, und sie kam deswegen zu einer Entwicklungskontrolle in die pädiatrisch-homöopathische Praxis. Im Neurostatus fanden sich damals eine Muskelhypotonie, assoziierte Bewegungen beim Fersen- und Zehenspitzengang sowie eine minimale Ataxie im Finger-Nasen-Versuch beidseits. Auffällig war zudem eine Hyperlordose der Lendenwirbelsäule und beim Aufstehen vom Boden zeigte sich das Gowers Zeichen: Wegen einer Schwäche oder Lähmung der Kniestrecker müssen sich die Patienten beim Aufstehen mit Hilfe der Arme an den eigenen Beinen hochstemmen. Die stark erhöhte Kreatinphosphokinase (CPK) bestätigte den Verdacht auf eine Muskeldystrophie Typ Duchenne. Der weitere Verlauf war progredient, so dass sich Luca im Alter von 10 Jahren nur noch im Rollstuhl fortbewegen konnte. Mit mehreren Gaben von *Sepia* und später *Lycopodium* konnten die üblicherweise assoziierten häufigen Atemweginfekte auf ein erträgliches Minimum begrenzt werden, so dass es ihm, im Vergleich zu andern Patienten, bis dahin relativ gut erging.

Die aktuelle Fallaufnahme erfolgt im Alter von 17 Jahren, weil sein Verhalten plötzlich sehr schwierig wurde und er vermehrt Atemweginfekte durchmachte: Morgens beim Erwachen war er eigensinnig und reizbar, man musste ihm dauernd aufwarten und konnte ihm nichts recht machen. Die Mutter sagt: *„Er giftelt gegen alle, ist ärgerlich, zornig, verdrießlich und übelnehmend, dabei aber auch weinerlich; und er hat eine ausgeprägte Angst bei Dunkelheit.“* Nachts konnte er oft nicht schlafen, was Kopfschmerzen zur Folge hatte, welche sich deletär auf seinen Gemütszustand auswirkten. Kaum erkältete er sich, so traten jetzt Atemweginfekte auf: Beginnend mit einer belegten Stimme und gelbem Schnupfen entwickelt sich ein Husten mit eitrigem Auswurf. Als neuestes Symptom begannen Durchfälle, wobei er immer sehr schnell auf die Toilette gehen müsste. Er war jetzt 180 cm groß und 85 kg schwer. Ihn aus dem Zimmer zu bringen bedeutete für die Mutter zehn Minuten Schwerstarbeit unter ständiger Kritik. Zusätzlich bestanden Wadenkrämpfe, eine überempfindliche, schuppende, juckende Haut und übelriechende Schweiße. Luca litt jetzt offensichtlich an einer larvierten Depression, welche in Anbetracht seiner niederen Lebenserwartung (maximal 20 bis 30 Jahre) nicht überraschte.

Für die große Fallaufnahme erarbeitete Frau U. mit Hilfe der Fragebögen für *Chronische Erkrankungen des Magen-Darm-Trakts, Psyche* sowie dem *Fragebogen Nebensymptome* die folgende Symptomatik:

Psyche
- *Gereiztheit* P
- *Traurigkeit/Weinerlichkeit* P
- *Verdrießlichkeit*
- *Angst*
- *Schlaflosigkeit infolge Beschwerden*
- *Ärger verschlimmert*
- *Zorn verschlimmert*
- *Dunkelheit verschlimmert* P
- *beim Erwachen verschlimmert* P
- *Bewegung verschlimmert* P

Magen-Darm-Trakt
- *Durchfall*
- *Stuhldrang*
- *beim Erwachen verschlimmert* P
- *Abneigung gegen Bewegung* P
- *Bewegung verschlimmert* P

Nebensymptome
- *Kopfschmerzen*
- *Husten mit Auswurf*
- *Auswurf eitrig*
- *Schnupfen, Absonderung gelb*
- *Atmung rasselnd*
- *Muskelkrämpfe*
- *Muskeln schlaff* P
- *Hunger* P
- *Fettsucht*
- *Haut trocken, schuppend*
- *Schweiß stinkend*
- *Kälte verschlimmert* P
- *Kaltwerden verschlimmert* P
- *Bewegung verschlimmert* P
- *Liegen auf Rücken bessert* P
- *Schlafmangel*

Aufgrund der Heringschen Regel werden die bereits seit Jahren vorhandenen primären Symptome der Muskeldystrophie, wie z.B. *Muskeln schlaff*, nicht einbezogen. Es geht bei dieser Repertorisation also nur um die jüngeren Symptome. Die psychische Symptomatik wird wie gewohnt vorerst ausgeklammert. Die Repertorisation erfolgt also primär nur mit den polaren Symptomen des Magen-Darm-Traktes und den polaren Nebensymptomen. Damit kommt eine Eingrenzung auf 23 Arzneimittel zustande, welche alle Symptome abdecken. Acht weisen keine Kontraindikationen auf. *Carbo animalis* und *Kalium carbonicum* haben die höchste Polaritätsdifferenz.

Diese Differenzierung ist ungenügend; deshalb müssen weitere charakteristische Symptome beigezogen werden, am besten die *rasselnde Atmung,* der *Husten mit Auswurf* und der *Stuhldrang.* Damit sinkt die Auswahl auf fünf Arzneimittel. Ausscheidungen wie Auswurf eitrig, Schnupfen gelb oder Schweiß stinkend wären weitere Möglichkeiten; deren Zuverlässigkeit ist aber, wie früher schon erwähnt, niedrig. Es ist deshalb vorzuziehen, jetzt die bei einem 17-Jährigen auffallende *Verschlimmerung bei Dunkelheit* einzuschließen, auch wenn diese die Psyche betrifft (Tabelle 45).

	Calc.	Carb-a.	Lyc.	Nat-m.	Phos.	Am-c.	Anac.
Anzahl der Treffer	11	11	11	11	11	10	10
Summe der Grade	30	25	30	22	28	18	17
Polaritätsdifferenzen	**11**	**16**	**4**	**8**	**2**	**9**	**5**
Bewegung, Abneigung gegen (P) [68]	1	1	3	3	2	1	2
< Bewegung, während (P) [126]	2	3	1	3	3	2	2
Hunger (P) [99]	4	1	3	2	2	2	1
< Kälte allg. (P) [90]	1	2	1	1	2	3	1
< Kaltwerden, beim (P) [78]	2	1	3	1	3	2	
< Schlaf, nach, beim Erwachen (P) [111]	4	5*	4*	4*	4	4*	1
> Liegen, Rücken (P) [50]	4	3	3	2	1	1	3
Stuhldrang [94]	1	2	1	2	3	1	3
Atem, rasselnd (mit Schleimgeräusch) [50]	2	2	4	2	2	1	1
Husten mit Auswurf [106]	4	2	4	1	4	1	1
< Dunkelheit (P) [20]	5*	3	3*	1*	2*		2*
Bewegung, Verlangen nach (P) [58]	*1*		*1*		*1*		
> Bewegung, während (P) [102]	*1*	*1*	*4/KI*	*1*	*1*	*1*	*1*
Appetitlosigkeit (P) [115]	*3*	*1*	*3*	*3/KI*	*2*	*2*	*1*
> Kälte allg. (P) [73]	*1*		*2*	*2*	*1*		*2*
> Kaltwerden, beim (P) [74]	*1*		*4(KI)*	*1*	*1*		*1*
> Schlaf, nach, beim Erwachen (P) [28]	*1*				*4*		
< Liegen, Rücken (P) [48]				*1*	*4/KI*	*1*	
> Dunkelheit (P) [74]	*4*	*1*	*3*	*1*	*4/KI*	*1*	*2*

Tabelle 45: Repertorisation Übungsfall 32, L.U.

Fünf Arzneimittel decken schließlich alle Symptome ab; nur zwei, *Carbo animalis* und *Calcium carbonicum*, haben keine Kontraindikationen.

Gemüt: Klares Bewußtsein und große Angst mit Sinken der Lebenskräfte. Früh ist er ganz verwirrt im Kopfe, weiß nicht, ob er geschlafen oder gewacht habe. Hang zur Einsamkeit; traurig und in sich gekehrt, wünscht sie nur immer allein zu sein, und vermeidet jedes Gespräch. Wechsel von Lustigkeit, wie von Überreiztheit, mit verdrießlicher Traurigkeit. Niedergeschlagenheit. Furchtsamkeit im Dunklen. Früh Eingenommenheit und Schwerheit im Kopf und reizbares Gemüt.

Gemüt: Beim Aufwecken öffnet er die Augen, ist zerfahren und bangig, [...] Schlaflosigkeit wegen [Lebhaftigkeit des Geistes und] Zudrang von Gedanken. Unlust zu sprechen und große Reizbarkeit. Verzweifelnde Stimmung mit Furcht vor Krankheit, Elend und Unfällen. Niedergeschlagenheit und Wehmut. Durchfall. Muskelatrophie. Anfälle von Gereiztheit mit Ängstlichkeit. Besorgt um Gegenwart und Zukunft. Verdrießlichkeit, große nervöse Aufgeregtheit und Gereiztheit.

Der Materia medica-Vergleich hilft hier nicht wirklich weiter. Luca erhält aufgrund der höheren Polaritätsdifferenz eine Dosis *Carbo animalis* C200.

In den folgenden Tagen verschwindet die Melancholie, er wird *„ausgeglichener, höflicher, gemütlicher, nicht mehr giftig, und kann auch ruhig am Tisch sitzen. Zeitweise lacht er sogar über seine Ängste, auch wenn diese noch nicht ganz weg sind"*. Die Durchfälle haben aufgehört und der Husten verschwindet innerhalb von zwei Wochen. Nach sechs Wochen scheint die Wirkung nachzulassen. Luca erhält weitere Dosen von *Carbo animalis* in aufsteigender Potenzhöhe (M, XM, LM, CM), welche seinen Zustand über Jahre stabilisieren. Sein heutiges Spezialvergnügen sind Rollstuhlrennen mit einem Kollegen durch die Arkaden der Berner Altstadt. *Beobachtungszeit*: 8 Jahre

Dieser Fall zeigt, dass eine schicksalhafte Erkrankung, wie die Muskeldystrophie, an sich nicht homöopathisch beeinflusst werden kann. Trotzdem können wir die mit der Krankheit verbundenen Nebenbeschwerden lindern oder sogar heilen, und damit den Patienten das Leben im Rahmen des Möglichen erträglicher machen.

Reichen die polaren Symptome nicht aus für eine Mitteldifferenzierung, so werden zunächst möglichst „unanfechtbare" Befunde in die Repertorisation einbezogen. Subjektiv eingefärbtes, wie die Beschaffenheit von Sekreten, sollte man meiden. Manchmal braucht es, wie hier, auch den Einbezug einer auffallenden Modalität der Psyche.

4.2.9 Quiz 7: Psychische Erkrankungen bei Kindern und Jugendlichen

47 Welchen Stellenwert haben pathognomonische Symptome in der Arzneimittelbestimmung?

48 Welcher Stellenwert ist der Beschaffenheit von Ausscheidungen in der Arzneimittelbestimmung beizumessen?

49 Welche Symptome sind bei psychischen Problemen zuverlässiger für die Repertorisation: Gemütssymptome oder Körpersymptome?

50 Welche Rolle spielen Konstitutionsmerkmale für die Arzneimittelbestimmung?

51 Wie gehen Sie vor, wenn der Patient keine psychischen Symptome preisgeben will?

52 Wie vermeiden Sie Fehlverordnungen aufgrund von eingeprägten Arzneimittelbildern?

53 Wie können Sie bei einer chronischen Erkrankung eine Spontanheilung von einer homöopathischen Heilung unterscheiden?

54 Welche Symptome fügen Sie am besten zusätzlich in die Repertorisation ein, wenn die polaren Symptome nicht für eine ausreichende Mitteldifferenzierung sorgen?

Sie finden die Antworten auf S. 295 FF.

Nach dem Erarbeiten der Fallbeispiele in den Kapiteln drei und vier ist es wiederum sinnvoll, die gewonnenen Erkenntnisse mit eigenen Patienten umzusetzen. [Die schwierigeren ADHS/ADS-Patienten werden erst im dritten Modul, zusammen mit den multimorbiden Patienten in Angriff genommen]. Erfassen Sie die Resultate auch hier systematisch in der nachfolgenden Tabelle.

Behandlungsresultate eigener, physisch oder psychisch chronisch kranker Patienten

	NAME	DIAGNOSE	KONTROLLEN (BESSERUNG DER GESAMT-SYMPTOMATIK IN PROZENT)					
			1	2	3	4	5	6
1								
2								
3								
4								
5								
6								
7								
8								
9								
10								
11								
12								
13								
14								
15								

MODUL 3

5. MULTIMORBIDE PATIENTEN

5.1 Vorgehen Multimorbide Patienten weisen gleichzeitig drei oder mehr Leidensbereiche auf. Naturgemäß handelt es sich meistens eher um ältere Menschen. In der konventionellen Medizin, die für jedes Leiden ihre Einzelmittel anwendet, kommt es bei Multimorbidität sehr oft zu einer medikamentösen Polypragmasie, bei der bis zu zehn und mehr Medikamente gleichzeitig verordnet werden. Dabei entstehen Interaktionen, die zu problematischen Nebenwirkungen führen können. Durch die Möglichkeit, alle Leidensbereiche gleichzeitig einem einzigen Arzneimittel zuzuordnen, ist die Behandlung multimorbider Patienten eine der Kernkompetenzen der klassischen Homöopathie.

Die homöopathische Fallaufnahme erfolgt wie bei einfachen chronischen Erkrankungen in zwei Terminen: In einer *vorbereitenden Konsultation* werden eine orientierende Anamnese und die körperliche Untersuchung mit dem Ziel einer ganzheitlichen Erfassung aller Leiden durchgeführt. Die konventionell-medizinischen Diagnosen müssen vor Behandlungsbeginn klar sein. Nachdem die Indikation zur homöopathischen Behandlung gestellt ist, werden den Patienten die für ihre Leiden in Frage kommenden Fragebögen erklärt, mit der Aufforderung, ihre Symptome mit deren Hilfe bis zur Fallaufnahme sorgfältig vorzubereiten.

Bei der nach zwei bis vier Wochen erfolgenden *Fallaufnahme* werden die mitgebrachten Fragebögen gesichtet, die unterstrichenen Symptome besprochen, allenfalls ergänzt, und ein *Anamneseprotokoll* erstellt (siehe Fallbeispiele 33 bis 38). Darin werden zu jedem Leiden dessen Diagnose, erstes Auftreten (Jahr), die Häufigkeit der Beschwerden sowie Empfindungen und Modalitäten festgehalten. Die Patienten müssen auch für jedes Leiden eine durchschnittliche Beschwerdeintensität auf einer Skala 1-10 angeben (1=geringe, 10=maximale Beschwerden). Die *Repertorisation* erfolgt mit Hilfe des Anamneseprotokolls, wobei wiederum v.a. die polaren Symptome berücksichtigt werden. Für die definitive *Mittelbestimmung* ausschlussgebend sind das Fehlen von Kontraindikationen und die Höhe der Polaritätsdifferenz. Der Mittelentscheid wird wie gewohnt mit Hilfe eines Materia medica-Vergleichs überprüft (Tabellen 46 und 47).

Tabelle 46	GRUNDPRINZIPIEN DER REPERTORISATION BEI MULTIMORBIDEN PATIENTEN
	Führen Sie die erste Repertorisation nur mit polaren Symptomen durch, insbesondere Modalitäten.
	Bei mehr als 20 relevanten Symptomen beachten Sie nur die jüngsten Symptome für die Repertorisation (entsprechend Hering'schem Gesetz).
	Beachten Sie besonders die Mittel mit hoher Polaritätsdifferenz und keinen oder wenigen Kontraindikationen und klären Sie jegliche Unsicherheiten im Gespräch mit dem Patienten.

Tabelle 47	KRITERIEN ZUR ARZNEIMITTELWAHL BEI MULTIMORBIDEN PATIENTEN
	Welches Mittel hat keine Kontraindikationen und weist die höchste Polaritätsdifferenz auf ?
	Sind unter Umständen fehlende Symptome wirklich relevant?
	Werden die wichtigsten Leidensbereiche abgedeckt?
	Überprüfen Sie alle fehlenden Symptome, die im Bönninghausen's Therapeutischem Taschenbuch fehlen, indem Sie diese mit anderen Materia medicas vergleichen, wie etwa Hering's Guiding Symptoms[20], Clarke's Dictionary[21] oder der MMRH[22].

Tabelle 48	MITTELGABE
	Erste Mittelgabe: Einzeldosen in der Potenz C 200, selten Q-Potenzen.
	Folgemittel: M, XM, LM, CM, Q-Potenzen in Dreierschritten.

Bei den monatlichen *Verlaufskontrollen* wird die Intensität jedes Symptoms erneut abgefragt und die Patienten geben ein Gesamtrating der bestehenden Besserung an, wiederum auf einer Skala von 0-10 (0 = keine Besserung, 10 = vollständige Heilung). Die Excel Datei Anamneseprotokoll erstellt damit automatisch eine Verlaufsgrafik. Die weiteren Mittelgaben erfolgen in aufsteigender Potenzhöhe in monatlichen Abständen. Falls indiziert wird nach erneuter Repertorisation der Restsymptomatik mit Hinzufügung evtl. neu aufgetretener Symptome ein Mittelwechsel vollzogen.

Herr G. ist ein großer, athletischer Mann, der in einem technischen Beruf Teilzeit arbeitet und daneben mit seiner ebenfalls berufstätigen Frau ihre beiden Kinder, einen Hund und eine Katze betreut. Gleichzeitig absolviert er im Fernstudium einen Bachelor-Lehrgang in Informatik an einer ausländischen Universität. Hinzu kommt, dass er auch sehr viel Sport treibt.

Seit einigen Wochen plagt ihn eine chronische Müdigkeit, welche sich durch Hektik, Stress und unvorhergesehene Ereignisse stark verschlimmert. Nach zwei bis drei Stunden körperlicher Arbeit ist er, der früher problemlos neun Stunden hart arbeiten konnte, völlig ausgelaugt. Nach dem Mittagessen braucht er jetzt unbedingt einen kurzen Schlaf, um danach überhaupt weiter arbeiten zu können. Herr G. nimmt an, dass sein Perfektionismus für die Dekompensation der Leistungsfähigkeit verantwortlich ist, und fragt sich, wo er zurückstecken könnte ...

Als Nebenbeschwerden sind in der letzten Zeit auch Kopfschmerzen und Schwindel hinzugekommen und er fühlt sich manchmal wie benebelt. Zudem hat er seit einer Distorsion des rechten Handgelenks Schmerzen beim Hantieren mit Werkzeugen. Neueren Datums sind auch Schmerzen im rechten Hüftgelenk, die er auf seine intensiven sportlichen Betätigungen und eine Beinlängendifferenz zurückführt. Als ältestes Leiden erwähnt er eine Neigung zu Aphthen und rezidivierende Tonsillitiden, die besonders nach Kälteexposition im Winter auftreten. Bei Herrn G. liegt eine chronische Überbelastung vor, die sich in somatischen Symptomen niederzuschlagen beginnt. Ein beginnendes Burnout-Syndrom ist nicht auszuschließen.

Mit Hilfe der folgenden Fragebögen erarbeitet er seine Symptomatik.

Psyche — *chronische Müdigkeit*
Neurologie — *Schwindel und Kopfschmerzen*
Bewegungsapparat — *Gelenkschmerzen*
HNO — *rezidivierende Infekte*
Nebensymptome — *weitere Beschwerden*
Umfeld — *Psychosoziale Informationen*

ANAMNESEPROTOKOLL G.G. 33 J.			Datum der Konsultationen (rechts)							
DIAGNOSE, BEGINN DER SYMPTOMATIK	HÄUFIGKEIT DER BESCHWERDEN	CHARAKTERISTISCHE SYMPTOME (UNTEN)	12.06.2009	02.07.2009	10.08.2009	14.09.2009	14.10.2009	28.11.2009	25.01.2010	25.05.2010
		Mittelwert Symptomenintensität (Skala 10-0)	6.8	2.0	1.0	0.5	1.0	0.8	0.3	0
		Besserung (Skala 0-10)	0	7.0	8.5	8.8	9.0	9.3	9.8	10
Erschöpfung 2 Monate	immer	Schläfrigkeit tagsüber Benebelung Müdigkeit Trunkenheitsgefühl Ernsthaftigkeit *(immer)*[I] Schlaf fest, tief Gereiztheit P[II] Traurigkeit P[II] < Ärger/Zorn > Bewegung P *(immer)*[I] > im Freien P *(immer)*[I]	8	4	2	2	4	1	0	0
Kopfschmerzen 12 Monate	täglich	Dumpfer Schmerz Schwindel < Kummer/Ärger < nach Mittagessen *(= < nach Essen)* P < Kälte P[IV] < Kaltwerden P < Anstrengung körperlich P < Sehen angestrengt P < Kopfschütteln P >Augenschliessen *(=<Licht)* P > Einhüllen des Kopfes P > Reiben (Massieren) P > Ruhe P	9	0	0	0	0	0	0	0
Gelenkschmerzen 6 Wochen	täglich	Handgelenk / Hüftgelenk rechts Muskeln verhärtet / verkürzt Knacken in Gelenken < Bewegung P < Sitzen P < Wetter kalt P[III] > Wärme P[IV] > Reiben P Abneigung freie Luft P	4	4	2	0	0	2	1	0
HNO-Infekte 1999	Ca. 6 x pro Jahr	Halsweh Aphthen Mucocelen < Schlucken P < im Winter[III] < Wetter kalt P[III] < Kälte P[IV] < Einatmen kalte Luft[III] < Bewegung P < Anstrengung P < Sprechen P > Ruhe P	6	0	0	0	0	0	0	0

Anlässlich der großen Fallaufnahme wird das nachfolgende Anamneseprotokoll erstellt:

ANMERKUNGEN ZUM
ANAMNESEPROTOKOLL: *Kursiv:* Präzisierungen des Patienten während der Repertorisation
I: Diese Eigenschaften sind immer vorhanden, nicht nur bei Krankheit. Damit handelt es sich um Eigenheiten des Patienten, nicht Symptome. Sie werden nicht in die Repertorisation eingeschlossen.
II: Polare psychische Symptome werden erst im Materia medica-Vergleich eingebracht.
III: Die Symptome < *Wetter kalt, < im Winter, < Einziehen kalte Luft* entsprechen dem Symptom: < *Kälte.* Nur dieses wird in die Repertorisation aufgenommen.
IV: In Bönninghausens Therapeutischem Taschenbuch haben <*Kälte und >Wärme* die gleichen Arzneimittelzuordnungen. Es wird nur eines der beiden für die Repertorisation verwendet, da sich sonst die Polaritätsdifferenz künstlich überhöht. Dasselbe trifft auch auf die Symptome < *im Freien und > im Zimmer* zu.

Repertorisiert werden nur die polaren Körpersymptome. Vorerst ausgeschlossen werden polare psychische Symptome. Dieser Patient gibt seine Verschlimmerung durch Kälte in sehr vielen Variationen an. Verwendet werden nur < Kälte, < Kaltwerden und > Warmeinhüllen des Kopfes. Die *Unterscheidung zwischen den Symptomen und den Eigenheiten des Patienten* ist bei komplexen Fällen besonders wichtig, weil sonst das richtige Arzneimittel verpasst werden kann (Tabelle 49).

Bei diesem Vorgehen resultieren sieben Arzneimittel, die alles Relevante abdecken; vier davon haben keine Kontraindikationen, nämlich *China* (PD 22), *Cicuta* (PD 19), *Hepar sulphur* (PD 35) und *Staphisagria* (PD 10). *Nux vomica* hat die höchste Polaritätsdifferenz, aber eine Kontraindikation, bei einem Symptom, das vom Patienten bestätigt wird *(< Sitzen).* Damit ist *Hepar sulphuris* die erste Wahl, *China* die zweite.

Tabelle 49: Erste Repertorisation Übungsfall 33, G.G. →

	Chin.	Cic.	Hep.	Merc.	Nux-v.	Rhus.	Staph.	Am-c.
Anzahl der Treffer	15	15	15	15	15	15	15	14
Summe der Grade	33	24	40	29	47	41	25	22
Polaritätsdifferenzen	**22**	**19**	**35**	**12**	**37**	**26**	**10**	**16**
< Essen, nach (P) [121]	3	1	2	1	5*	4*	1	2
< Kälte allg. (P) [90]	2	3	4	1	4	4	2	3
< Kaltwerden, beim (P) [78]	2	2	3	2	4	4	1	2
< Anstrengung des Körpers (P) [70]	3*	1	2	2	3	4	1	1
< Sehen, angestrengt (P) [85]	1	3	1	1	1	1	2	1
< Kopfschütteln (P) [71]	1	1	3	2	4	1	2	1
< Licht allg. (P) [80]	3	1	3	3	3	1	1	1
> Warmeinhüllen des Kopfes (P) [45]	1	2	4	1	4	4	1	
> Reiben (P) [74]	2	2	1	3	1	2	2	1
> Ruhe, in der (P) [117]	1	2	3	3	4	1	3	2
< Bewegung, während (P) [126]	3*	2	3	3	4	1	3	2
< Sitzen (P) [126]	2	1	1	1	1	4	1	2
Luft, Abneigung gegen freie (P) [86]	3	1	3	2	4	3	2	2
< Schlucken (P) [93]	2	1	4	3	3	3	1	1
< Sprechen (P) [71]	4	1	3	1	2	4	2	1
> Essen, nach (P) [52]	2			1	1	2		2
> Kälte allg. (P) [73]	1		1	1	1	1	1	
> Kaltwerden, beim (P) [74]	1			3/KI	1	1	1	
> Anstrengung des Körpers (P) [6]								
> Sehen, angestrengt(P) [5]								
> Kopfschütteln (P) [3]	1							
> Licht allg. (P) [13]							2	
< Warmeinhüllen des Kopfes (P) [32]	2			1			2	
< Reiben (P) [44]				2			2	
< Ruhe, in der (P) [102]	1	1	1	1		4/KI	1	1
> Bewegung, während (P) [102]	1	1	1	3		4/KI	1	1
> Sitzen (P) [101]	1	2	1	3/KI	4/KI	1	2	1
Luft, Verlangen nach freier (P) [76]		1	1			1	1	1
> Schlucken (P) [47]	1			2	3	1	2	
> Sprechen (P) [1]								

Tabelle 49: Erste Repertorisation Übungsfall 33, G.G.

MATERIA MEDICA-
VERGLEICH FÜR
HEPAR SULPHURIS
[GS]
Gemüt: Heftig, ärgerlich, zornig; sprach mit großer Fertigkeit, wollte sich keine der vorgebrachten Erläuterungen anhören. Niedergeschlagenes oder reizbares Gemüt. Sehr entmutigt. Sehr ärgerlich; es verdross sie jede Kleinigkeit.

Sensorium: Schwindel: Abends, mit Übelkeit; früh nach d. Aufstehen; beim Schließen der Augen zum Mittagsschlafe, [als ginge Alles im Kreise herum]; Ohnmachtsschwindel, Schwindel beim Fahren und Schütteln des Kopfes. Kurze Anfälle von Betäubtheit, Schwindel, Eingenommenheit und Gedächtnisschwäche. Betäubung und Schwere im Vorderkopf.

Kopf innen: Drücken und Ziehen in den Schläfen, am Tage. Halbseitiges Drücken im Kopf, wie von einem Pflock oder stumpfen Nagel, nachts und früh beim Aufwachen; Bewegen der Augen und Bücken <; Aufstehen und festes Einbinden des Kopfes >. Anhaltender Druckschmerz in der einen Gehirnhälfte, wie von einem Pflocke oder Nagel.

Unterglieder: Das Hüftgelenk schmerzt wie verrenkt, beim Gehen im Freien. Die Hinterbacken und der hintere Teil der Oberschenkel schmerzen im Sitzen.

Nervensystem: Allgemeine Entkräftung.

Schlaf: So schläfrig und müde, abends, daß er sitzend einschlief. Große, unüberwindliche Schlafmüdigkeit, Abends; er muß sich gleich nach dem Abendessen legen und schläft bis früh. Tagesschläfrigkeit, besonders früh und abends, mit krampfhaftem Gähnen.

MATERIA MEDICA-
VERGLEICH FÜR
CHINA [GS]

Gemüt: Nervöse Überreiztheit, auch mit Kleinmut und Unerträglichkeit aller Sinneseindrücke, besonders des Geräusches. Nervöse Überreiztheit mit langsamem Gedankengang.

Sensorium: Schwindel: nach Verlust von Körperflüssigkeiten; Schwindel, als wolle der Kopf rückwärtssinken, besonders beim Gehen und Bewegen vorzüglich des Kopfes, minder im Liegen. Schwindel beim Aufrichten des Kopfes, [bes. im Hinterhaupte, als wolle der Kopf rückwärts sinken]. Betäubung des Kopfes, mit Drücken in der Stirne.

Kopf innen: Schmerzhaftes Drücken und Pressen im Kopfe, nach der Stirne zu, als wenn alles darin zu schwer wäre und herausgedrückt werden sollte, durch starkes Aufdrücken mit der Hand erleichtert. Kopfschmerz in der Stirne; beim Rückwärtsbiegen trat er verstärkt in beide Schläfen; beim Sitzen blieb er bloß in der Stirne. Kopfweh, als wäre das Gehirn wie zusammengeballt, mit allzu großer Aufgeregtheit.

Ober- und Unterglieder: Nichts Entsprechendes.

Nervensystem: Schwäche nach Verlust von Körperflüssigkeiten (Blut, etc.), oder nach schwerer und schwächender Krankheit.

Schlaf: Unüberwindliche Tagesschläfrigkeit im Sitzen und nach dem Essen. Beständiger Sopor oder unerquicklicher Schlaf; [...] Beim Erwachen: kann nicht die Gedanken sammeln; [...].

MITTELGABE UND
VERLAUF

Aufgrund der Höhe der Polaritätsdifferenz und dem schlüssigeren Materia medica-Vergleich erhält Herr G. eine Dosis *Hepar sulphuris C200.*

In den ersten Tagen nach der Mittelgabe ist er sehr müde und die Halsschmerzen treten wieder auf. Danach klingen alle Beschwerden langsam und kontinuierlich ab. Nach einem Monat übermittelt er eine Gesamtbesserung um 70 %. Mit weiteren Dosen von *Hepar sulphuris (M, XM und LM)* steigt die Besserung auf über 90 %, stagniert dann aber. Im Gegenteil: Nachdem Herr G. wegen einer Borreliose mit Antibiotika behandelt werden musste, nimmt seine Müdigkeit wieder zu. Neue Symptome sind aber keine aufgetreten.

Im Anamneseprotokoll markiert er mit Farbe die jetzt noch, resp. wieder vorhandenen Symptome:

- *Gereiztheit* P
- *Schläfrigkeit, Müdigkeit verschlimmert*
- *Wetter, kalt, verschlimmert* P
- *Sitzen verschlimmert* P
- *Wärme bessert* P
- *Abneigung gegen Bewegung* P
- *Anstrengung körperlich verschlimmert* P
- *Anstrengung geistig verschlimmert* P

Bei der geringen Anzahl an Symptomen verwendet man jetzt am besten alle zur Repertorisation.

	Ars.	Borx.	Chin.	Cocc.	Ign.	Lach.	Nat-m.	Nux-v.	Phos.	Sep.	Acon.
Anzahl der Treffer	8	8	8	8	8	8	8	8	8	8	7
Summe der Grade	25	14	15	18	22	19	20	26	16	21	20
Polaritätsdifferenzen	**19**	**7**	**7**	**9**	**9**	**15**	**10**	**18**	**10**	**12**	**13**
< Wetter /Luft, kalt (P) [88]	4	1	1	3	3	3*	2	4	3	3	3
< Sitzen (P) [126]	2	2	2	1	1	3	1	1	1	4	1
> Wärme allg. (P) [90]	4	3	2	3	3	2	1	4	2	2	3
Bewegung, Abneigug gegen (P) [68]	4	1	1	3	3	2	3	4	2	2	4
< Anstrengung des Körpers (P) [70]	4	1	3*	3	1	1	3	3	2	2	3
< Anstrengung des Geistes (P) [65]	2	2	2	3	4	5*	4*	5*	1	4	
< Schläfrigkeit, Müdigkeit [65]	3	3	2	1	3	1	3	1	2	1	2
Gereiztheit (Ärgerlichk., Aggressivität) (P) [64]	2	1	2*	1	4	2	3	4	3	3	4
> Wetter /Luft, kalt (P) [44]				2	1	2	1	1	1	2	
> Sitzen (P) [101]	1	2	1	1	1		2	4/KI	2		2
< Wärme allg. (P) [73]		1	1	1	1	1	2	1	1	1	1
Bewegung, Verlangen nach (P) [58]	2	1	4/KI		1			1		1	2
> Anstrengung des Körpers (P) [6]					3/KI		1			4/KI	
> Anstrengung des Geistes (P) [3]											
Sanftheit (mildes Gemüt) (P) [37]				4/KI	3		1				

Tabelle 50: Zweite Repertorisation Übungsfall 33, G.G.

Zehn Arzneimittel decken alles ab, fünf davon haben keine Kontraindikationen. *Arsenicum album* ragt mit einer Polaritätsdifferenz von 19 heraus. An zweiter Stelle steht *Lachesis* (PD 15), an dritter *Natrium muriaticum* und *Phosphor* (PD je 10).

Materia medica-Vergleich für Arsenicum album [GS]

Gemüt: Reizbarkeit des Gemütes mit Niedergeschlagenheit wechselnd. Überempfindlichkeit. Gereiztheit mit Gefühl von dumpfer Eingenommenheit im Kopf.

Gereiztheit, Mutlosigkeit und Unruhe. Unmut u. Ärgerlichkeit über Kleinigkeiten.

Verlangen nach Wärme; großes Schwächegefühl; [...].

Nervensystem: Abgeschlagenheit und gegen alle körperlichen Anstrengungen abgeneigt; [...]. Ermattung von der mindesten Anstrengung, der Kranke muß sich hinlegen. Schwäche nötigt zum Hinlegen, anschließend spürt der Kranke mehr Kraft. Schwäche nach Überanstrengung. Rasch und gänzlich erschöpft.

Materia medica-Vergleich für Lachesis [GS]

Gemüt: Geistig sehr träge, bei körperlicher Mattigkeit. Unlust zur eigenen Arbeit; klagt über Kleinigkeiten. In sich gekehrt, sorgenvoll, Niedergeschlagenheit, Seufzen >. Will nicht sprechen, Abneigung gegen Gesellschaft. Neigung alles anzuzweifeln; Unlust zu aller Art von Arbeit und Bewegung. Traurigkeit; Lebensüberdruß; Mißtrauen und Verdrießlichkeit. Klagen und Jammern. Reizbarkeit; Übellaunigkeit; empfindliches Gemüt. Verdrießlichkeit, zu Mürrischkeit und Zank geneigt.

Nervensystem: Nervöse Reizbarkeit; Unruhe; Zucken. Mattigkeitsgefühl; Trägheit; Große Schwäche im Rücken bis in die Glieder. Große körperliche und geistige Entkräftung, sinkt durch Schwäche ständig nieder; früh <. Muskuläre Erschöpfung.

Mittelgabe und Verlauf

Herr G. erhält jetzt aufgrund der höheren Polaritätsdifferenz und des besser passenden Materia medica-Vergleichs *Arsenicum album* C200.

Ein Monat später ist die ganze Symptomatik verschwunden. Er beziffert die Besserung mit 100 %. Sicherheitshalber wird *Arsenicum album* noch über drei weitere Monate verabreicht, in den Potenzen *M, XM und LM*. Seither ist kein Rückfall mehr aufgetreten. Beobachtungszeit: 2 Jahre.

Arsenicum metallicum

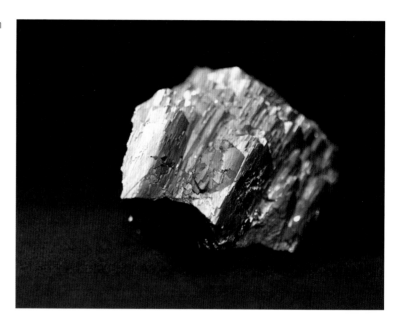

Abbildung 5: Graphische
Verlaufskontrolle, G.G.

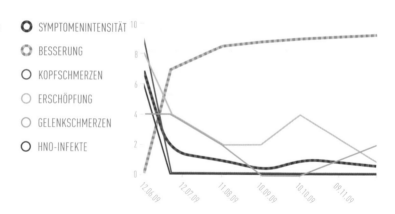

○ SYMPTOMENINTENSITÄT
○ BESSERUNG
○ KOPFSCHMERZEN
○ ERSCHÖPFUNG
○ GELENKSCHMERZEN
○ HNO-INFEKTE

ANMERKUNGEN   Die Hauptschwierigkeit bei komplexen Fällen besteht in der Auswahl der Symptome für die Repertorisation. Wichtige Kriterien sind:

• Widersprüchliche Symptome weglassen.
• Eigenheiten des Patienten von Symptomen unterscheiden.
• Gleichsinnige Symptome unter einer möglichst allgemeinen Formulierung zusammenziehen, wie bei diesem Fall am Beispiel *Kälte verschlimmert* gezeigt wurde.

5.2.2 Übungsfall 34: Franca C, 53 J, Kardiale Synkopen. Komplikationen eines Zwischenmittels

Frau C. ist eine sehr aktive und kommunikative Person, im heutigen Jargon eine echte Powerfrau. Als Mutter von zwei erwachsenen Kindern, welche immer noch zuhause wohnen, arbeitet sie voll im Familienunternehmen bei der Planung von Gastronomie-Betrieben mit. Daneben betreibt die Familie einen modernen Hof, auf dem zehn Araber-Pferde und viele schottische Hochlandrinder zu versorgen sind. Sie kommt in die Sprechstunde, weil seit sie einem Jahr an Ohnmachtsanfällen mit Stürzen leidet. Als Folge davon hat sie sich bereits eine Schambeinfraktur zugezogen. Seit langem sind auch eine Anämie, ein niedriger Blutdruck und eine orthostatische Hypotonie bekannt. Die jetzigen Stürze unterscheiden sich aber von der Orthostase, mit der sie bisher gut zurecht gekommen ist. Ihr Hausarzt vermutet, dass kardiale Synkopen die Ursache der Stürze sind. Als Nebenleiden klagt die Patientin über eine große Müdigkeit, die sie oft bei den unpassendsten Gelegenheiten einschlafen lässt. Ihre Leistungsfähigkeit sei aber erhalten geblieben. Seit einigen Jahren hat sie auch Hitzewallungen, eine schlechte Wundheilung und eine perinasale Dermatitis. Noch ältere Leiden sind eine Gastritis mit Sodbrennen und häufige Migräneanfälle.

Im *Status* fällt die Magerkeit und Blässe der Patientin auf. Sie ist 171 cm groß und 52 kg schwer (BMI 17.8 kg/m²), hat dunkle Augenringe und etwas eingefallene Wagen. In den Nasolabialfalten findet sich eine diskrete Rötung. Die Haut ist kühl und trocken und es besteht ein leichte periphere Zyanose. Kardial findet sich ein leises, mesosystolisches Geräusch. Der Blutdruck beträgt 98/70 mmHg, der Puls ist regelmäßig mit einer Frequenz von 52/min. Keine anderen Befunde. Im Blutbild findet sich eine Anämie mit einem Hämoglobin von 9,4 g/dl.

Zusammenfassend leidet sie unter Synkopen, klimakterischen Beschwerden, Gastritis, perinasaler Dermatitis, Migräne und Anämie, ist also eine multimorbide Patientin par excellence.

ANAMNESEPROTOKOLL F.C. 53 J.			Datum der Konsultationen (rechts)								
DIAGNOSE, BEGINN DER SYMPTOMATIK	HÄUFIGKEIT DER BESCHWERDEN	CHARAKTERISTISCHE SYMPTOME (UNTEN)	16.07.2008	01.09.2008	27.10.2008	16.12.2008	21.01.2009	24.02.2009	24.03.2009	06.05.2009	09.06.2009	05.08.2009	06.11.2009
		Mittelwert Symptomen-intensität (Skala 10-0)	3.6	1.0	0.2	0.4	3.0	1.4	0.4	0.2	0.2	0	0
		Besserung (Skala 0-10)	0	5	9	8.5	2	7.3	9	9.4	9.7	10	10
Synkopen 2008	1 Mal/Woche	Schwarzwerden vor Augen Schwindel Ohnmacht Schweiss, kalter Ohrensausen Kältegefühl Herzklopfen mit Angst Puls schnell-P < Wetter warm-P < Stehen-P < Aufrichten-P < im Zimmer-P	4	0	0	0	0	0	0	0	0	0	0
Hitzewallungen 2005	1 Mal/Woche	Hitze/Schweiss > Entblössung-P Regelblutung unterdrückt	1	0	0	0	8	7	0	0	0	0	0
Dermatitis 2004	immer	Rötung d. Nasolabial-falten Schlechte Wundheilung	2	1	1	0	0	0	1	1	0	0	0
Gastritis 1998	1 Mal/Woche	Sodbrennen Aufstoßen Geschmack bitter Beklemmender Schmerz Hypochondrium links-P < Nahrungsmittel, Fett < Ruhe-P < Ärger Stuhl zu groß	5	1	0	0	1	0	0	0	0	0	0
Migräne ca. 1984	1 Mal/Monat	Innerer Kopf halbseitig Berstende Schmerzen Stechen hinaus-P Bindehautentzündung Auge rechts-P Lidschwellung Tränen Schläfrigkeit tagsüber Geruchsinn empfind-lich-P Geschmacksinn fein < Bewegung-P < Kopfschütteln-P	6	3	0	2	6	0	1	0	1	0	0

| Migräne
ca. 1984 | 1 Mal/Monat | < Gehen-P
< Auftreten hartes-P
< Anstrengung körp.-P
< Anstrengung geistig-P
< im Zimmer-P
< Sehen angestrengt-P
< Licht-P
< Lärm | | | | | | | |

Frau C. erhält eine Eisentherapie verordnet. Mit Hilfe der folgenden Fragebögen erarbeitet sie ihre Symptomatik:

Herz-Kreislauf — Synkopen
Gynäkologie — *Klimakterische Beschwerden*
Magen-Darm-Trakt — *Sodbrennen*
Neurologie — *Migräne*
Nebensymptome — *weitere Beschwerden*
Umfeld — *Psychosoziale Informationen*

Für die Repertorisation werden alle polaren Symptome verwendet, mit Ausnahme der Seitenbeziehungen und der Empfindungen, wie *Stechen hinaus*, welche erfahrungsgemäß nicht besonders zuverlässig für die Mittelbestimmung sind (Tabelle 51).

Fünf Arzneimittel decken alle Symptome ab, aber nur *Sulphur* (PD 30) hat keine Kontraindikationen. Als zweites Mittel käme *Nitricum acidum* mit einer Polaritätsdifferenz von 14 in Frage; bei ihm fehlen aber die Symptome *Geruchsinn empfindlich* und *Anstrengung geistig verschlimmert*. (Nit-ac. ist aus Platzgründen nicht abgebildet.)

MATERIA MEDICA-
VERGLEICH FÜR
SULPHUR [GS] **Kopf innen:** Kopfschmerz: in der Stirn, früh, schließen der Augen >; heftig, nachts, den Schlaf störend; spannend; stechend; [...] über dem rechten Auge, bis Mittag; [...].
Nase: Die Nasenflügel entzündet und geschwollen.
Aufstoßen: Sodbrennen, den ganzen Tag [...] Abmagerung. Die Speisen steigen in den Hals auf.

	Asar.	Phos.	Plus.	Sep.	Sulph.	Bry.	Calc.	Lyc.	Nux-v.	Arn.	Cham.
Anzahl der Treffer	16	16	16	16	16	15	15	15	15	14	14
Summe der Grade	32	41	37	35	40	40	33	44	40	31	21
Polaritätsdifferenzen	**22**	**22**	**19**	**11**	**30**	**23**	**12**	**26**	**18**	**18**	**6**
Puls schnell (P) [80]	1	4	1	1	2	4	1	1	1	1	1
< Wetter/Luft, warm (P) [44]	3	1	4	2	3	2	1	3	1		1
< Stehen (P) [107]	1	1	3	3	3	2*	1	2	1	1	1
< Aufrichten, beim (P) [68]	2	3	3	1	4	4		3	4	3	3
< Zimmer (P) [93]	3	4*	5*	1	2	3*	1	2	1	2	
Hitze mit Neigung zu Entblößung (P) [37]	2	2	2	1	2	1	3	3	1		2
< Ruhe, in der (P) [102]	1	1	4	3	1	1	1	4		1	2
Geruchssinn, empfindlicher (P) [49]	2	4	2	4	3	1	2	4	4	1	3
< Bewegung, während (P) [126]	3	3	1	1	2*	4	2	1	4	3	1
< Kopfschütteln (P) [71]	2	2	1	2	2	3	1		4	3	1
< Gehen, beim (P) [126]	3	3	1	1	1	4	2	1	4	3	1
< Auftreten (hart) (P) [68]	3	3	2	3	3	4	3	3	3		1
< Anstrengung des Körpers (P) [70]	1	2	1	2	4	4	3	5*	3	4	
< Anstrengung des Geistes (P) [65]	2	1	2	4	3*		4	5*	5*	3*	1
< Sehen, angestrengt (P) [85]	1	3	2	3	2	1	4	4	1	2	1
< Licht allg. (P) [80]	2	4	3	3	3	2	4	3	1	1	2
Puls langsam (P) [43]		*1*	*1*						*2*		
> Wetter/Luft, warm (P) [88]	*1*	*3/KI*		*3/KI*	*2*	*3/KI*	*3/KI*	*3*	*4/KI*	*1*	*2*
> Stehen (P) [71]	*3/KI*	*4/KI*				*2*	*2*		*3/KI*	*2*	
> Aufrichten, beim (P) [57]		*1*	*2*	*4/KI*	*2*	*2*	*4/KI*	*3*	*1*		*3*
> Zimmer (P) [107]		*1*	*1*	*1*	*1*	*1*	*2*	*1*	*4/KI*	*1*	*3/KI*
Hitze mit Abneigung gegen Entblößung (P) [55]	*1*	*1*	*2*	*1*		*1*			*4/KI*	*2*	*2*
> Ruhe, in der (P) [117]	*3/KI*	*3/KI*		*1*	*1*	*4/KI*	*2*	*1*	*4/KI*	*3/KI*	*1*
Geruchssinn, schwach, vermindert, verloren (P) [46]		*3*	*4/KI*	*4*	*2*	*2*	*4/KI*	*3*	*2*		
> Bewegung, während (P) [102]	*1*	*1*	*4/KI*	*3/KI*	*1*	*1*	*1*	*4/KI*		*1*	*2*
> Kopfschütteln (P) [3]											
> Gehen, beim (P) [102]	*1*	*1*	*4/KI*	*3/KI*	*1*	*1*	*1*	*3/KI*		*1*	*2*
> Auftreten, (hart) (P) [1]											
> Anstrengung des Körpers (P) [6]				*4/KI*							
> Anstrengung des Geistes (P) [3]											
> Sehen, angestrengt (P) [5]											
> Licht allg. (P) [13]								*2*			

Tabelle 51: Erste Repertorisation Übungsfall 34, F.C.

Nervensystem: Schwäche und Ohnmacht, öfters während des Tages; Gefühl von großer Schwäche und Ohnmacht, mit großem Verlangen auf das Essen, jeden Morgen von 11.00 Uhr bis 12.00 Uhr.

Fieberfrost, Fieberhitze, Fieberschweiß: Hitzewallungen, mit Ohnmachtsanfällen oder mit etwas Feuchtigkeit, Ohnmacht oder Hinfälligkeit vergehend. Fortwährende trockene Hitze oder Kälte und kalter Schweiß.

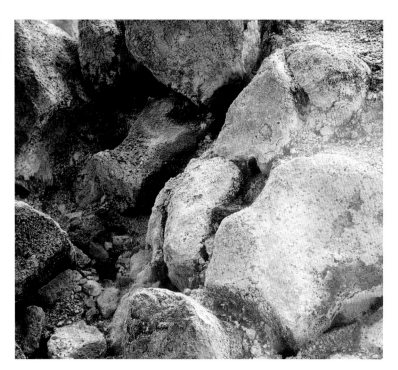

Schwefeldämpfe am Kraterrand
des Mauna Loa, Hawaii

Materia medica-Vergleich für Nitricum acidum [GS]

Kopf innen: Große Empfindlichkeit des Kopfes gegen Wagengerassel und hart Auftreten. Schmerzhafte Spannung im Kopfe und in den Augen.

Nase: Juckende Flechte am Nasenflügel.

Aufstoßen: vor und nach dem Essen; sauer, mit Übelkeit; leer.

Nervensystem: Große Schwäche, fast immer zum Liegen nötigend; Mangel an Sprache und Atem.

Fieberfrost, Fieberhitze, Fieberschweiß: Hitze: Wallungen, in einzelnen Teilen oder am ganzen Körper; mit Trockenheit im Hals; [...] Überlaufende Hitze mit schweißigen Händen. Nächtliche, innere, trockene Hitze, mit Neigung sich zu entblößen.

Mittelgabe und Verlauf

Aufgrund der hohen Polaritätsdifferenz und der vollständigeren Symptomenabdeckung erhält Frau C. eine Dosis *Sulphur C200*.

Sechs Wochen später berichtet sie es gehe besser, sie habe keine Synkopen mehr, die Hitzewallungen seien ausgeblieben, das Sodbrennen seltener und schwächer. Einmal hätte sie eine Migräne gehabt. Sie beziffert die Gesamtbesserung mit 50 %, und erhält darauf für die nächsten zwei Monate nochmals zwei Dosen *Sulphur* in den

Potenzhöhen *M* und *XM*, die sie sofort (M) und nach einem Monat (XM) einnehmen soll.

Fast zwei Monate später sind alle Symptome außer der perinasalen Dermatitis verschwunden. Dieses Mal beziffert sie die Besserung mit 95 %. Weitere Dosen *Sulphur* folgen, jetzt *LM* und *CM,* wiederum in monatlichen Abständen.

Bei der nächsten Kontrolle fünf Monate nach Behandlungsbeginn sagt sie es gehe gut, kürzlich sei aber wieder ein Migräneanfall aufgetreten. Und in den Ferien am Meer hätte sie wegen einer Pyelonephritis Antibiotika erhalten. Warum bekommt die Patientin jetzt, wo es ihr eigentlich sonst sehr gut geht, plötzlich eine Pyelonephritis? Sie meint, das Baden hätte die Krankheit ausgelöst, sie hätte das früher öfters gehabt…

Soll nun mit *Sulphur* weitergefahren werden oder braucht es ein neues Mittel? Beim Wiederauftreten alter Symptome müsste eine neue Fallaufnahme gemacht werden. Anderseits könnte es sich um eine Erstverschlimmerung nach *Sulphur* CM handeln. In diesem Falle wäre ein Mittelwechsel nicht angezeigt. Der Entschluss fällt für eine neue Fallaufnahme mit den Symptomen der Pyelonephritis sowie den noch vorhandenen Restsymptomen.

Die Patientin erarbeitet mit Hilfe des Fragebogens *Chronische urologische Erkrankungen* die folgenden Symptome:

Pyelonephritis

- *Harnabgang oft* P
- *Harnen gering* P
- *Harn blutig*
- *Sitzen verschlimmert* P
- *Stehen verschlimmert* P
- *Fieber, Frost dann Hitze mit Schweiß*

Zudem markiert sie im Anamneseprotokoll, was jetzt noch vorhanden ist.

Migräne

- *Stechen hinaus* P
- *Bindehautentzündung rechtes Auge* P
- *Lidschwellung rechts*
- *Licht verschlimmert* P
- *Lärm verschlimmert*
- *Geruchsinn empfindlich* P
- *Geschmacksinn empfindlich*

Weil nun viel weniger Symptome vorhanden sind, wird die Repertorisation mit allen relevanten Angaben durchgeführt, also den polaren Symptomen (mit Ausnahme der Lokalisationen und Empfindungen), den Fiebersymptomen und der Harnbeschaffenheit (Tabelle 52).

	Acon.	Bell.	Chin.	Con.	Dig.	Phos.	Puls.	Sulph.	Arn.
Anzahl der Treffer	8	8	8	8	8	8	8	8	7
Summe der Grade	17	18	17	20	12	20	23	19	11
Polaritätsdifferenzen	**5**	**0**	**8**	**13**	**4**	**4**	**7**	**9**	**1**
Harnabgang, oft (P) [90]	1	2	1	1	1	2	1	2	2
Harnabgang, gering (P) [91]	3	3	3	2	4	3	3	3	3
Harnbeschaffenheit, blutig [44]	2	1	2	2	1	3	4	3	2
< Sitzen (P) [126]	1	1	2	4	1	1	4	1	1
< Stehen (P) [107]	1	1	2	4	1	1	3	3	1
< Licht allg. (P) [80]	3	3	3	4	2	4	3	3	1
Geruchssinn, empfindlicher (P) [49]	3	4	3	2	1	4	2	3	1
Fieber, Frost ->Hitze mit Schweiß [32]	3	3	2	1	1	2	3*	1	
Harnabgang, selten (P) [68]	3/KI	2	2	1	2	1	3/KI	1	3/KI
Harnabgang, viel (P) [99]	2	2	1	1	1	1	1	2	1
> Sitzen (P) [101]	2	2	1	1	1	2	1	1	2
> Stehen (P) [71]		4/KI	1		2	4/KI			2
> Licht allg. (P) [13]									
Geruchssinn, schwach, vermindert, verloren (P) [46]		4		1		3	4/KI	2	

Tabelle 52: Zweite Repertorisation Übungsfall 34, F.C.

Acht Arzneimittel decken alle Symptome ab, vier davon ohne Kontraindikationen. *Conium* mit der Polaritätsdifferenz von 13 ist erste Wahl, China (PD 8) evtl. zweite. Conium bleibt auch Favorit, wenn man die als weniger zuverlässig erachteten Symptome einschließt.

MATERIA MEDICA-
VERGLEICH FÜR
CONIUM [GS]

Kopf, innen: Große Empfindlichkeit des Gehirns gegen Geräusch. Stechender Schmerz zur Stirn heraus, morgens oder mittags. Einseitiger, allmählich erhöhter Kopfschmerz, wie zerschlagen, und wie ein abwärts Drücken von etwas Schwerem, durch Bewegung der Augen nach der leidenden Seite vermehrt.

Harnorgane: Nierenschmerz, wenn der Harn zurückgehalten wird. Starker Schmerz in der Blase, ständiger Harndrang, es gehen aber nur ein paar Tropfen ab. Brennendes Schneiden und Ziehen in der Harnröhre beim Harnen. Blutharnen.

Die Patientin erhält jetzt eine Dosis *Conium C200.*

Der weitere Verlauf ist geprägt durch eine *dramatische Verschlechterung.* Massive Hitzewallungen treten auf und die Patientin verliert innerhalb von vier Wochen fünf Kilogramm Gewicht. Auch die Migräne kehrt in ihrer ursprünglichen Heftigkeit zurück, das Sodbrennen beginnt wieder, wenn auch abgeschwächt. Und die Hämaturie ist immer noch vorhanden.

Was ist passiert? Hat die Patientin eine maligne Erkrankung, eine Nierentuberkulose oder eine Hyperthyreose? Sofort wird eine computertomographische Untersuchung der Nieren und ein urologisches Konsilium veranlasst, die aber keine besonderen Befunde ergeben: Der Urologe schließt sowohl einen Tumor als auch eine Tuberkulose aus. Die nächste Hypothese, eine Hyperthyreose, kann durch ein normales TSH (Thyroid stimulating hormone) ausgeschlossen werden. Der Endokrinologe findet lediglich einen Vitamin D3-Mangel mit einem sekundären Hyperparathyreoidismus, der die Symptome nicht erklären würde. Er leitet eine Vitamin-D3-Therapie ein und sendet die Patientin wegen ihres Mesosystolikums noch zum Kardiologen. Aber dieser kann keine Herzerkrankung feststellen. Die Gesamtbeurteilung der konsultierten Kollegen beruhigt sowohl die Patientin wie auch den zuweisenden Arzt.

Parallel zu diesen Abklärungen erhielt die Patientin wieder ihr ursprüngliches Arzneimittel, *Sulphur,* in der Potenz *C200.* Vier Wochen später sind die Hitzewallungen zwar immer noch stark, die Patientin hat aber wieder zwei Kilogramm zugenommen und die übrigen Symptome sind verschwunden. Der weitere Verlauf mit *Sulphur-Hochpotenzen* in monatlichen Abständen gestaltet sich problemlos und sie erreicht ein Jahr nach Behandlungsbeginn eine Besserung von 100 %, die seither andauert (Abbildung 6). Beobachtungszeit: 3 Jahre.

Retrospektiv lässt sich rekonstruieren was mit *Conium* passiert ist. Eine nochmalige eindringliche Befragung der Patientin ergab, dass sie während ihrer Adoleszenz mehrere Pyelonephritiden durchgemacht hatte, nicht nur sporadische Blasenentzündungen, wie ursprünglich erwähnt. Die jetzige Pyelonephritis, deren Verlauf offenbar sehr milde war, dürfte am ehesten einem erneuten Auftreten eines früheren Symptomes entsprochen haben, also einer zeitlich rücklaufenden

Symptomatik unter *Sulphur,* welche eigentlich einen Heilungsverlauf anzeigt. Auf *Conium* reagierte sie mit einer heftigen Arzneimittelprüfung. In der Materia medica von *Conium* findet sich folgendes: *Hitzegefühl am ganzen Körper; allgemeines Schwitzen. Schweiß Tag und Nacht, sobald man schläft, oder auch nur die Augen schließt. Marasmus, mit öfterem und saurem Aufstoßen, in der Nacht <.*

Abbildung 6, Graphische Verlaufskontrolle, F.C.

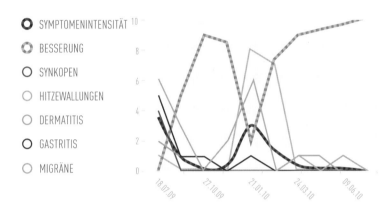

5.2.3 ÜBUNGSFALL 35: EVA C, 48 J, ANGSTSTÖRUNG.
WIE GEHT MAN VOR, WENN KEIN ARZNEIMITTEL ALLE SYMPTOME ABDECKT?

Frau C. ist eine feinfühlige, ernste Patientin, die ihren Kummer durch eine auffällige Körperhaltung nach außen trägt: Sie hat ihren Kopf immer auf eigenartige Weise eingezogen. Die Patientin lebt in einer harmonischen Ehe und kommt seit Jahren mit ihrer Tochter in die pädiatrisch-homöopathische Praxis. Anlässlich einer solchen Konsultation fragt sie, ob nicht auch für sie eine Behandlung möglich wäre. Anlass für diese Anfrage sind seit zwei Jahren aufgetretene Schmerzen in den Knie- und Hüftgelenken sowie muskuläre Verspannungen im Schulter-Nacken-Bereich, die auf eine zervikale Diskushernie C5/C6 zurückzuführen seien. Die bisher durchgeführten, konventionell-medizinischen Behandlungen (Antirheumatika, Physiotherapie und Manipulationen durch einen Chiropraktiker) haben lediglich eine leichte Besserung bewirkt. Als Nebenbeschwerde klagt sie über eine sehr starke und schmerzhafte Menstruation, die nach der Geburt ihrer Tochter vor zehn Jahren begann. Zudem sei sie seit einer Fehlgeburt vor 15 Jahren von Ängsten geplagt, es könnte irgendetwas Schlimmes passieren oder eines ihrer Lieben könnte schwer krank werden. Seit ihrer Kindheit neige sie zu Kummer. Als Grund dafür vermutet sie die Tatsache, dass sie einen körperlich und geistig stark behinderten Bruder habe.

Die körperliche Untersuchung ist, abgesehen von einem druck-dolenten Muskelhartspann paravertebral links auf Höhe der Brust-wirbelsäule, unauffällig. Motorik und Sensibilität beider Arme sind intakt, Knie und Hüftgelenke normal beweglich und äußerlich unauf-fällig. Zum Ausschluss einer Coxarthrose sowie einer Entzündung der Iliosakralgelenke wird eine Röntgenuntersuchung der Hüftgelenke und des Beckens veranlasst, die aber normal ausfällt. Hauptproblem dieser Patientin ist offensichtlich die pathologische Ängstlichkeit, die durch die neueren somatischen Leiden massiv Auftrieb erhalten hat.

Mit Hilfe der folgenden Fragebögen erarbeitet sie ihre Symptomatik:

Bewegungsapparat — *Diskushernie und Gelenkbeschwerden*
Gynäkologie — *Dysmenorrhoe*
Psyche — *Kummer und Ängstlichkeit*
Nebensymptome — *weitere Beschwerden*
Umfeld — *Psychosoziale Informationen*

Anlässlich der großen Fallaufnahme wird das folgende Anamne-seprotokoll erstellt:

ANAMNESEPROTOKOLL E.C. 48 J.			Datum der Konsultationen (rechts)								
DIAGNOSE, BEGINN DER SYMPTOMATIK	HÄUFIGKEIT DER BESCHWERDEN	CHARAKTERISTISCHE SYMPTOME (UNTEN)	24.06.2009	18.09.2009	19.10.2009	23.11.2009	21.12.2009	25.01.2010	02.03.2010	03.05.2010	14.06.2010
		Mittelwert Symptomen-intensität (Skala 10-0)	8.3	4.8	4.0	2.3	1.5	1.3	1.3	1.0	0.8
		Besserung (Skala 0-10)	0	6.0	6.0	7.2	8.2	8.3	8.3	9.0	9.0
Diskushernie 2007	täglich	Knacken in Halswirbelsäule Muskeln klamm Zuckungen in Muskeln < nach Aufstehen vom Bett P < Bewegung beginnende	9	4	4	4	3	2	2	2	2
Rheumatismus 2007	täglich	Spannen/Stechen/Ziehen in Knien und Zehen, re > li Rötung der Gelenke < Wetter kalt P < Wetter feucht-kalt < Winter/Frühjahr < Stehen P < vor Eintritt der Menses < Ärger, Kränkung, Zorn > Gehen P > Liegen P > feuchte Umschläge P > im Freien P > Reiben P	6	5	3	2	0	0	0	0	0
Dysmenorrhoe 1999	1x/Monat	Regelblutung stark P Regelblutung zu früh P Menstruationsblut koaguliert Hitze, innere Schwitzen leichtes < Stehen P > Liegen P > Bewegung P	10	5	5	0	0	0	0	0	0
Ängste seit Kindheit	immer	Nervenschwäche Müdigkeit < Angst, Furcht, Schreck < Kummer/Kränkung/Zorn < Denken an Beschwerden P < Alleinsein P < vor/bei Eintritt der Menses < nach Essen P > Liegen	8	5	4	3	3	3	3	2	1

Zur Repertorisation werden wie gewohnt zunächst nur alle polaren Symptome verwendet. Alles andere kann über den Materia medica-Vergleich einfließen.

	Bry.	Caust.	Laur.	Mag-c.	Mur-ac.	Am-c.	Am-m.	Ars.	Bell.
Anzahl der Treffer	12	12	12	12	12	11	11	11	11
Summe der Grade	27	23	19	20	18	14	31	23	21
Polaritätsdifferenzen	**6**	**5**	**7**	**1**	**5**	**-10**	**19**	**7**	**-3**
< Aufstehen aus dem Bett, nach (P) [80]	2	1	1	2	1	1	4	2	1
< Wetter/Luft, kalt (P) [88]	3	4	1	1	1	3		4	5*
< Stehen (P) [107]	2*	2	1	2	1	1	3	1	1
> Gehen, beim (P) [102]	1	1	1	1	2	1	3	2	1
> Liegen (P) [106]	4	2	1	1	1	1	3*	1	3
> Feuchte Umschläge, Befeuchten (P) [23]	1	3	1	2	1		3	2	
> Freien, im (P) [93]	2*	2	4*	4	1	1	1	1	1
> Reiben (P) [74]	2	1	2	2	3	1	2		1
Menstr., Regelblutung, starke (P) [80]	3	1	2	1	2	1	2	3	4
Menstr., Regelblutung, frühe (P) [84]	2	1	3	1	2	1	3	1	2
> Bewegung, während (P) [102]	1	1	1	1	2	1	3	2	1
< Essen, nach (P) [121]	4	4	1	2	1	2	4*	4*	1
> Aufstehen aus dem Bett, nach (P) [124]	1	1	2	3/KI	2	3/KI	1	3/KI	3/KI
> Wetter/Luft, kalt (P) [44]	2								
> Stehen (P) [71]	2				2	1		2	4/KI
< Gehen, beim (P) [126]	4/KI	1	1	1	1	2	1	1	4/KI
< Liegen (P) [125]	1	1	1	2	3/KI	2	3	4/KI	1
< Feuchte Umschläge, Befeuchten (P) [40]	2		2	1	1	4/KI	1		3/KI
< Freien, im (P0 [110]	1	1	1	1	2	2	2	1	4/KI
< Reiben (P) [44]		3/KI		1	1		1	2	
Menstr., Regelblutung, schwache (P) [66]	1	3/KI	1	4/KI		4/KI			
Menstr., Regelblutung, späte (P) [69]	2	4/KI		4/KI		2		1	1
< Bewegung, während (P) [126]	4/KI	3/KI	1	1	1	2	1	1	4/KI
> Essen, nach (P) [52]	1	1	3/KI	1		2	2	1	

Tabelle 53: Erste Repertorisation Übungsfall 35, E.C.

Fünf Arzneimittel decken alle Symptome ab, aber alle haben Kontraindikationen und niedrige Polaritätsdifferenzen (1-7). Bei 23 Arzneimitteln fehlt jeweils ein Symptom, vier davon haben keine Kontraindikationen: *Ammonium muriaticum* hat mit 19 die höchste Polaritätsdifferenz (fehlendes Symptom: < *Wetter kalt*). Bei *Veratrum album* mit der Polaritätsdifferenz von 11 fehlen zwei Symptome, > *feuchte Umschläge* und > *Reiben* (Verat. aus Platzgründen nicht abgebildet).

MATERIA MEDICA-
VERGLEICH FÜR
AMMONIUM
MURIATICUM [GS]

Gemüt: Bang und schwermütig, als wenn innerer Gram oder Kummer an ihrem Herzen nagte. Große Bangigkeit und Schwermut, wie von innerem Kummer [u. Gram, mit Weinerlichkeit]. Große Ernsthaftigkeit. [Verdrießliche,] unteilnehmende Stimmung, [mit Redeunlust]. Ärgerlichkeit; Reizbarkeit, meistens früh. Gereiztes, widerliches Gemüt. Nachteile von Kummer.

Geschlechtsorgane weiblich: Monatliches (2 Tage) zu früh, mit Bauch- und Kreuzschmerzen, die auch nachts fortdauern, wo auch das Blut stärker fließt. Regel schwarz und klumpig. Starke Metrorrhagie; eine zarte, zierliche Frau von 47 Jahren. *Nacken und Rücken:* Steifer Hals, mit Schmerz, beim Umdrehen, vom Nacken bis zwischen die Schultern; 6 Tage lang. Zerschlagenheits- und Verrenkungsschmerz zwischen den Schulterblättern, [oder, als würden die Rückenmuskeln auseinander gedehnt].

Unterglieder: In den Kniegelenken, äußerst schmerzhaftes Stechen, abends im Sitzen. Die Sehnen in beiden Kniekehlen schmerzen beim Gehen zuweilen mit Zucken. Stechen in der linken kleinen Zehe, [im Stehen und Gehen; wie auch in der großen Zehe], wo es langsam ab- und zunimmt.

MATERIA MEDICA-VERGLEICH FÜR VERATRUM ALBUM [GS]

Gemüt: Niedergeschlagenheit und Verzagtheit. Furcht und Angst. Schreckhaftigkeit und Furchtsamkeit. Angst, Unruhe, leichtes Erschrecken, Jammern, Weinen, Apathie, Melancholie, betrübt, niedergeschlagen und wehmütig, mit Kopfhängen, [unwill-kürlichem Weinen, und Tränen der Augen]. Mutlosigkeit und Verzweiflung. Aber auch Hoffnungslosigkeit.

Geschlechtsorgane weiblich: Regel: sehr entkräftend. Regel zu früh und zu stark. Vor der Regel, Kopfschmerz, Schwindel, Nasenbluten u. Nachtschweiß. Bei der Regel, Frühkopfschmerz mit Brechübelkeit, Ohrensausen, großem Durst u. Schmerz in allen Gliedern. Menorrhagie, mit Übelkeit, Erbrechen, Durchfall, kaltem Stirnschweiß und schwachem Puls.

Nacken und Rücken: Seit Jahren beständiger Schmerz in den Schultern, derselbe verbreitet sich von dort zu Hinterhaupt und Armen, Bewegung und bei feuchter Witterung <. Rheumatismus zwischen den Schulterblättern verbreitet sich vom Nacken bis zum Kreuz; [...].

Unterglieder: Kurz stechende Schmerzen an den Zehen des rechten Fußes, beim Stehen, zwei Stunden lang.

MITTELGABE UND VERLAUF

Sowohl Polaritätsdifferenz wie auch Materia medica-Vergleich sprechen für *Ammonium muriaticum*, von dem die Patientin eine Dosis der *Potenz C200* erhält.

Ein Monat später kommt eine sichtlich entspanntere und fröhlichere Patientin in die Praxis. Die Schmerzen des Bewegungsapparates und die Dysmenorrhoe sind deutlich besser, ihre Ängste nicht mehr so stark wie zuvor. Sie beziffert die Besserung mit 60 %. Vier Wochen später, nach einer Dosis *Ammonium muriaticum M* ist der Zustand unverändert. Lediglich die Ängste haben weiter abgenommen. Frau C. erhält nochmals eine Dosis *Ammonium muriaticum*, dieses Mal in der Potenz *XM*. Betrachtet man ihe Bewertung der Symptomenintensität nach einem weiteren Monat, so ist die Besserung auf 72 % angestiegen. Die Patientin klagt aber, der Verlauf sei stagnierend nach einer wunderbaren anfänglichen Besserung. Neue Symptome seien keine aufgetreten. Sie wird jetzt aufgefordert, die noch vorhandenen Symptome im Anamneseprotokoll zu markieren. Diese sind lediglich noch

Schmerzen in Kniegelenken
- *Stehen verschlimmert* P
- *Gehen bessert* P
- *Liegen bessert* P
- *Kaltwerden bessert* P
- *Im Freien besser* P

Frauenbeschwerden und *Nervenschwäche*

	Puls.	Sabin.	Alum.	Verat.	Am-m.	Cycl.	Laur.	Plat.
Anzahl der Treffer	6	7	6	7	5	2	6	6
Summe der Grade	23	16	12	14	12	8	10	17
Polaritätsdifferenzen	**9**	**7**	**6**	**5**	**4**	**4**	**4**	**4**
< Stehen (P) [107]	3	1	2	3	3	4	1	3
> Gehen,beim (P) [102]	4	1	2	2	3	4	1	3
> Liegen (P) [106]			1	1	1	3*		1
> Kaltwerden, beim (P) [74]	4	3	1	3				1
> Freien, im (P) [93]	4	4	4	2	1		4*	3*
< Frauenbeschwerden [70]	4	4		2*	2		1	4
Nervenschwäche (Neurasthenie, geringe Belastbarkeit) [74]	4	2	2	1			2	3
> Stehen (P) [71]								
< Gehen, beim (P) [125]	*1*	*1*	*1*	*1*	*1*	*1*	*1*	*1*
< Liegen (P) [125]	*4/KI*	*1*	*2*	*2*	*3*	*3/KI*	*1*	*4/KI*
< Kaltwerden, beim (P) [78]				*2*				
< Freien, im (P) [110]	*1*	*1*	*1*	*1*	*2*		*1*	*1*

Tabelle 54: Zweite Repertorisation Übungsfall 35, E.C.

Zwanzig Arzneimittel decken alle Symptome ab, sieben davon ohne Kontraindikationen. Aus Platzgründen wurden in Tabelle 54 die *Arzneimittel nach Höhe der Polaritätsdifferenzen angeordnet* (Klick ins Feld *Polaritätsdifferenzen*). Damit wird ersichtlich, dass *Sabina* mit einer Polaritätsdifferenz von sieben, und *Veratrum album* mit der Polaritätsdifferenz von fünf herausragen und die beiden bestpassenden Arzneimittel sind.

Gemüt: Große Müdigkeit und Mattheit, dabei Gefühl von tiefgehendem Ärger, welcher Melancholie und Traurigkeit veranlaßt.

Geschlechtsorgane weiblich: Monatliches zu früh und zu stark. Mutterblutfluß mit teils hellrotem, teils klumpigem, oder dünnflüssigem, mißfarbenem, übelriechendem Blute.

Dysmenorrhoe mit heftigem, rheumatischem Schmerz, vom Rücken bis zur Scham sich verbreiternd.

Nacken und Rücken: Nichts Entsprechendes.

Unterglieder: Schmerzhaftes Ziehen in den Gliedern der rechten Zehen, welches beim Gehen heftiger wird.

(siehe oben)

Juniperus sabina

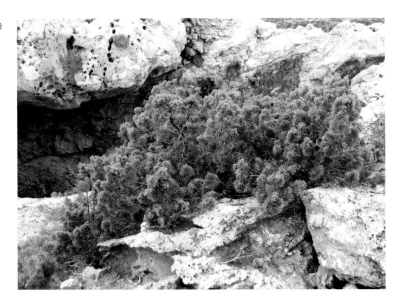

Die Patientin erhält jetzt *Sabina C200.*

Vier Wochen später ist sie deutlich zufriedener. Die Knieschmerzen sind jetzt auch bei langem Stehen besser, und die Menstruation normal und schmerzlos. Der Mittelwert der Symptomenintensität ergibt eine Besserung von 82 %; mit *Sabina M* steigt er auf 84 %, wo er auch mit weiteren Dosen dieses Mittels *(XM, LM)* bleibt. Geblieben sind v.a. noch Restbeschwerden seitens der zervikalen Diskushernie und der Psyche (Ängste). Damit muss erneut ein Folgemittel gesucht werden.

Frau C. markiert jetzt im Anamneseprotokoll die folgenden noch vorhandenen Symptome:

Diskushernie
• *Zuckungen der Muskeln*
• *Verlangen nach Bewegung* P
• *Im Freien bessert* P
• *Beim Kaltwerden besser* P
• *Liegen bessert* P
• *Stehen verschlimmert* P
• *Berührung bessert* P *(Zuwendung bessert?)*
• *Beim Aufstehen aus dem Bett verschlimmert* P
• *Nach Aufstehen aus dem Bett verschlimmert* P
• *Bewegung bessert*
• *Entblössen bessert* P
• *Gehen bessert* P

Gemüt
• *Traurigkeit* P
• *Ängstlichkeit*
• *Gesellschaft bessert* P

Nun sind es fünf Arzneimittel, die alles abdecken. *Calcium carbonicum* hat als einziges keine Kontraindikationen.

	Bry.	Calc.	Lyc.	M-arc.	Sep.	Acon.	Ars.	Bell.
Anzahl der Treffer	11	11	11	11	11	10	10	10
Summe der Grade	24	22	26	18	19	17	14	14
Polaritätsdifferenzen	**2**	**7**	**3**	**9**	**-6**	**2**	**-14**	**-16**
Bewegung, Verlangen nach (P) [58]	2	1	1	3	1	2	2	1
> Freien, im (P) [93]	2*	1	2	2	1	3	1	1
> Kaltwerden, beim (P) [74]	3	1	4	1	1	1		1
> Liegen (P) [106]	4	3	1	1	1	1	1	3
< Stehen (P) [107]	2*	1	2	2	3	1	1	1
> Berührung (P) [42]	2	4	1	1	1		1	1
< Aufstehen aus dem Bett, beim (P) [79]	4	3	3	2	2	3	1	3
< Aufstehen aus dem Bett, nach (P) [80]	2	3	1	1	2	1	2	1
> Bewegung, während (P) [102]	1	1	4	1	3	1	2	1
> Entblößung (P) [37]	1	3	4	3	1	3	1	
> Gehen, beim (P) [102]	1	1	3	1	3	1	2	1
Bewegung, Abneigung gegen (P) [68]	*2*	*1*	*3/KI*		*2*	*4/KI*	*4/KI*	*2*
< Freien, im (P) [110]	*1*	*2*	*1*	*1*	*1*		*1*	*4/KI*
< Kaltwerden, beim (P) [78]	*3*	*2*	*3*		*3/KI*	*2*	*4/KI*	*2*
< Liegen (P) [125]	*1*	*1*	*4/KI*	*2*	*3/KI*	*1*	*4/KI*	*1*
> Stehen (P) [71]	*2*	*2*					*2*	*4/KI*
< Berührung (P) [121]	*3/KI*	*1*	*4/KI*	*1*	*4/KI*	*3/KI*	*2*	*4/KI*
> Aufstehen aus dem Bett, beim (P) [41]			*3*		*4/KI*		*3/KI*	
> Aufstehen aus dem Bett, nach (P) [124]	*1*	*2*	*3/KI*	*3/KI*	*4/KI*	*2*	*3/KI*	*3/KI*
< Bewegung, während (P) [126]	*4/KI*	*2*	*1*	*1*	*1*	*1*	*1*	*4/KI*
< Entblößung (P) [56]	*1*				*2*	*1*	*3/KI*	*2*
< Gehen, beim (P) [126]	*4/KI*	*2*	*1*	*1*	*1*	*1*	*1*	*4/KI*

Tab. 55: Dritte Repertorisation Übungsfall 35, E.C.

Gemüt: Voller Besorgnis wegen Einbildung was alles geschehen kann. Hang zum Weinen und Ängstlichkeit. Melancholische, niedergeschlagene Stimmung. Verzweifelnde Stimmung mit Furcht vor Krankheit, Elend und Unfällen. Niedergeschlagen und melancholisch im höchsten Grade, mit einer Art Beängstigung. Besorgt um Gegenwart und Zukunft. Befürchtungen, bange Ahnung, als stehe Böses oder ein Unglück bevor; [...]. Angst etwas Schreckliches oder Trauriges könne geschehen.

Geschlechtsorgane weiblich: Regel: zu früh; zu lange; zu stark.

Nacken und Rücken: Steifigkeit und Storren im Nacken; mit Kopfschmerz; krampfhaft, aufwärts nach dem Scheitel; früh, mit Schnupfen; bei Dysmenorrhoe. Am Halse, beim Drehen und Wenden des Kopfes, Schmerz, [...]. Oben in den Halswirbeln rheumatischer Schmerz mit Nackensteifigkeit. Zwischen den Schultern und unten im Rücken Schmerzen. Ziehender Schmerz zwischen den Schulterblättern.

Ostrea edulis
(Calcium carbonicum)

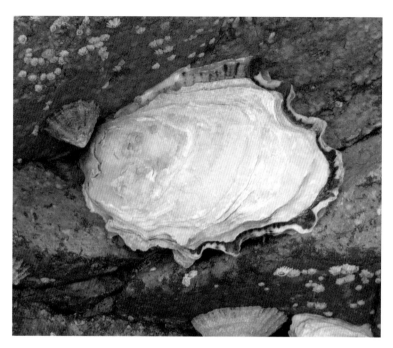

Ostrea edulis
(Calcium carbonicum)

MITTELGABE UND
VERLAUF

Frau C. erhält jetzt eine Dosis *Calcium carbonicum C200.*

Die Symptome verschlimmern sich zu Beginn nochmals etwas, um dann im weiteren Verlauf nochmals deutlich abzunehmen. Sie erreicht eine Besserung von 90 %. Mit weiteren Dosen von *Calcium carbonicum (M, XM, LM)* schließlich schwanken ihre Besserungs-Ratings zwischen 93 % und 95 %. Was bleibt, ist eine gewisse Wehmut und minimale Restbeschwerden seitens der zervikalen Diskushernie. Die Ängstlichkeit ist zwar viel besser als vor der Behandlung, aber

Abbildung 7: Graphische
Verlaufskontrolle E.C.

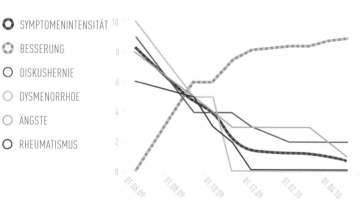

○ SYMPTOMENINTENSITÄT
◉ BESSERUNG
○ DISKUSHERNIE
○ DYSMENORRHOE
○ ÄNGSTE
○ RHEUMATISMUS

nicht vollständig verschwunden. Insgesamt macht die Patientin aber einen viel gelösteren und glücklicheren Eindruck als früher.

Wie muss man vorgehen, wenn kein Arzneimittel alle Symptome abdeckt? Zunächst schaut man sich die Arzneimittel mit den höchsten Polaritätsdifferenzen genau an. Bestehen Kontraindikationen? Sind die fehlenden Symptome relevant? Zur zweiten Frage muss vor allem der Patient Stellung nehmen. Bei dieser Patientin betraf die Verschlimmerung durch kaltes Wetter eigentlich mehr die Psyche als die rheumatischen Beschwerden: Sie hatte Kälte nicht gerne; die Gelenkschmerzen waren aber nur wenig beeinflusst durch Kälte. Dieses Symptom darf übergangen werden.

Die Polaritätsdifferenz von *Ammonium muriaticum* war derart herausragend, dass praktisch nur dieses in Frage kam.

Die Folgemittel zeigen bei diesem Fallbeispiel wahrscheinlich die Evolution des Leidens in umgekehrter Reihenfolge auf. *Calcium carbonicum* hätte sie als erstes in ihrer Kindheit gebraucht, nach der Geburt ihrer Tochter dann *Sabina*, und schließlich, wegen der Diuskushernie, *Ammonium muriaticum*. Folgt man während einer korrekten homöopathischen Behandlung bei den Verschreibungen einfach den jeweils aktuellen Symptomen, so weisen diese mit der Präzision eines Uhrwerkes den Weg zu den richtigen Arzneimitteln. Die Homöopathie ist damit nicht so kompliziert, wie sie aufgrund gewisser Theorien scheinen mag.

5.2.4 ÜBUNGSFALL 36: GERALDINE Z, 61 J, PAROXYSMALE SEHSTÖRUNG. DIE BEDEUTUNG DER GRAPHISCHEN VERLAUFSKONTROLLE.

Frau Z. ist eine sehr hellhäutige Patientin von eher zurückhaltender Wesensart. Auffallendstes äußeres Merkmal ist ihr blonder, schwer zu bändigender Haarschopf. Sie ist verheiratet, hat zwei erwachsene Töchter, einen Sohn und mehrere Enkelkinder und arbeitet in einem Teilzeitpensum als Verkäuferin in einer Boutique.

In die Sprechstunde kommt sie zur Behandlung einer seit 3 Jahren anfallsweise aufgetretenen Sehstörung, bei der sie während jeweils fünfzehn Minuten unscharf sieht und zackige Linien in den Augen von oben nach unten wandern. Danach ist sie benommen und es tritt ein Nackenschmerz rechts mit Drehschwindel auf. Eine augenärztliche Abklärung habe keine pathologischen Befunde ergeben. Ihre bisherigen Behandlungsversuche mit Akupunktur und Cranio-Sacral-Therapie blieben erfolglos. Ältere Leiden sind eine chronische Sinusitis maxillaris und rezidivierende Ohrenschmerzen beidseits, ein Ekzem am Mons pubis, und eine Varikosis des linken Beines, mit zeitweise starken Stauungsbeschwerden.

Bei der Untersuchung findet sich eine Klopfdolenz der Kieferhöhlen beidseits, eine verspannte Nackenmuskulatur rechts und eine Varikosis des linken Beines, ansonsten nichts Auffälliges.

Mit Hilfe der folgenden Fragebögen erarbeitet sie ihre Symptomatik:

Neurologie — *Sehstörung, Schwindel*
Bewegungsapparat — *Nackenschmerzen*
HNO- und Augen — *Sinusitis, Ohrschmerzen*
Nebensymptome — *Varizen, Ekzem*
Umfeld — *Psychosoziale Informationen*

Bei der großen Fallaufnahme übermittelt sie die folgenden Symptome:

ANAMNESEPROTOKOLL G.Z., 61 J.		Datum der Konsultationen (rechts)								
DIAGNOSE, BEGINN DER SYMPTOMATIK	HÄUFIGKEIT DER BESCHWERDEN	CHARAKTERISTISCHE SYMPTOME (UNTEN)	18.05.2009	22.06.2009	01.09.2009	19.10.2009	03.12.2009	12.01.2010	05.03.2010	30.04.2010
		Mittelwert Symptomen-intensität (Skala 10-0)	7.0	4.8	5.0	2.0	2.0	1.8	1.3	0.7
		Besserung (Skala 0-10)	0	3.3	3.0	6.8	6.4	7.0	8.0	9.0
Sehstörung 2006	2-3 Mal pro Woche	Sehen undeutlich Sehen zackige Linien Kribbeln äußere Teile < Sehen angestreng P < Licht (Blenden) P > Ruhe P > Liegen P	10	6	6	1	1	0	0	0
Schwindel- und Nackenschmerzen 2006	2-3 Mal pro Woche	Schwindel Gehör empfindlich < Zugluft, Zugwind < Kälte P < Entblößen P > Ruhe P > Liegen P	9	5	5	1	0	0	0	0
HNO-Infekte 2004	immer	Verstopftheit der Ohren Brausen im Ohr Schnupfen zäh Husten mit Auswurf Auswurf gelb/grün/zäh/süßlich > Nahrungsmittel, Warmes P	7	5	7	0	0	0	0	0
Varikosis 2006	immer	Brennen in Adern > Druck äußerer P	6	3	3	2	4	4	3	0
Obstipation seit Jugendzeit	immer	Verstopfung mit Kotverhärtung	3	3	2	0	0	0	0	2
Ekzem 2004	immer	Ausschlag trocken, rissig < Waschen P < Entblößen P > Kaltwerden P > Reiben P	7	7	7	8	7	7	5	2

Die Repertorisation erfolgt wie gewohnt nur mit den polaren Symptomen der inneren Leiden. Die Hautmodalitäten werden weggelassen.

Sechzehn Arzneimittel decken alle polaren Symptome ab, fünf davon haben keine Kontraindikationen. *Graphites* und *Nux vomica* sind mit einer Polaritätsdifferenz von je 20 die Favoriten, *Nux moschata* (PD 11), *Ignatia* (PD 8) und das aus Platzgründen nicht abgebildete *Thuja* (PD-1) fallen eher nicht in Betracht.

	Bry.	Con.	Graph.	Ign.	Mag-c.	Mag-m.	Mur-ac.	Nat-c.	Nat-m.	Nux-m.	Nux-v.
Anzahl der Treffer	8	8	8	8	8	8	8	8	8	8	8
Summe der Grade	17	21	22	15	11	14	13	17	17	16	25
Polaritätsdifferenzen	**8**	**13**	**20**	**8**	**4**	**6**	**5**	**7**	**9**	**11**	**20**
< Sehen, angestrengt (P) [85]	1	2	3	2	1	1	2	3	4	1	1
< Licht allg. (P) [80]	2	4	4	3	1	2	1	3	1	1	3
> Ruhe, in der (P) [117]	4	1	3	1	1	1	1	1	3	2	4
> Liegen (P) [106]	4	1	2	1	1	1	1	1	3	2	4
< Kälte allg. (P) [90]	2	3	2	3	3	2	2	2	1	3	4
< Entblößung (P) [56]	1	3	2	1	2	2	1	2	2	3	3
> Nahrungsm., Warmes, Heißes (P) [42]	1	3	3	2	1	1	2	1	2	3	4
> Druck, äußerer (P) [74]	2	4	3	2	1	4	3	4	1	1	2
> Sehen, angestrengt (P) [5]								3			
> Licht allg. (P) [13]											
< Ruhe, in der (P) [102]	1	4/KI		1	1	3/KI	2	2	1	1	
< Liegen (P) [125]	1	4/KI	1	2	2	3/KI	3/KI	3/KI	1	1	1
< Kälte allg. (P) [73]	1		1	1			1	1	2	1	1
> Entblößung (P) [37]	1			2			1				1
< Nahrungsm., Warmes, Heißes (P) [52]	4/KI				1	1			1	1	1
< Druck, äußerer (P) [93]	1		1	3/KI	1	1	1	1	3/KI	1	1

Tab. 56 Erste Repertorisation Übungsfall 36, G.Z.

MATERIA MEDICA-
VERGLEICH FÜR
GRAPHITES [GS]

Sensorium: Schwindel bei und nach Bücken. Schwindel beim Sehen in die Höhe. Schwindel früh, beim Erwachen. Schwindel am Abend, mit Betäubung; mußte sich niederlegen. Schwindel mit Neigung zum vorwärts Fallen.

Sehkraft: Licht blendet die Augen. Abends sieht er bei offenen Augen feurige Zickzacke außer dem Sehfelde ringsum. Flimmern vor den Augen. Kopfschmerz.

Gehör: Nächtliches starkes Ohrenbrausen, mit Verstopftheit der Ohren zuweilen [...].

Gesicht oben: Reißen von großer Schmerzhaftigkeit im linken Jochbeine, daß sie hätte schreien mögen, abends im Bette.

Stuhl: Stuhlverstopfung durch verhärteten Stuhl oder durch Untätigkeit der Gedärme; knotige und große Stühle.

Geschlechtsorgane weiblich: Juckende Bläschen und Blüthen an den Schamlippen, sie schründen und sind schmerzhaft; unschmerzhafte Blüthen innen an den Schamlippen.

MATERIA MEDICA-
VERGLEICH FÜR NUX
VOMICA [GS]

Sensorium: Schwindel, als wenn er von der Seite fallen sollte. Schwindel mit Gesichtsverdunkelung unter dem Essen, etwa wie wenn man plötzlich aus der Kälte in eine warme Stube kommt. Drehender Schwindel unter dem Essen. Schwindel, nach dem Essen beim Gehen, [der im Stehen nachließ]. Schwindel (anderthalb Stunden) nach dem Mittagessen. Schwindel: bei Aufrichten des Kopfes in der Rückenlage, [mit Gesichtsverdunkelung].

Sehkraft: Unerträglichkeit des Tageslichts, in der Frühe, mit Gesichtsverdunkelung.

Wie Wetterleuchten vor den Augen. Flimmern, außerhalb des Gesichtskreises. Auch schweben schwarze und graue Punkte vor den Augen.

Gehör: Sumsen und Brummen in den Ohren, wie von Bienen. Klingendes Zischen in den Ohren.

Gesicht oben: Nichts Entsprechendes.

Stuhl: Stuhlverstopfung: mit vergeblichem und öfteren Stuhldrang, [...].

Geschlechtsorgane weiblich: Fressend juckender Ausschlag an der weiblichen Scham.

MITTELGABE UND
VERLAUF

Aufgrund des besser passenden Materia medica-Vergleichs fällt der Entscheid für *Graphites*, von dem die Patientin eine Dosis in der Potenz *C200* erhält.

Fünfzehn Minuten nach der Einnahme des Mittels tritt Schwindel auf. Sehstörung, Nackenschmerz, HNO-Infekte und Stauungs-

Graphit

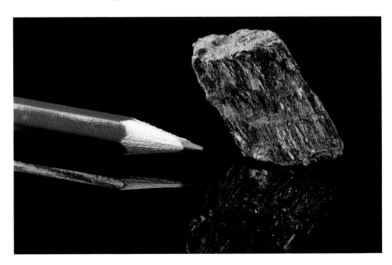

beschwerden der Venen werden danach deutlich besser. Das Ekzem und die Obstipation bleiben unverändert. Die Patientin gibt der Besserung ein Rating von 33 %. Weitere Dosen von *Graphites (M, XM)* ändern an diesem Zustand nichts mehr. Nach drei Monaten erfolgt eine Aufnahme der Restsymptome, die sich noch in den etwas abgeschwächten, ursprünglichen Symptomen zeigen.

Im Anamneseprotokoll markiert die Patientin jetzt Folgendes:
- *Sehen undeutlich (zackige Linien)*
- *Licht verschlimmert* P
- *Lesen verschlimmert* P
- *Ruhe bessert* P
- *Ohren links* P
- *Verstopftheit der Ohren*
- *Warmeinhüllen bessert* P
- *Kälte verschlimmert* P
- *Krampfadern*
- *Adernbrennen*

	Ars.	Graph.	Sil.	Borx.	Bry.	Calc.	Chin.	Con.
Anzahl der Treffer	9	9	9	8	8	8	8	8
Summe der Grade	18	24	26	15	18	20	15	21
Polaritätsdifferenzen	**9**	**16**	**10**	**7**	**10**	**3**	**7**	**9**
< Licht allg. (P) [80]	2	4	3	2	2	4	3	4
< Lesen (P) 69]	1	3	4	1	2	4	3	3
> Ruhe, in der (P) [117]	1	3	1	2	4	2	1	1
Ohren, li. (P) [106]	2	4	1	4	3	2	1	1
> Warmeinhüllen (P) [56]	3	2	4	1	1		2	3
< Kälte allg. (P) [90]	4	2	3	3	2	1	2	3
Sehen, Sehschwäche (undeutliches Sehen) [71]	1	1	3	1	1	3	2	2
Gehör, Verstopftheit d. Ohren [48]	1	2	4	1	3	2	1	4
Krampfadern (Adernkröpfe, Wehadern) [25]	3	3	3			2		
> Licht allg. (P) [13]	1					2		
> Lesen (P) [2]								
< Ruhe, in der (P) [102]	2		1	1	1	1	1	4/KI
Ohren, re. (P) [110]	1	1	4/KI	1	1	3/KI	1	2
< Warmeinhüllen (P) [37]				3/KI	1	3/KI	2	
> Kälte allg. (P) [73]		1	1	1	1	1	1	

Tabelle 57: Zweite Repertorisation Übungsfall 36, G.Z.

Repertorisiert man nur die polaren Symptome, so resultieren 23 Arzneimittel, die alles abdecken, elf davon ohne Kontraindikationen. Deshalb müssen die Hauptbeschwerden *Sehen undeutlich, Verstopftheitsgefühl der Ohren* und *Krampfadern* beigefügt werden (Tabelle 57). Damit kommen nur noch zwei Arzneimittel in Frage, *Graphites* und *Arsenicum album.*

MATERIA MEDICA-
VERGLEICH FÜR
ARSENICUM
ALBUM [GS]

Sensorium: Schwindel, drehender, und Schwerheit des Kopfes. Schwindel und vor den Ohren Sausen. Abendlicher Schwindel zum Anhalten beim Schließen der Augen. Schwindel, drehender, im Gehen.
Sehkraft: Lichtempfindlichkeit, vorzüglich beim Licht der Sonne. [Dunkelheit und] Flimmern vor den Augen.Beim Kopfschmerz trübes Sehen.
Gehör: Ohrensausen mit Schwerhörigkeit, als wären die Ohren verstopft.
Gesicht oben: Nichts Entsprechendes.
Stuhl: Nichts Entsprechendes.
Geschlechtsorgane weiblich: Nichts Entsprechendes.

MITTELGABE UND
VERLAUF

Obschon die Nebensymptome im Materia medica-Vergleich nicht gerade überwältigend abgedeckt sind, erhält die Patientin jetzt *Arsenicum album C200.*

Als Reaktion darauf macht sie in den anschließenden Ferien einen viralen Infekt der oberen Luftwege durch, der spontan wieder abklingt. Danach kommt es zu einer kontinuierlichen weiteren Besserung aller Beschwerden, ausgenommen des Ekzems, welches sich eher noch verschlechtert: Sehstörung und Schwindel sind kaum mehr vorhanden, das Verstopftheitsgefühl des linken Ohres wird besser und die Obstipation verschwindet ganz. Die Patientin bewertet die Gesamtbesserung jetzt mit 68 %.

Mit *Arsenicum album M und XM* wird das Ekzem leicht besser, die varikösen Stauungsbeschwerden nehmen aber wieder zu. Die übrigen Symptome sind völlig abgeklungen. Trotzdem stuft Frau Z. das Gesamtrating der Besserung auf 64 % zurück. Diese Patientin klagt grundsätzlich bei jeder Verlaufskontrolle immer zuerst über die Dinge die nicht gut sind, und vermittelt das Gefühl, der behandelnde Arzt müsse seine Sache schon noch deutlich besser machen. Dass zwei Drittel ihrer

Beschwerden fast vollständig verschwunden sind, scheint sie auszu-blenden. Darauf angesprochen sagt sie: „... *Ja, ja, es ist jetzt viel besser als vor der Behandlung*". Wegen einer intermittierenden Hustenepisode mit anschließender Thrombophlebitis am linken Unterschenkel erhält sie *Calcium carbonicum* und später *Lycopodium* als akute Zwischenmit-tel. Die interkurrenten Erkrankungen klingen damit schnell ab.

Danach erfolgt eine neue Fallaufnahme mit den Restbeschwerden der ursprünglichen Pathologie (Sehstörung, Varikosis und Ekzem). Diese sind

- *Sehen angestrengt verschlimmert* P
- *Licht verschlimmert* P
- *Sprechen verschlimmert* P
- *Bewegung verschlimmert* P
- *Entblößung verschlimmert* P
- *Kaltwerden verschlimmert* P
- *Augen schließen bessert* P
- *Im Freien besser* P
- *Liegen auf schmerzhafte Seite bessert* P
- *Wärme bessert* P
- *Druck äußerer bessert* P

Nur *Arnica* deckt alle polaren Symptome widerspruchfrei ab. (Siehe Tabelle 58, S.207)

MATERIA MEDICA-VERGLEICH FÜR ARNICA [GS]

Sensorium: Drehender Schwindel mit Übelkeit beim Bewegen und Aufrichten, im Liegen besser, (nach körperlichen Verletzungen). Schwindel und Unvermögen zu aller Anstrengung, bei Kopfschmerz. Beim Schließen der Augen Schwindel. In der Stirn Schwindel beim Gehen, Aufstehen und Bewegen des Kopfes.
Sehkraft: Lichtscheu. Mouches volantes.
Geschlechtsorgane weiblich: Nichts Entsprechendes.

MITTELGABE UND VERLAUF

Trotz des unergiebigen Materia medica-Vergleichs erhält die Pati-entin jetzt *Arnica C200*.

Ein Monat später ist die Sehstörung vollständig ausgeheilt. Sie kommt auch im weiteren Verlauf nicht mehr zum Vorschein. Ekzem und Stauungsbeschwerden verändern sich vorerst aber nicht.

	Arn.	Bell.	Bry.	Ign.	Nux-v.	Borx.	Calc.	Con.	Mag-m.
Anzahl der Treffer	11	11	11	11	11	10	10	10	10
Summe der Grade	22	25	27	22	29	21	25	23	20
Polaritätsdifferenzen	**14**	**10**	**13**	**10**	**17**	**15**	**6**	**13**	**9**
< Sehen, angestrengt (P) [85]	2	2	1	2	1	2	4	2	1
< Licht allg. (P) [80]	1	3	2	3	3	2	4	4	2
< Sprechen (P) [77]	3	3	3	2	2	2	4	1	3
< Bewegung, während (P) [126]	3	4	4	1	4	2	2	1	1
< Entblößung (P) [56]	2	2	1	1	3	1		3	2
< Kaltwerden, beim (P) [78]	3	2	3	2	4	2	2	2	1
> Augenschließen (P) [24]	1	1	3	3	3	2	3	2	1
> Freien, im (P) [93]	2	1	2*	1	1	2	1	1	3
> Liegen, Seite, schmerzhafte (P) [24]	2	2	4	2	2		3		
> Wärme allg. (P) [90]	2	3	2	3	4	3	1	3	2
> Druck, äußerer (P) [74]	1	2	2	2	2	3	1	4	4
> Sehen, angestrengt (P) [5]									
> Licht allg. (P) [13]							2		
> Sprechen (P) [1]									
> Bewegung, während (P) [102]	1	1	1	1			1	4/KI	3/KI
> Entblößung (P) [37]			1	2	1	3/KI	3 /KI		
> Kaltwerden, beim (P) [74]	1	1	3	1	1		1		
< Augenschließen (P) [38]	2	5/KI	5(KI)	1	1		4(KI)	I	3/KI
< Freien, im (P) [110]	1	4/KI	1	3/KI	4 /KI	1	2	5/KI	1
< Liegen, Seite, schmerzhafte (P) [80]	1	2	1	2	3 /KI		2		3/KI
< Wärme allg. (P) [73]	1	1	1	1	1	1	1		
< Druck, äußerer (P) [93]	1	1	1	1	1	1	3/KI		1

Tabelle 58: Dritte Repertorisation Übungsfall 36, G.Z

Arnica montana

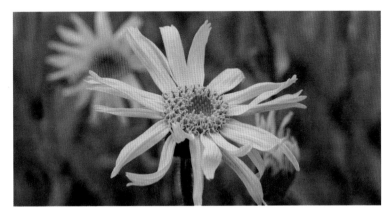

Mit *Arnica M, XM, LM und CM* in monatlichen Abständen bessern sich schließlich auch diese (siehe Abbildung 8). Ein Jahr nach Behandlungsbeginn beziffert die Patientin die Besserung mit 90 %. Um diesen Wert pendelt sie auch im weiteren Verlauf die Gesamtbesserung ein.

Das Ekzem verschwindet noch ganz, die Stauungsbeschwerden hingegen treten besonders bei längeren Flügen ab und zu wieder auf. Beobachtungszeit: Zwei Jahre.

Abbildung 8: Graphische
Verlaufskontrolle G.Z.

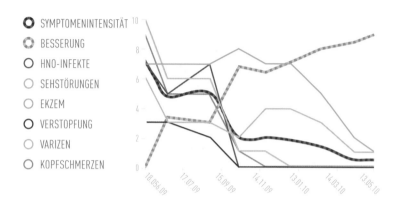

○ SYMPTOMENINTENSITÄT
◉ BESSERUNG
○ HNO-INFEKTE
○ SEHSTÖRUNGEN
○ EKZEM
○ VERSTOPFUNG
○ VARIZEN
○ KOPFSCHMERZEN

ANMERKUNGEN

Das Schwierigste an diesem Fall war die Neigung der Patientin, immer das zu beklagen, was noch an Restsymptomen vorhanden war, und diese nicht in Beziehung zur bisher erreichten Besserung zu setzen. Viele Verlaufskontrollen machten zunächst den Eindruck, das jeweils verabreichte Mittel hätte nichts bewirkt. Erst das Abfragen der noch vorhandenen Symptomenintensitäten und manchmal das Ausdrucken und Besprechen der grafischen Verlaufskontrolle öffneten ihr die Augen über den wirklichen Behandlungsverlauf. Man beobachtet dieses Phänomen nicht selten: Patienten bemerken in der Regel vorhandene Symptome, aber verschwundene werden ausgeblendet. Die grafische Verlaufskontrolle hilft in solchen Fällen dem behandelnden Arzt die richtigen Entscheide bezüglich der Folgemittel zu treffen.

5.2.5 ÜBUNGSFALL 37: NIKLAUS S, 37 J, CHRONISCHES MÜDIGKEITSSYNDROM.
STRESS ALS ANTIDOT FÜR HOMÖOPATHISCHE ARZNEIMITTEL

Herr S. ist ein hagerer Mann von asketischem Habitus. Nach außen wirkt er ruhig, bei näherem Kontakt spürt man aber eine große innere Anspannung. Er ist unverheiratet, lebt mit seiner Partnerin zusammen und ist Vater eines kleinen, gemeinsamen Sohnes, der in unserer Praxis pädiatrisch betreut wird. Als Geomatiker ist er Angestellter einer Gemeindeverwaltung, wo er mit dem Bauwesen betraut ist. Seine Stelle scheint personell unterdotiert zu sein: er kommt in die Sprechstunde, weil er wegen der beruflichen Überlastung immer müde und nervös ist, nicht mehr schlafen kann und häufig unter Migräne leidet. Als Nebenbeschwerde leidet er seit langem an einem Colon irritabile.

Die eingehendere Anamnese ergibt folgendes: Seit einigen Monaten hat er große Mühe einzuschlafen, schläft unruhig, steigt morgens immer noch müde aus dem Bett und ist dann am Nachmittag schon wieder schläfrig. Ausgelöst wurde die Störung durch den Antritt der neuen Stelle, für die er zwar gut qualifiziert ist, wo aber wegen einer längeren Vakanz Berge von Unerledigtem auf ihn warteten. Mit der ihm eigenen Gewissenhaftigkeit versucht er verbissen, der Lage Herr zu werden.

Die Kombination mit den anderen Beschwerden hat zu einer depressiven Grundhaltung geführt, so dass diagnostisch von einem *Chronischen Müdigkeitssyndrom* ausgegangen werden muss.

Der Patient erarbeitet seine Symptomatik mit den folgenden Fragebögen:
Schlafstörungen — *Einschlafstörung*
Psyche — *Nervosität, Depression*
Neurologie — *Migräne*
Magen-Darm-Trakt — *Reizdarm*
Nebensymptome — *Weitere Beschwerden*
Umfeld — *Psychosoziale Informationen*

ANAMNESEPROTOKOLL N.S. N.S. 37 J.			Datum der Konsultationen (rechts)												
DIAGNOSE, BEGINN DER SYMPTOMATIK	**HÄUFIGKEIT DER BESCHW- ERDEN**	**CHARAKTERISTISCHE SYMPTOME (UNTEN)**	02.03.2009	31.03.2009	29.04.2009	26.05.2009	23.06.2009	08.09.2009	10.10.2009	20.11.2009	15.12.2009	29.01.2010	01.03.2010	13.04.2010
		Mittelwert Symptomen-intensität (Skala 10-0)	6.3	3.3	1.5	1.3	1.3	3.5	6.3	3.8	3.0	2.5	0.8	1.3
		Besserung (Skala 0-10)	0	4.9	8.0	8.5	8.5	5.0	1.0	5.0	6.5	7.5	8.0	8.5
Depression 2008	immer	Nervöse Unruhe Zerstreutheit Gedächtnisschwäche Stimmungsschwankungen Gereiztheit P Begreifen schweres P Geschlechtstrieb vermind. P Schwitzen stark/übelriechend Hunger P Verlangen fette Speisen P[I] < Anstrengung geistig P < Denken an Beschwerden P < Kummer < Kränkung < Zorn > Bewegung P > nach Schlaf P > Wärme P[II]	7	4	2	1	1	4	6	4	4	3	3	3
Schlafstörung 2008	immer	Schlaflosigkeit v. Mitternacht Schlaf unerquicklich Schläfrigkeit Nachmittags < Anstrengung geistig P < Licht P < nach Essen P < Lärm < Schlafmangel < Aufregung < Ärger < Kränkung < Zorn < Wärme P[II] > Liegen auf Seite P > Laufen P[III] > Anstrengung körperlich P[III]	7	4	2	2	2	4	7	4	3	3	0	0
Migräne 2009	3-4 Mal/Woche	Stirnkopfschmerz, halbseitig Drücken heraus P Schläfrigkeit tagsüber Muskeln schlaff P[IV] < Anstrengung geistig P < Sehen angestrengtes P < Stehen P < Lärm < Ärger	5	0	0	0	0	1	4	2	2	1	0.5	1

Migräne 2009	3-4 Mal/Woche	< Kummer < Kränkung < Zorn > Bewegung P > Liegen (auf Seite) P > nach Schlaf P												
Reizdarm seit Kindheit	immer	Durchfall, (wechselnd mit) Verstopfung m. Kotverhärtg. Stuhl zu groß < vor Stuhlgang	7	5	2	2	2	5	8	5	3	3	2	1

I) *Verlangen nach* und *Abneigungen gegen* gewisse Speisen oder Getränke sind unzuverlässige Symptome, die man besser nicht in die Repertorisation einbezieht.

II) >/< *Wärme* ist widersprüchlich und muss deshalb weggelassen werden.

III) >*Laufen* und >*Anstrengung körperlich* haben beide nur sechs Arzneimittelzuordnungen, d.h., dass sie den Fall als Einzelsymptom zu stark auf sehr wenige Mittel eingrenzen würden. Geeigneter ist das Symptom > *Bewegung*, welches durch 102 Arzneimittel abgedeckt ist und unter der Migränesymptomatik auch vom Patienten erwähnt wird.

IV) Das Symptom *Muskeln schlaff* stimmt nicht mit dem bei der Untersuchung erhobenen Befund einer sehr straffen Muskulatur überein. Darauf angesprochen meint Herr. S., er fühle sich müde und schlapp, deswegen habe er das Symptom unterstrichen. *Muskeln schlaff* darf also nicht in die Repertorisation eingeschlossen werden.

In diesem Fall überschneiden sich die polaren psychischen und physischen Modalitäten, so dass diese dann bei den Körpersymptomen trotzdem in die Repertorisation einfließen. Weggelassen werden widersprüchliche Symptome wie </> *Wärme*, die sich gegenseitig neutralisieren. Symptome mit weniger als zehn Arzneimittelzuordnungen sind gefährlich, weil sie das Arzneimittelspektrum als einzelnes Symptom zu stark beeinflussen. Man lässt sie am besten auch weg oder ersetzt sie durch eine allgemeinere Formulierung.

	Chin.	Ign.	Nat-c.	Phos.	Puls.	Sep.	Am-c.	Am-m.
Anzahl der Treffer	9	9	9	9	9	9	8	8
Summe der Grade	15	18	19	24	23	27	9	17
Polaritätsdifferenzen	**6**	**6**	**6**	**10**	**12**	**22**	**3**	**10**
< Anstrengung des Geistes (P) [65]	2	4	1	1	2	4	1	
< Licht allg. (P) [80]	3	3	3	4	3	3	1	2
< Essen, nach (P) [121]	3	1	3	4	4*	4	2	4*
> Liegen, Seite (P) [46]	1	1	1	3	1	2	1	2
Drücken v. innen heraus (P) [99]	1	3	1	3	2	2	1	1
< Sehen, angestrengt (P) [85]	1	2	3	3	2	3	1	1
< Stehen (P) [107]	1	2	2	1	3	3	1	3
> Bewegung, während (P) [102]	1	1	4*	1	4	3	1	3
> Schlaf, nach (P) [28]	2	1	1	4	2	3		1
> Anstrengung des Geistes (P) [3]			3 /KI					
> Licht allg. (P) [13]								2
> Essen, nach (P) [52]	2	3/KI	4(KI)	3	2	2	2	2
< Liegen, Seite (P) [50]	1	3/KI	2	4(KI)	5/KI	1	1	1
Drücken v. außen herein (P) [63]	1	2				1		
> Sehen, angestrengt (P) [5]			3					
> Stehen (P) [71]	1	1			4 /KI		1	
< Bewegung, während (P) [126]	3 /KI	1	1	3 /KI	1	1	2	1
< Schlaf, nach (P) [58]	1	2			3/KI			1

Tabelle 59: Erste Repertorisation Übungsfall 37, N.S.

Sechs Arzneimittel decken alle relevanten Symptome ab; davon hat nur *Sepia* keine Kontraindikationen (Tabelle 59). Aus Platzgründen nicht abgebildet sind *Nux vomica* und *Silicea*. Bei Nux-v., das man gefühlsmäßig am ehesten erwarten würde, fehlt das Symptom *Bewegung bessert*, welches, wie auch *Stehen verschlimmert*, eine Kontraindikation für dieses Mittel darstellt. *Silicea* mit einer Polaritätsdifferenz von 16 und dem fehlenden Symptom *> nach Schlaf* wäre zweite Wahl, da es keine Kontraindikationen aufweist.

MATERIA MEDICA-
VERGLEICH FÜR
SEPIA [GS]

Gemüt: Schwaches Gedächtnis. Schwerer Gedankenfluß. Unfähigkeit zu geistigen Arbeiten. Genötigt, sich beim Nachdenken anzustrengen. Sehr traurig, mit ungewöhnlicher Mattigkeit. Traurig und betrübt, am meisten beim Gehen im Freien. Niedergeschlagenheit, früh beim Erwachen. Nerven gegen jedes Geräusch sehr empfindlich. Leicht beleidigt. Eine Kleinigkeit kann heftige Zornaufwallung, [mit Zittern (besonders der Hände)] hervorbringen. Zornig, verdrießlich. Große nervöse Reizbarkeit, mit Traurigkeit, Verzagtheit und Zerstreutheit;

[...] ständige Übellaunigkeit; bisweilen Kopfschmerz mit Angst, im Liegen <; auch äußerlich tut der Kopf weh; [...] anhaltende Schmerzen im Hinterkopf, im Liegen <; gegen Geräusch sehr empfindlich.

MATERIA MEDICA-
VERGLEICH FÜR
SILICEA [GS]

Gemüt: Unfähigkeit zu denken. Geistesarbeit wird ihm schwer. Angegriffenheit von Kopfarbeiten, (Lesen, Schreiben u. Nachdenken). Über Kleinigkeiten macht er sich oft die stärksten Gewissensskrupel, als habe er das größte Unrecht begangen. Sehr reizbar, [obschon heiter]. Gemüt niedergeschlagen und verdrießlich. Unruhe. Überempfindlich gegen Geräusch, bis zum Zusammenfahren. Zerstreut, ist er fast immer im Geiste an zwei Orten zugleich.

Sepia officinalis

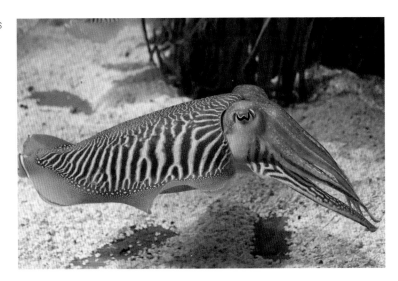

MITTELGABE UND
VERLAUF

Herr S. erhält eine Dosis *Sepia C200*. Vier Wochen später schläft er ruhiger, und berichtet, dass er in dieser Zeit keine Migräne mehr gehabt habe. Auch das Abdomen habe sich beruhigt, und er sei allgemein zufriedener. Die Gesamtbesserung, errechnet aus der Abnahme der Symptomenintensität, beträgt 49 %. Nach *Sepia M* steigt diese innerhalb von weiteren vier Wochen auf 80 %, und nach *Sepia XM* auf 86 %, wo sie mit *Sepia LM* bleibt. Unter *Sepia CM* kommt es sechs Monate nach Behandlungsbeginn zu einem massiven Rückfall, bei dem alle ursprünglichen Beschwerden wieder zunehmen. Herr S. stuft seine Besserung auf 50 % zurück. Befragt nach einem äußeren

Grund für die Verschlechterung, sagt er, seine Sekretärin sei krankheitshalber für mehrere Wochen ausgefallen und die Arbeitslast habe saisonal bedingt noch zugenommen. Dazu erwarte seine Lebenspartnerin ihr zweites Kind ...

Nach eingehender Diskussion über die Frage, ob die veränderten Umstände die Verschlechterung bewirkt haben, oder ob *Sepia* einfach nicht mehr wirke, wird beschlossen, mit den noch vorhandenen Symptomen eine neue Fallaufnahme zu machen. Herr S. markiert diese im Anamneseprotokoll mit einem Marker-Stift:

Chronisches Müdigkeitssyndrom

- *Nervöse Unruhe*
- *Zerstreutheit*
- *Gedächtnisschwäche*
- *Stimmungsschwankungen*
- *Gereiztheit* P
- *Schwitzen stark, übelriechend*
- *Hunger* P
- *Verlangen fette Speisen* P

- *Anstrengung geistig verschlimmert* P
- *Denken an Beschwerden verschlimmert* P
- *Kummer verschlimmert*
- *Kränkung verschlimmert*
- *Zorn verschlimmert*
- *Schlaf bessert nachher* P
- *Wärme bessert* P

Schlafstörung

- *Schlaflos vor Mitternacht*
- *Anstrengung geistig verschlimmert* P
- *Licht verschlimmert* P
- *Lärm verschlimmert*

- *Schlafmangel verschlimmert*
- *Aufregung verschlimmert*
- *Ärger/Kränkung/Zorn verschlimmert*

Migräne

- *Drücken heraus an Stirne* P
- *Anstrengung geistig verschlimmert* P
- *Sehen angestrengt verschlimmert* P
- *Abneigung gegen Bewegung* P *(neu)*
- *Schlaf bessert nachher* P

Colon irritabile

- *Verstopfung mit Kotverhärtung*
- *Stuhl zu groß*

	Calc.	Cham.	Chin.	Cocc.	Ign.	Nat-c.	Nux-v.	Ph-ac.	Phos.	Puls.	Sep.	Am-c.
Anzahl der Treffer	5	5	5	5	5	5	5	5	5	5	5	4
Summe der Grade	14	6	9	9	13	10	18	7	14	11	15	4
Polaritätsdifferenzen	**9**	**-2**	**4**	**7**	**10**	**3**	**16**	**2**	**14**	**7**	**14**	**3**
< Anstrengung des Geistes (P) [65]	4	1	2	3	4	1	5*	1	1	2	4	1
< Licht allg. (P) [80]	4	2	3	1	3	3	3	3	4	3	3	1
< Sehen, angestrengt (P) [85]	4	1	1	1	2	3	1	1	3	2	3	1
Bewegung, Abneigung gegen (P) [68]	1	1	1	3	3	2	4	1	2	2	2	1
> Schlaf, nach (P) [28]	1	1	2	1	1	1	5*	1	4	2	3	
> Anstrengung des Geistes (P) [3]					3/KI							
> Licht allg. (P) [13]	2											
> Sehen, angestrengt (P) [5]					3			1				
Bewegung, Verlangen nach (P) [58]	1	4/KI	4/KI		1	1	1	2		1	1	1
< Schlaf, nach (P) [58]	2	4/KI	1	2	2		1	2		3/KI		

Tabelle 60: Zweite Repertorisation Übungsfall 37, N.S.

Elf Arzneimittel decken alle Symptome ab, sieben davon ohne Kontraindikationen. *Nux vomica* hat jetzt die höchste Polaritätsdifferenz (16). Weitere Mittel sind *Phosphor* und *Sepia* (PD je 14), *Ignatia* (PD 10), *Calcium carbonicum* (PD 9), *Cocculus* (PD 7) und *Phosphoricum acidum* (PD 2). Nähme man das eigenartige *Verlangen nach fetten Speisen* hinzu, so wäre *Nux vomica* das einzige Mittel, das alles abdeckt.

MATERIA MEDICA-VERGLEICH FÜR NUX VOMICA [GS]

Gemüt: [Große Heftigkeit und] Reizbarkeit. Mürrische Widerspenstigkeit. Verdrießlichkeit. Zanksucht. Überempfindlichkeit gegen alle Eindrücke. Geräusch, Gerede, Gerüche, helles Licht, Musik und Gesang sind unerträglich und greifen an. [...] jedes harmlose Wort beleidigt, das mindeste Geräusch erschreckt, verängstigt ihn und bringt in Wut, verträgt noch nicht einmal die passende Arznei. Überempfindlichkeit gegen sinnliche Eindrücke; starke Gerüche und helles Licht kann er nicht vertragen. Reizbarkeit, möchte alleine sein. Reizbares, ärgerliches Gemüt, Ängstlichkeit wegen Kleinigkeiten. Eifriges, hitziges Temperament. Ärgerliche Heftigkeit [und Jähzorn]. Überempfindlichkeit [der Sinne]. Nachteile von anhaltenden Geistesanstrengungen, [Nachtwachen und Stubenleben]. Unfähig Geistesanstrengungen durchzuführen, hauptsächlich dort wo Durchdenken und Verbindung der subjektiven Gedanken unabhängig von äußeren Gegenständen erforderlich ist.

MITTELGABE UND
VERLAUF Herr S. erhält jetzt das schon zu Beginn antizipierte *Nux vomica* C200.

Der Patient reagiert auf diese Verordnung mit einer Krise: Alle Beschwerden werden noch schlimmer, und die Symptomenintensität steigt erneut auf 6.3 an, einen Wert, der nur noch wenig vom Ausgangsbefund entfernt ist. Bei der nächsten Kontrolle nach vier Wochen erhält er wieder eine Dosis *Sepia C200*. Die Symptome flauen damit ab. Einen Monat später erreicht die Besserung trotz weiterer großer Arbeitsbelastung 50 %. Mit weiteren *Sepia-Dosen (M, XM, LM, CM)* steigt sie auf 86 % an, wo sie sich im Laufe der Behandlung trotz großem Arbeitspensum etabliert (Abbildung 9). Nach der Geburt einer gesunden kleinen Tochter heiratet der Patient nun auch seine Lebenspartnerin. Beobachtungszeit: 2 Jahre.

Abbildung 9: Graphische Verlaufskontrolle N.S.

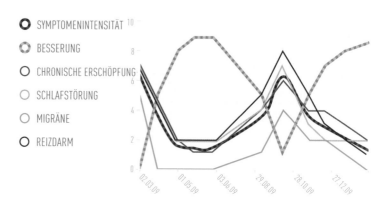

ANMERKUNGEN Der Entscheid das Arzneimittel beim stressbedingten Rückfall unter *Sepia* zu wechseln, fiel nicht leicht. Er wurde vor allem gefällt, weil das Ausmaß des Rückfalls enorm war und die Situation am Arbeitsplatz von außen nicht katastrophal aussah. Der Fall zeigt auch, wie Stress die Wirkung eines gut gewählten Arzneimittels abschwächen oder zunichte machen kann.

Die unter *Nux vomica* aufgetretene Verschlechterung könnte Folge einer falscher Verordnung, aber auch Heilungskrise gewesen sein, die schließlich zur anhaltenden Besserung überleitete. Sie ist auch ein Beweis dafür, dass Homöopathie nicht über die Zuwendung des Therapeuten funktioniert, sondern über das Arzneimittel.

5.2.6 Übungsfall 38: Fr. Ursula I, 46 J, Larvierte Depression. Feinheiten des Materia medica-Vergleichs

Frau I. ist eine sehr sensible Patientin von freundlicher Wesensart, deren inneres Leiden man aufgrund einer stillen Bedrücktheit gut spürt, auch wenn nicht darüber gesprochen wird. Sie ist Mutter von drei Kindern im Alter von 19, 16 und 11 Jahren. Neben ihren familiären Pflichten arbeitet sie im Unternehmen ihres Mannes als Sekretärin und betreut ihre alternde Mutter. Ihr Mann leidet sehr unter dem rezessionsbedingten, unsicheren Geschäftsgang, was sich (bei ihm) in einer schwermütigen Stimmung niederschlägt, die bis zu Suizidgedanken reicht. Eine Behandlung lehnt er strikt ab, was die Patientin sehr belastet. Auch der „Hotel Mama"-Betrieb mit den Kindern setzt ihr zu; sie sei deswegen oft sehr ungeduldig und gereizt. Das verwundert, weil die Patientin in der Praxis immer nur leise spricht und sehr zurückhaltend wirkt.

Sie kommt zur homöopathischen Behandlung, weil sie in letzter Zeit an einem Kloßgefühl im Hals und häufigem Aufstoßen leidet. Sie sei oft übermüdet, habe aber trotzdem Mühe einzuschlafen, weil sie dauernd an ihre Probleme denken müsse. Alles mache ihr Kummer und sie sehe kaum mehr über den Berg. An somatischen Beschwerden bestehen eine chronische, allergische Rhinitis mit verstopfter Nase, die bisher jeder Behandlung getrotzt hat, eine Obstipation und eine Reizblase, bedingt durch die Senkung der Beckenorgane. Schließlich erwähnt sie eine Arthrose im linken, oberen Sprunggelenk, die ihr aber aktuell keine Beschwerden bereite.

Der *Status* ist abgesehen von der Obstruktion der Nase und einer Tubenbelüftungsstörung des linken Ohres unauffällig. Neben den somatisch abgeklärten Leiden kann diagnostisch von einer *larvierten Depression* ausgegangen werden.

Mit Hilfe der folgenden Fragebögen erarbeitet sie ihre Symptomatik:
Psyche — *Depression, Kloßgefühl, Einschlafstörung*
HNO-und Augen — *Rhinopathie, Tubenbelüftungsstörung*
Magen-Darm-Trakt — *Aufstoßen, Obstipation*
Urologie — *Reizblase, Senkung der Beckenorgane*
Nebensymptome — *Weitere Beschwerden*
Umfeld — *Psychosoziale Informationen*

ANAMNESEPROTOKOLL U.I. 46 J.			13.05.2008	16.06.2008	11.07.2008	29.08.2008	20.10.2008	24.11.2008	15.12.2008	19.01.2009	16.02.2009	16.03.2009	20.04.2009	18.05.2009
DIAGNOSE, BEGINN DER SYMPTOMATIK	HÄUFIGKEIT DER BESCHW- ERDEN	CHARAKTERISTISCHE SYMPTOME (UNTEN)					Datum der Konsultationen (rechts)							
		Mittelwert Symptomenintensität (Skala 10-0)	4.7	2.7	1.9	2.1	2.4	1.0	0.7	1.4	1.3	1.0	0.9	0.4
		Besserung (Skala 0-10)	7	8	7.5	9	9.5	10	10	7	8	9	10	10
Depression 2005	immer	Traurigkeit P Gereiztheit P Aufregung nervöse Hoffnungslosigkeit Angegriffenheit des Gemüts Zerstreutheit Zusammenschnüren im Hals Aufstoßen < vor dem Schlafen P < beim Erwachen P < Alkohol P (Wein)* < Kaffee P* < vor Regelblutung < Ärger/Kummer/Kränkung > Gehen im Freien P** Verlangen nach Bewegung P	8	4	3	4	3	2	2	3	2	1	1	0
Allergische Rhinitis 2007	immer	Stockschnupfen Verstopftheit der Ohren Geruchsinn vermindert P < Schnupfen < Kaltwerden P < Sprechen P < Liegen P < Sitzen P < beim Einschlafen P < nach Aufstehen P < nach Essen P < Nahrungsmittel, Wein P* < Niesen P < Schneuzen < Wind/Zugluft	6	2	1	2	3	0	0	0	1	2	2	0
Obstipation 8 Monate	1x pro Monat	Verstopfung mit Kotver- härtung < vor Regelblutung	4	3	2	1	1	1	1	2	1	1	1	0
Reizblase 1991	sporadisch	Harndrang Harnabgang oft P Harnabgang unwillkürlich < Verletzungen psychisch < Kaltwerden P < Niesen P < Husten < Anstrengung körperlich P	0	0	0	1	3	2	0	0	0	0	0	0

* Nahrungsmittelmodalitäten gehören zu den unzuverlässigeren Symptomen und werden *nach Möglichkeit* nicht in die Repertorisation einbezogen

** Gehen im Freien kann bei Gemütssymptomen die Bedeutung von *Ablenkung bessert* haben, was normal ist, deshalb das Symptom bei der Repertorisation weglassen.

Die Repertorisation kann mit den polaren Symptomen allein erfolgen. In diesem Fall ergab die Besprechung des Anamneseprotokolls, dass die Modalitäten des Gemüts auch auf die somatischen Symptome zutreffen. Sie können deshalb mit eingeschlossen werden.

	Bry.	Calc.	Con.	Lyc.	Rhus.	Sep.	Sil.	Sulp.	Acon.	Am-c.
Anzahl der Treffer	13	13	13	13	13	13	13	13	12	12
Summe der Grade	35	37	25	41	51	38	34	35	16	19
Polaritätsdifferenzen	**17**	**22**	**18**	**25**	**43**	**15**	**25**	**22**	**-1**	**9**
< vor dem Schlaf, beim Einschlafen (P) [99]	5*	5*	1	5*	5*	4	3	3	1	1
< Schlaf, nach, beim Erwachen (P) [111]	2	4	3*	4*	4*	4	3	5*	1	4*
Bewegung, Verlangen nach (P) [58]	2	1	1	1	4	1	2	1	2	1
Geruchssinn, schwach, vermindert, verloren (P) [46]	2	4	1	3	3	4	4	2		
< Kaltwerden, beim (P) [78]	3	2	2	3	4	3	2	2	2	2
< Sprechen (P) [77]	3	4	1	2	4	3	2	4	1	1
< Liegen (P) [125]	1	1	4	4	4	3	4*	2	1	2
< Sitzen (P) [126]	1	2*	4	4	4	4	2	1	1	2
< Aufstehen aus dem Bett, nach (P) [80]	2	3	1	1	4	2	2	3	1	1
< Essen, nach (P) [121]	4	4	4	4	4*	4	4	4	1	2
< Niesen (P) [47]	3	2	1	3	3	3	1	2	1	1
Harnabgang, oft (P) [90]	3	2	1	2	4	1	2	2	1	1
< Anstrengung des Körpers (P) [70]	4	3	1	5*	4	2	3	4	3	1
> vor dem Schlaf, beim Einschlafen (P) [1]										
>Schlaf, nach, beim Erwachen (P) [28]	*1*	*1*				*4*				
Bewegung, Abneigung gegen (P) [68]	*2*	*1*	*1*	*3/KI*		*2*		*1*	*4/KI*	*1*
Geruchssinn, empfindlicher (P) [49]	*1*	*2*	*2*	*4(KI)*		*4*	*1*	*3/KI*	*3/KI*	*1*
> Kaltwerden, beim (P) [74]	*3*	*1*		*4(KI)*	*1*	*1*	*1*	*3/KI*	*1*	
> Sprechen (P) [1]										
> Liegen (P) [106]	*4/KI*	*3/KI*	*1*	*1*	*1*	*1*	*1*	*1*	*1*	*1*
> Sitzen (P) [101]	*4/KI*	*2*	*1*		*1*		*1*	*1*	*2*	*1*
> Aufstehen aus dem Bett, nach (P) [124]	*1*	*2*	*1*	*3/KI*	*3*	*4/KI*	*2*	*3*	*2*	*3/KI*
> Essen, nach (P) [52]	*1*	*2*			*2*	*2*	*1*		*1*	*2*
> Niesen (P) [l]										
Harnabgang, selten (P) [68]	*1*	*1*	*1*	*1*		*1*		*1*	*3/KI*	*1*
> Anstrengung des Körpers (P) [6]						*4/KI*	*2*			

Tabelle 61: Erste Repertorisation Übungsfall 38, U.I.

Acht Arzneimittel decken alle Symptome ab, drei davon haben keine Kontraindikationen. *Rhus toxicodendron* ist mit einer PD von 43 erste, *Silicea* mit einer PD von 25 zweite Wahl.

Gemüt: Gedächtnisschwäche u. Vergeßlichkeit. [Traurigkeit, welche einsame Stille liebt;] voll trauriger Gedanken, ängstlich, furchtsam und zaghaft, [wobei sie allemal die Kräfte verliert und sich stunden-lang hinlegen muß, um sich zu erholen; kann selten einen heitern Gedanken fassen; konnte nicht vergnügt sein und war gleichgültig gegen Gesellschaft]. Wenn sie unangenehme Gedanken im Kopfe hat, kann sie sie nicht wieder loswerden.

Ärgerlichkeit; allgemein betrübtes Gemüt. Übellaunigkeit, Niederge-schlagenheit; leicht zu Tränen gerührt. Ungeduldig und ärgerlich über jede Kleinigkeit, verträgt sie nicht, daß man viel mit ihr redet.

Große Verzagtheit, mit Erschöpfung; Weinerlichkeit, vorzüglich abends, mit Verlangen nach Alleinsein. [...] durch Gehen in freier Luft gemindert.

Rhus toxicodendron

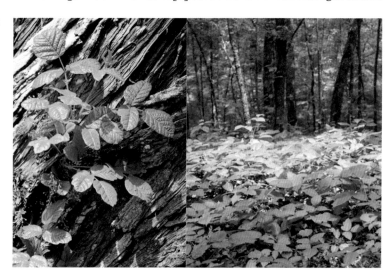

Gemüt: Sehr reizbar, [obschon heiter]. Gemüt niedergeschlagen und verdrießlich. Gemüt sehr empfindlich. Weinerlich. Niedergeschlagen und melancholisch. Innerer Lebensüberdruß. Düsterkeit des Kopfes. Nachgiebiges Gemüt. Ängstlichkeit. Mutlosigkeit. Muß sich bei Ärger sehr zusammennehmen um keine Gewalt anzuwenden. Zerstreut, ist er fast immer im Geiste an zwei Orten zugleich.

Aufgrund von Repertorisation und Materia medica-Vergleich ist *Rhus toxicodendron* das am besten passende Arzneimittel. Frau I. erhält eine Dosis in der Potenzhöhe *C200*.

Am ersten Tag nach der Einnahme wurde sie extrem müde und vermochte sich kaum mehr zu bewegen. Tags darauf traten Kopfschmerzen, ein Fließschnupfen und ein Stechen in den Ohren auf, sowie das Gefühl von Augendruck und Halsweh. Nach deren Abklingen hatte sie einige Tage Schmerzen in einer alten Narbe am linken Handgelenk, die spontan wieder vergingen. Nach vier Wochen beziffert die Patientin die Besserung mit 70 %.

Eine Dosis *Rhus toxicodendron M* folgt. Wiederum kommt es während drei Tagen zu einer leichten Verschlimmerung, danach steigt die Besserung innerhalb von weiteren vier Wochen auf 80 % an.

Nach *Rhus toxicodendron XM* hat die Patientin das Gefühl sie beobachte jetzt rücklaufende Symptome, die etwa in ihre dritte Lebensdekade gehörten. Die Besserung fällt leicht zurück auf 75 %.

Sie wird gebeten, neu Aufgetretenes zu notieren, und im Anamneseprotokoll die jetzt noch vorliegenden ursprünglichen Symptome zu unterstreichen. Dabei kommt folgendes heraus:

Gemüt
- *Gereiztheit* P
- *Vor dem Einschlafen verschlimmert* P
- *Vor der Regelblutung verschlimmert*

Allergische Rhinitis
- *Kaltwerden verschlimmert* P
- *Nahrungsmittel, Wein, verschlimmert* P

Magen-Darm-Trakt
- *Aufstoßen*
- *Nahrungsmittel, Fett verschlimmert*

- *Verstopfung mit Kotverhärtung*
- *Vor der Regelblutung verschlimmert*

Reizblase
- *Harnabgang unwillkürlich*
- *Niesen verschlimmert* P
- *Kälte verschlimmert* P
- *Einhüllen bessert* P

Arthrose des linken Sprunggelenks
- *Anstrengung körperlich verschlimmert* P

Die Repertorisation mit den polaren Modalitäten ergibt hier keine ausreichende Differenzierung der Mittelwahl. Auch der Einschluss nichtpolarer Symptome wie < *vor Regelblutung, Verstopfung mit Kotverhärtung* und *Harnabgang unwillkürlich* reichen nicht für eine genügende Eingrenzung der Mittelwahl. In dieser Situation müssen auch Symptome, die als weniger zuverlässig bekannt sind, wie die *Verschlimmerung durch Fett und Wein* in die Repertorisation aufgenommen werden, im Bewusstsein, dass ein solches Vorgehen heikel ist.

	Nat-c.	Nat-m.	Nux-v.	Sil.	Acon.	Ars.	Bell.	Bry.	Calc.
Anzahl der Treffer	11	11	11	11	10	10	10	10	10
Summe der Grade	19	24	31	29	18	33	22	26	26
Polaritätsdifferenzen	**12**	**9**	**19**	**16**	**5**	**26**	**12**	**13**	**11**
< vor dem Schlaf, beim Einschlafen (P) [99]	2	2	2	3	1	4	4*	5*	5*
< Kaltwerden, beim (P) [78]	2	1	4	2	2	4	2	3	2
< Niesen (P) [47]	1	1	3	1	1	3	3	3	2
< Kälte allg, (P) [90]	2	1	4	3	3	4	3	2	1
> Warmeinhüllen (P) [56]	2	2	3	4	1	3	2	1	
< Anstrengung des Körpers (P) [70]	2	3	3	3	3	4		4	3
< Regelblutung, vor [68]	1	3	1	2			1	1	4
Verstopfung mit Verhärrung des Kots [99]	2	2	3	3	1	2	2	4	2
Harnabgang, unwillkürlich [76]	1	3	2	3	1	2	3	2	2
< Nahrungsm., Fett [43]	1	3*	2	1	3*	3	1	1	2*
< Nahrungsm., Wein (P) [35]	3	3	4	4	2	4	1		3
> *vor dem Schlaf beim Einschlafen (P) [1]*									
> *Kaltwerden, beim (P) [74]*	1	1	1	1	1		1	3	1
> *Niesen (P) [1]*									
> *Kälte allg. (P) [73]*	1	2	1	1	1		1	1	1
< *Warmeinhüllen (P) [37]*		1			3/KI			1	3/KI
> *Anstrengung des Körpers (P) [6]*		1		2					
> *Nahrungsm., Wein (P) [10]*			1		3/KI		1		

Tabelle 62: Zweite Repertorisation Übungsfall 38, U.I.

Vier Arzneimittel decken alle Symptome ohne Kontraindikationen ab, wobei *Nux vomica* und *Silicea* die höchsten Polaritätsdifferenzen aufweisen.

MATERIA MEDICA-
VERGLEICH FÜR NUX
VOMICA [GS]
Gemüt: Paßt vorzüglich für lebhafte, sanguinische oder cholerische Temperamente, so wie auch für Personen von boshaftem, tückischem Charakter, [mit blasser, erdfahler Farbe, oder hochrotem, stark koloriertem Gesichte; auch für venöse, zu Hämorrhoiden geneigte Konstitutionen besonders passend, so wie bei Anlage zu Hypochondrie, Melancholie und Hysterie; scheint dem männlichen

Geschlechte mehr zuzusagen, als dem weiblichen, und bei diesem letzteren wiederum bei zu früher und starker Regel öfter passend zu sein, als unter den entgegengesetzten Umständen]. Paßt vorzüglich für genaue, gewissenhafte, eifersüchtige Personen, die zu Ärger und Aufgeregtheit neigen. [Große Heftigkeit und] Reizbarkeit. Mürrische Widerspenstigkeit. (Verdrießlichkeit.) Zanksucht. Bei Ärger. Reizbares, ärgerliches Gemüt, Ängstlichkeit wegen Kleinigkeiten. Eifriges, hitziges Temperament. Ärgerliche Heftigkeit [und Jähzorn]. Überempfindlichkeit [der Sinne]. Sehr geneigt, Andern ihre Fehler heftig vorzuwerfen. Mit Hartnäckigkeit widerstrebt er dem, was Andre wünschen.

Zanken, Vorwürfe, Schimpfreden, eifersüchtige Schmähungen, mit unzüchtigen Ausdrücken gemischt — dann bald Heulen und Lautweinen. Beim Ansprechen ist sie sehr aufgebracht; wird grundlos ärgerlich und heftig; dickköpfig und eigenwillig.

MATERIA MEDICA-
VERGLEICH FÜR
SILICEA [GS]

Siehe oben.

MITTELGABE UND
VERLAUF

Bei der Besprechung der Differentialdiagnose von *Nux vomica* und *Silicea* meint die Patientin, dass *Nux vomica* sehr wohl zu ihrem Manne passe, zu ihr sicher nicht. Sie erhält jetzt *Silicea C200*.

Erneut kommt es in der ersten Woche nach der Mittelgabe zu einer Verstärkung der bestehenden Symptome. Danach hat sie den Drang ihr Haus aufzuräumen, gleichzeitig aber auch das Gefühl sie müsse sich mehr schonen und gesünder leben. Sie wirkt bei der Besprechung viel bestimmter und klarer. Die Besserung beziffert sie jetzt auf 88 %, obschon noch Schwankungen des Zustandes vorkämen.

Mit *Silicea M und XM* steigt die Besserung auf fast 100 % (Abbildung 10). Dort bleibt sie auch, abgesehen von Schwankungen, durch äußere Umstände, wie den Tod eines nahen Verwandten oder Stressphasen bei der Arbeit, die aber immer wieder gut aufgefangen werden können.

Bergkristall (Silicea)

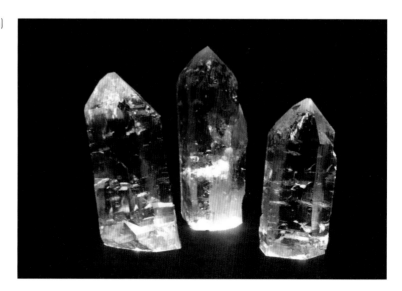

ANMERKUNGEN

Studiert man die Gemütssymptome von *Rhus toxicodendron,* so wird ersichtlich, dass Patienten, die dieses Mittel brauchen, eher zart besaitet sind. *Silicea* hingegen kann schon heftigere Impulse haben *(Muß sich bei Ärger sehr zusammennehmen um keine Gewalt anzuwenden).* Und bei *Nux vomica* tritt die Gewalt offen zutage *(Eifriges, hitziges Temperament. Ärgerliche Heftigkeit [und Jähzorn]).* Bei dieser Patientin war *Rhus toxicodendron,* dessen somatische Symptome besser bekannt sind als die Gemütssymptome, eine Überraschung. *Silicea* fügte sich gut ein ins Bild, das die Patientin vermittelte, während der Genius von *Nux vomica* nicht wirklich mit den charakteristischen Symptomen der Patientin vereinbar ist. Das Mittel würde bei ihr wahrscheinlich symptomatisch wirken ohne eine Heilung einzuleiten.

Abbildung 10: Graphische
Verlaufskontrolle U.I.

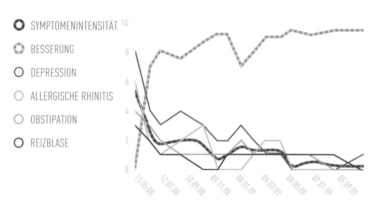

○ SYMPTOMENINTENSITÄT
○ BESSERUNG
○ DEPRESSION
○ ALLERGISCHE RHINITIS
○ OBSTIPATION
○ REIZBLASE

55 Nennen Sie drei wichtige Kriterien für die Auswahl der Symptome zur Repertorisation bei multimorbiden Patienten!

56 Wie gewichten Sie das Repertorisationsresultat?

57 Während einer homöopathischen Behandlung treten neuen Symptome auf: Diese können entweder krankheitsbedingt sein oder einer Arzneimittelprüfung entsprechen. Welche Anhaltspunkte haben Sie für die zweite Hypothese?

58 Wie gehen Sie vor, wenn kein Arzneimittel alle Symptome abdeckt?

59 Wie bestimmen Sie das Folgemittel, wenn nach einer primär erfolgreichen Behandlung mit weiteren Gaben des Arzneimittels keine zusätzliche Besserung mehr eintritt?

60 Welchen Stellenwert haben *Verlangen nach* und *Abneigungen gegen gewisse Speisen* für die Arzneimittelbestimmung?

DIE ANTWORTEN FINDEN SIE AUF S. 295 FF.

5.2.8 Praktische Arbeit mit eigenen ADHS/ADS Patienten und multimorbiden Erkrankungen

Mit dem Erarbeiten der Fallbeispiele in Kapitel vier und fünf sind Sie bereit, auch die anspruchsvollen ADHS/ADS-Patienten und die multimorbiden Erkrankungen anzugehen. Erfassen Sie wiederum systematisch die Resultate in der nachfolgenden Tabelle.

BEHANDLUNGSRESULTATE EIGENER ADHS/ADS-PATIENTEN UND MULTIMORBIDER ERKRANKUNGEN							
		KONTROLLEN BESSERUNG DER GESAMT-SYMPTOMATIK IN PROZENT					
NAME	**HAUPTDIAGNOSE**	1	2	3	4	5	6
1							
2							
3							
4							
5							
6							
7							
8							
9							
10							
11							
12							
13							
14							
15							

6. DIE EVALUATIONSSTUDIEN ZUR POLARITÄTSANALYSE

6.1 AKUTE ERKRANKUNGEN[5]

6.1.1 EINFÜHRUNG

Nachdem sich die Polaritätsanalyse und repertoriumspezifische Fragebögen in der Behandlung von Kindern mit ADS/ADHS bewährt hatten, ging es darum, die Arbeitstechnik auch bei akuten Erkrankungen zu erproben. Dazu mussten für jeden Krankheitsbereich zunächst Checklisten mit den relevanten Symptomen erstellt werden (siehe Kapitel 1.5.1 und Kapitel 7).

6.1.2 STUDIENDESIGN

Die Erprobung erfolgte in zwei prospektiven Teilstudien. In der ersten wurden anhand des Leitsymptoms *Husten* die Resultate der neuen Methode mit einer früher durchgeführten konventionell-homöopathischen Husten-Studie verglichen. In der zweiten erfolgte die Evaluation der Methode beim ganzen übrigen Spektrum akuter Erkrankungen.

Leitsymptom Husten

- Die erste Gruppe umfasste 100 Patienten mit Husten, bei welchen die Mittelbestimmung mit der *Polaritätsanalyse* und dem Repertorisationsprogramm von *Bönninghausens TB* erfolgte. Es wurde noch keine Checkliste verwendet.
- Bei einer zweiten *Gruppe* von 48 Patienten mit Husten wurde zusätzlich zur Polaritätsanalyse die *Checkliste für akute Erkrankungen der Atemwege* verwendet [CL] (siehe Kapitel 7.2).
- Als *konventionell-homöopathische Vergleichsgruppe* dienten 103 Kinder, bei denen in einer früheren (nicht publizierten) Studie die Resultate einer Repertorisierung mit den Hustenrubriken von *Boeninghausen's Characteristics and Repertory*[18] untersucht worden war.

Übrige akute Erkrankungen

- Die Resultate der Behandlung aller anderen akuten Erkrankungen wurde mit den weiteren Checklisten (siehe Kapitel 7.2) prospektiv evaluiert. Die studierte Kohorte umfasste 206 Kinder mit Erkrankungen wie Tonsillitis, Enteritis, Grippe, Sinusitis, Mittelohrentzündung, Zahnungsschmerzen, Blähungskoliken etc.

In allen Kohorten wurde das am besten passende Arzneimittel in der Potenz C200 verabreicht. Im Falle einer ungenügenden Wirkung dieser Dosis erfolgte nach zwei Tagen zusätzlich die Gabe des nächst-ähnlichen Arzneimittels in der gleichen Potenz, so wie in Kapitel 2 beschrieben.

Outcome-Parameter war ein Eltern-Rating des Krankheitsverlaufs, das 7 bis 10 Tage nach Behandlungsbeginn erhoben wurde. Eine Besserung von 50 % oder mehr nach vier Tagen sowie die fehlende Notwendigkeit einer Folgekonsultation wurden als *erfolgreiche Behandlung* betrachtet.

6.1.3 RESULTATE

Hustenstudien

Bei Anwendung der Polaritätsanalyse ohne Checklisten konnten 81 von 100 Kindern (81 %) erfolgreich behandelt werden. Bei zusätzlicher Verwendung der *Checkliste für akute Erkrankungen der Atemwege* stieg diese Zahl auf 83 %. In der konventionell-homöopathisch behandelten Vergleichsgruppe mit den Hustenrubriken von *Boger-Boenninghausen's Characteristics and Repertory* konnten 75 der 103 Kinder (75 %) erfolgreich behandelt werden.

Übrige akute Erkrankungen

Die Evaluation von Polaritätsanalyse und Checklisten bei 206 Patienten mit einer Mischung verschiedener akuter Erkrankungen, ergab eine erfolgreiche Behandlung bei 175 Patienten, was einer Trefferquote von 85 % entspricht (Abbildung 11).

Abbildung 11: Auswirkung von Polaritätsanalyse und Checklisten auf die Trefferquote in der Behandlung akuter Erkrankungen

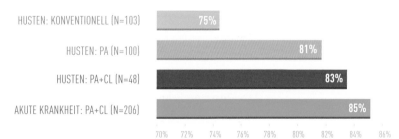

6.1.4 Diskussion

Die Übertragung der in der ADHS-Studie gewonnenen neuen Erkenntnisse auf die Behandlung akuter Erkrankungen, ergab eine Verbesserung der Resultate, mit einer Steigerung der erfolgreichen Behandlungen um zehn Prozent. Leider wurde in dieser Studie nur das globale Behandlungsergebnis erfasst. Es liegen keine Informationen vor, wie viele Patienten mit dem ersten Mittel geheilt wurden und wie viele mit dem zweiten. In der nachfolgend vorgestellten Grippestudie wurde dieser Mangel behoben. Die Erfahrung zeigt, dass bei ungenügender Besserung durch das erste Mittel, das zweite oft komplementär wirkt und die Heilung vollendet.

Bei Behandlungen mit der Polaritätsanalyse ist das Resultat direkt von der Qualität der Symptomenbeobachtung durch Patienten oder Eltern abhängig. In dieser Studie hatten viele der teilnehmenden Eltern bereits über Jahre homöopathische Erfahrungen gesammelt und wussten entsprechend, worauf sie zu achten hatten.

Kritiker werden einwenden, dass die hohe Erfolgsquote um diejenigen Patienten korrigiert werden müsste, die Spontanheilungen durchmachen. Dies ist besonders bei akuten Erkrankungen zweifellos ein korrekter Einwand. Von Spontanheilungen profitieren aber alle möglichen Therapieansätze. In dieser Evaluationsstudie ist lediglich der Unterschied zwischen der früheren und der jetzigen Methodik relevant.

6.2 Erfahrungen mit der Grippeepidemie 2011 – eine prospektive Outcome-Studie[40]

6.2.1 Einführung

Während der Grippeepidemie im Frühjahr 2011 wurde in der Schweiz nach Angaben des Bundesamtes für Gesundheit bei *75 % aller Patienten das H1N1-Virus* nachgewiesen. Die nachfolgenden Erfahrungen betreffen also überwiegend die homöopathische Behandlung der sogenannten *Schweinegrippe*. In diesem Rahmen erfolgte eine prospektive Evaluation der Therapieverläufe unter Anwendung der Polaritätsanalyse und der Checkliste für grippale Erkrankungen.

6.2.2 Studiendesign

Auf dem Höhepunkt der Grippeepidemie 2011 wurden während vier Wochen alle Patienten, bei denen die klinische Diagnose eines grippalen Infektes gestellt werden konnte (Fieber, Kopf- und/oder

Halsschmerzen, Husten, Schnupfen, Gliederschmerzen), prospektiv in die Outcome-Studie eingeschlossen. Bei Zweifel an der Diagnose musste die virale Ätiologie der Erkrankung durch ein Blutbild erhärtet werden. Anamnese und klinische Untersuchung wurden ergänzt durch eine Erhebung polarer Grippesymptome mit Hilfe der *Checkliste für grippale Erkrankungen* (siehe Kapitel 7.2). Die Repertorisation erfolgte wie gewohnt mit dem PC-Programm zu Bönninghausens TB[8]. Die Patienten erhielten danach sofort das am besten passende Arzneimittel in der Potenz C200 und eine Reserve des zweitbesten Mittels mit nach Hause, mit der Aufforderung, dieses bei ungenügender Besserung (weniger als 50 % der ursprünglichen Symptomatik) nach zwei Tagen einzunehmen. Die Erfolgskontrolle erfolgte durch telefonische Rückmeldung der Patienten innerhalb von einer Woche nach Therapiebeginn, oder, wenn diese ausblieb, durch eine Rückfrage des Praxisteams. Als Therapieversager („keine Reaktion") wurden Patienten definiert, die weder durch das erste noch durch das zweite Arzneimittel eine Besserung von 50 % erreichten und Folgekonsultationen benötigten. Als Nachbeobachtungszeit wurde eine Periode von mindestens vier Wochen nach der ersten Konsultation definiert. Die Studie sollte die folgenden Fragen beantworten:

1. Wie viele Grippepatienten erreichen nach dem ersten homöopathischen Arzneimittel in der Potenz C200 innerhalb von zwei Tagen eine Besserung von 50 % oder mehr und brauchen kein zweites Arzneimittel und keine Folgekonsultation?

2. Wie viele Grippepatienten erreichen nach dem Reservemittel in der Potenz C200 innerhalb von zwei Tagen eine Besserung von 50 % oder mehr, und brauchten kein weiteres Arzneimittel und keine Folgekonsultation?

3. Wie groß ist die Anzahl der Therapieversager?

4. Arzneimittelspektrum: Kristallisieren sich eines oder mehrere epidemische Mittel heraus?

6.2.3 RESULTATE

Biometrische Eckdaten der Studienteilnehmer

Evaluiert wurden 52 Patienten mit einem mittleren Alter von 13,5 Jahren (Range: 5 Monate bis 48 Jahre). Es handelte sich um 39 Kinder und 13 Erwachsene, davon 30 weiblichen und 22 männlichen Geschlechts.

Outcome

32 Patienten (62%) erreichten zwei Tage nach dem erstverabreichten Mittel eine Besserung von 50% oder mehr und mussten das Reservemittel nicht einnehmen. 13 Patienten (25%) erreichten diese Besserung erst nach Verabreichung des Reservemittels, und wurden durch dieses geheilt. 6 Patienten (11,5%) waren Therapieversager. Sie wurden weder durch das erste noch durch das zweite Mittel geheilt und benötigten eine Folgekonsultation (Abb. 12). Eine Patientin hatte nach dem Reservemittel eine vollständige Besserung für zehn Tage, danach aber einen Rückfall. Auch sie wurde zu den Therapieversagern gezählt (Total 13%).

In Tabelle 63 ist neben den biometrischen Details der Studienteilnehmer ersichtlich, welche Arzneimittel eine vollständige Heilung bewirkten (Großbuchstaben, blau). Arzneimittel die ungenügend wirkten, d.h. nicht zu einer Heilung führten, sind rot vermerkt, nicht eingesetzte Reservemittel schwarz und Normalschrift.

Abbildung 12

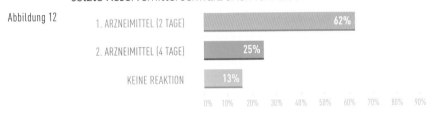

↓ Tabelle 63: Patientenstatistik Grippeepidemie 2011 (continued)

DATUM DD.MM.YYYY	PATIENT	ALTER	GESCHLECHT	1. MITTEL	2. MITTEL	FOLGEKONSULT.
7.2.2011	1	13	W	Bry*	GRAPH**	keine
	2	15	W	NAT-M	Bry***	Keine
	3	23	M	NAT-M	Nit-Ac	Keine
	4	5	M	Bry	HEP	Keine
	5	5	W	Ars	Bry	Keine
	6	2	M	Lyc	SENEG	Keine
	7	25	W	Bry	NAT-M	Keine
	8	9	W	NUX-V	Bry	Keine
8.2.2011	9	6	W	PHOS	Anac	Keine
	10	6	W	PHOS	Asar	Keine
	11	18	M	COCCUL	Lyc	Keine
	12	48	W	ARS	Nat-m	Keine
	13v	10	W	HEP	Graph	Keine

↓ Tabelle 63: Patientenstatistik Grippeepidemie 2011 (continued)

DATUM DD.MM.YYYY	PATIENT	ALTER	GESCHLECHT	1. MITTEL	2. MITTEL	FOLGEKONSULT.
	14	4	W	LYC	Phos	Keine
	15	8	W	Bry	GRAPH	Keine
	16	5	W	Bry	Graph	Spontanverlauf
	17	7	M	Bry	ANT-T	Keine
9.2.2011	18	15	M	NAT-M	GRAPH	Keine
	19	3	W	COCCUL	Nux-m	Keine
	20	4	W	NUX-V	Coccul	Keine
	21	8	M	NUX-V	Coccul	Keine
11.2.2011	22	7	W	Bry	Cupr	Spontanverlauf
	23	8	M	Nux-v	Bry	Spontanverlauf
14.2.2011	24	21	M	NUX-V	Bry	Keine
	25	11	M	BRY	Phos	Keine
	26	12	M	COCCUL	Arnika	Keine
22.2.2011	27	0.3	W	CALC	Phos	Keine
	28	7	W	BRY	Merc-s	Keine
	29	6	M	Bry	PHOS	Keine
23.2.2011	30	10	M	BRY	Bell	Keine
	31	18	M	ZINC	Alum	Keine
24.2.2011	32	9	W	Lyc	PLAT	Keine
	33	8	W	Nux-v	Bell	Spontanverlauf
	34	31	M	ARS	Nat-c	Keine
25.2.2011	35	25	W	Coccul	CALC****	Spontanverlauf: relapse
	36	9	W	THUJA	Croc	Keine
	37	9	M	BRY	Coccul	Keine
28.2.2011	38	11	W	NAT-M	Bar-c	Keine
	39	47	W	CAMPH	Nux-m	Keine
	40	5	M	Aco	Cham	Spontanverlauf
	41	38	M	Coccul	CROC	Keine
	42	38	W	PHOS	Aco	Keine
	43	5	W	Calc	SULF	Keine
1.3.2011	44	12	M	Iod	CROC	Keine
	45	21	M	Ars	COCCUL	Keine
	46	40	W	Coccul	Bry	Spontanverlauf
	47	11	W	COCCUL	Nux-m	Keine

2.3.2011	48	7	M	IPECA	Coccul	Keine
4.3.2011	49	8	W	PHOS	Asar	Keine
	50	16	W	Arn	SPONGIA	Keine
	51	8	W	SULF	Calc	Keine
	52	5	W	M-ARC	Borax	Keine

*Rot = Keine oder ungenügende Reaktion **Blau, UPPERCASE = Erfolgreiche Arzneimittel

***Nicht eingesetzte Arzneimittel (Reserve) ****Rot, UPPERCASE = Nur vorübergehende Besserung

Arzneimittelspektrum

Bei den 45 erfolgreich behandelten Patienten führten 21 verschiedene Arzneimittel zur Heilung der Grippe. *Cocculus, Natrium muriaticum, Phosphor, Bryonia, Nux vomica* und *Arsenicum album* deckten zusammen die Hälfte aller Patienten ab, während die anderen 14 Arzneimittel seltener vorkamen (Tabelle 64). Ein epidemisches Mittel im Sinne von ORG § 100-102 konnte nicht identifiziert werden. Bei den Arzneimitteln mit ungenügender Reaktion des Patienten (Tabelle 65) fällt die extreme Häufung von *Bryonia* auf.

Tabelle 64: Grippeepidemie 2011, Arzneimittelspektrum der erfolgreichen Behandlungen

ERFOLGREICH EINGESETZTE ARZNEIMITTEL	
Coccul, Nat- m, Phos	5 Patienten
Bry, Nux-v	4 Patienten
Ars-a	3 Patienten
Croc, Graph, Hep, Sulf,	2 Patienten
Ant-t, Calc-c, Camph, Ipeca, Lyc, M-arc, Plat, Seneg, Spong, Thuja, Zinc	1 Patient

Tabelle 65: Grippeepidemie 2011, Arzneimittel mit ungenügender Reaktion des Patienten

ARZNEIMITTEL MIT UNGENÜGENDER REAKTION DES PATIENTEN	
Bry	10 Patienten
Coccul	3 Patienten
Nux-v, Calc-c	2 Patienten
Aco, Arn, Ars-a, Bell, Cham, Cupr, Graph, Jod	1 Patient

6.2.4 Diskussion

Das H1N1-Virus war für die Grippeepidemie 1917/1918 verantwortlich und verursachte dort eine Mortalitätsrate von mehr als 20 %. Im Jahre 2010 wurden in Erwartung einer neuen H1N1-Pandemie umfangreiche vorsorgliche Maßnahmen getroffen, obschon in diesem

Jahr relativ wenige Menschen an der Grippe erkrankten. Im Gegensatz dazu war 2011 die Erkrankungshäufigkeit deutlich höher, so dass innerhalb von einem Monat über 50 Grippe-Patienten erfasst werden konnten. Bei spontan verlaufenden oder unbehandelten H1N1-Erkrankungen, bzw. bei Patienten, die ihre Grippesymptome einfach mit den üblichen Palliativa unterdrückten, konnte man beobachten, dass oft rezidivierende Grippeschübe auftraten oder ein langwieriger Husten resultierte. Homöopathisch behandelte hingegen zeigten in der großen Mehrzahl eine Heilung innerhalb von zwei bis vier Tagen, ohne dass Folgesymptome auftraten. Die Heilungsrate entspricht annähernd dem, was bereits 2002 in der Evaluation der Polaritätsanalyse bei andern akuten Erkrankungen beobachtet wurde[5]. Wie bei jeder Studie über akute Erkrankungen lässt sich die Zahl der Spontanheilungen nicht beziffern. Man kann wahrscheinlich davon ausgehen, dass es sich bei Patienten, die durch das erste homöopathische Arzneimittel kuriert wurden, um homöopathische Heilungen handelt. Bei den Patienten, die erst durch das zweite Arzneimittel geheilt wurden, weiß man das nicht sicher.

Behandelt man mit der Polaritätsanalyse, so fällt bei Epidemien auf, dass die Kontraindikationen durch das Poolen der Symptome verschiedener Patienten die Bestimmung eines epidemischen Mittels verhindern. Aufgrund der guten Resultate, die mit dieser Methode erreicht werden, ist die Bestimmung eines epidemischen Mittels auch nicht zwingend.

Die Häufung von *Bryonia*-Fehlverordnungen war eine Überraschung: Auf vier erfolgreiche *Bryonia*-Gaben kamen zehn erfolglose. Da bei sechs dieser Fälle das Reservemittel den Patienten heilte, fiel der Befund erst bei der Auswertung auf. Warum kam es zu diesem Phänomen? Bei oberflächlicher Betrachtung schildern gewisse Patienten nur die Symptome *Liegen bessert, Ruhe bessert, Abneigung gegen Bewegung, Bewegung verschlimmert* und vielleicht noch *Durst* und *Besserung durch kalte Getränke*. Repertorisiert man diese, so ist *Bryonia* mit einer Polaritäts-differenz von 15 das erste Mittel, *Causticum* und *Phosphor* stehen mit einer PD von 9 an zweiter Stelle. Man kann nicht gerade sagen, dass diese Symptome zum Allgemeinen und Unbestimmteren gehören, das Hahnemann im ORG § 153 anspricht, aber sie sind doch relativ stereotyp. Die Konsequenz ist die, dass eine *Bryonia*-Symptomatik immer hinterfragt werden sollte. Mit einer Suche nach zusätzlichen Symptomen kann die Mittelwahl oft präzisiert werden.

6.3 CHRONISCHE ERKRANKUNGEN[5]

6.3.1 EINFÜHRUNG

Nach der erfolgreichen Erprobung der Polaritätsanalyse bei akuten Erkrankungen erfolgte deren Umsetzung und Testung bei chronischen Leiden. Dazu wurden Fragebögen für verschiedene Leidensbereiche erstellt, die etwas umfangreicher sind als die Checklisten für akute Erkrankungen. Auch sie basieren auf den jeweils einschlägigen Repertoriumsrubriken von Bönninghausens TB, damit der Übersetzungsprozess des vom Patienten übermittelten Symptomes in die Sprache des Repertoriums entfällt (siehe Kap. 1.5.1 und 7.3).

6.3.2 STUDIENDESIGN

Die Überprüfung der Methode bei chronischen Erkrankungen wurde ebenfalls als prospektive Outcome Studie durchgeführt. Das therapeutische Vorgehen entsprach dem in den Kapiteln 3 und 4 vorgestellten Procedere.

Studiengruppen

• Ab einem Stichdatum wurden alle Patienten, die mit einer chronischen Krankheit zur Fallaufnahme kamen, in die Studie aufgenommen. Das Diagnosespektrum entsprach somit den gängigen, in einer Kinderarztpraxis vorkommenden Leiden wie Infektanfälligkeit, allergische Erkrankungen, Verdauungsprobleme, Migräne, Schmerzzustände des Bewegungsapparates, Schlafstörungen, psychosomatische Erkrankungen, etc. Die Studiengruppe umfasste 107 Patienten.

• Als konventionell homöopathisch behandelte Vergleichsgruppe dienten 50 Patienten aus einer früher durchgeführten Studie, in der verschiedene Systeme der Symptomengewichtung evaluiert worden waren. In der Vergleichs-Kohorte war die Gewichtung von Hahnemann verwendet worden.[41]

Mittelgabe

Die Patienten erhielten eine Dosis des am besten passenden homöopathischen Arzneimittels in der Potenz C200 und wurden nach zwei Monaten zu einer Kontrolle einbestellt.

Outcome-Parameter

Bei der Verlaufskontrolle rapportierten die Patienten oder deren Eltern bei jedem Symptom, ob es besser, gleich oder schlechter geworden war. Anschließend mussten sie schätzen, wie hoch nach ihrem Eindruck die *Gesamtbesserung in Prozent* war. Die *Behandlung* wurde als *erfolgreich* eingestuft, wenn sie nach zwei Monaten eine subjektive Besserung der Gesamtsymptomatik um 50 % oder mehr bewirkt hatte. Die Outcome-Parameter wurden sowohl in der ganzen Studienkohorte, als auch für jeden einzelnen der elf Fragebögen ausgewertet, um allfällige Schwachstellen der Fragebögen zu identifizieren.

6.3.3 RESULTATE

Die *Anzahl erfolgreicher Behandlungen* liegt mit der Polaritätsanalyse bei 84 %, in der Vergleichsgruppe bei 68 %. Die *Gesamtbesserung* erreichte in der Polaritätsanalyse-Gruppe ebenfalls 84 %, und in der Vergleichsgruppe 75 % (Abbildung 13).

Abbildung 13: Evaluation der Polaritätsanalyse bei chronischen Erkrankungen

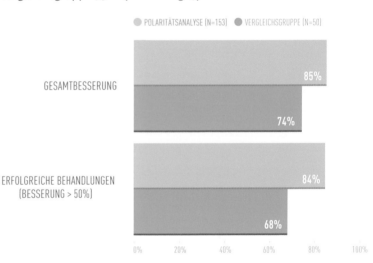

Für die Einzelauswertung der Fragebögen standen pro Fragebogen zwischen acht (Herz-Kreislauf und Gynäkologie) und zwanzig (Neurologie) Patienten zur Verfügung. Deren Resultate zeigen eine gewisse Heterogenität (Abbildung 14).

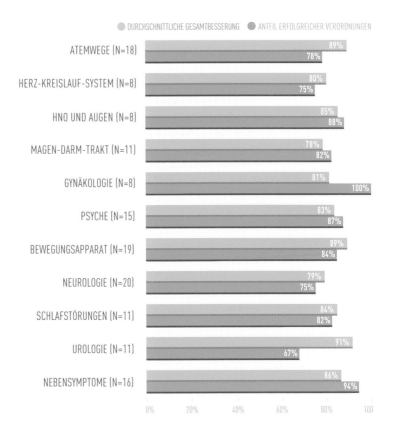

Abbildung 14: Evaluation der einzelnen Fragebögen für chronische Erkrankungen

(Der Titel der einzelnen Fragebögen wurde gegenüber früheren Publikationen der aktuellen Version angepasst. So entspricht der *Fragebogen Nebensymptome* dem früheren *Allgemeinen Fragebogen*, der *Fragebogen Atemwege* dem früheren *Fragebogen Allergische Erkrankungen*).

6.3.4 Diskussion

Der Anteil an erfolgreichen Verordnungen konnte mit der Polaritätsanalyse bei chronischen Erkrankungen um 16 %, das Ausmaß der Gesamtbesserung um 9 % gesteigert werden. Da bei chronischen Erkrankungen Spontanheilungen wesentlich weniger wahrscheinlich sind als bei akuten, dürfte es sich dabei weitgehend um Behandlungseffekte handeln. Auch hier gilt die Beobachtung, dass die meisten der teilnehmenden Eltern bereits längere Erfahrung mit der

Homöopathie hatten und entsprechend in der Symptomenbeobachtung trainiert waren, was das Ergebnis sicher mit beeinflusste.

Eine angenehme Folge der Methode ist, dass die Fallaufnahme präziser und damit zeitsparender abläuft, als dies mit allen bisherigen Vorgehensweisen möglich war. Die Fragebögen sind zwar für die Patienten anspruchsvoll und werden nicht selten als schwierig bezeichnet. Es scheint aber, dass die Patienten bzw. deren Eltern diese Schwierigkeiten gut meistern. Bei der Evaluation konnten keine gravierenden Mängel einzelner Fragebögen identifiziert werden.

6.4 ADHS/ADS-Studie

HOMÖOPATHISCHE BEHANDLUNG VON HYPERAKTIVEN KINDERN: ERGEBNISSE EINER RANDOMISIERTEN, PLACEBO-KONTROLLIERTEN DOPPELBLINDSTUDIE MIT CROSSOVER, LANGZEITVERLAUF ÜBER 5 JAHRE[3]

6.4.1 Einführung

Das ADHS/ADS ist eine Kombination von verschiedenen kognitiven Störungen mit Hyperaktivität/Impulsivität oder Passivität.[36] Mit einer Prävalenz von 3-5 % handelt es sich um eine der häufigsten Störungen im Kindesalter.[42] Die konventionelle medikamentöse Behandlung besteht in Stimulantien, welche unter das Betäubungsmittelgesetz fallen. Eltern, welche für ihr Kind solche Medikamente ablehnen, suchen zunehmend homöopathische Alternativen.[43,44] Bisher gibt es drei Studien zur Wirkung der Homöopathie beim ADHS/ADS. Lamont beobachtete in einer einfach verblindeten, placebo-kontrollierten Crossover-Studie mit 43 ADS-Kindern signifikante Besserungen.[45] In einer weiteren Studie mit offener klinischer Verlaufsbeobachtung fanden Frei und Thurneysen bei 86 von 115 Kindern (75 %) eine Besserung des Conners Global Index (s.u.) um 55 %.[46] Da beide Studien nicht, oder nicht vollständig verblindet waren, können sie nicht als wissenschaftlicher Beweis einer Wirkung der Homöopathie betrachtet werden. Zwei große Metaanalysen zur Homöopathie kommen zum Schluss, dass deren Wirkungen nicht einfach als Placebo-Effekte interpretiert werden können.[47,48] Sie bemängeln aber die unbefriedigende Methodik der analysierten Studien. Ihre Anregung, bessere Untersuchungen zu bestimmten klinischen Krankheitsbildern durchzuführen, führte zur Planung der Berner ADHS/ADS-Doppelblindstudie. Diese wurde in einem interdisziplinären Studienteam bestehend aus der KIKOM (Kollegiale Instanz für Komplementärmedizin der Universität Bern), der Abteilung für Kinderneurologie und Neuropsychologie der Universitätskinderklinik Bern, dem Institut für Mathematische Statistik und Versicherungslehre der Universität Bern (IMSV) sowie der Praxis des Autors durchgeführt. Im Folgenden sollen hier das Studiendesign und die Resultate dieser Arbeit vorgestellt werden.

6.4.2 Studiendesign

Durch die bei ADHS/ADS Patienten besonders schwierige homöopathische Mittelfindung ist die Verblindung einer solchen Studie erst möglich, nachdem das korrekte individuelle Arzneimittel gefunden wurde. In der vorausgehenden Arbeit haben die Autoren beobachtet, dass es bei einer Unterbrechung der Therapie in frühen Behandlungsphasen mit Q-Potenzen[9,49] innerhalb von vier Wochen zu einer Verschlechterung der Symptomatik kommt, und dass die Wiederaufnahme der Behandlung wiederum zu einer Besserung führt. Diese Verschlechterung kann ausgenützt werden, um den Unterschied zwischen Placebo und Verum zu untersuchen. In der *Screening Phase* der Studie wurden alle Kinder zunächst einer offenen individualisierten homöopathischen Behandlung unterzogen. Diejenigen, die eine vordefinierte Besserung erreichten, konnten danach an der randomisierten, placebo-kontrollierten, *doppelblinden Crossover Studie* teilnehmen. In dieser wurden zwei Gruppen von Kindern parallel untersucht. Die einen erhielten auf Therapiearm A Verum für sechs Wochen gefolgt von Placebo für sechs Wochen, die andern auf Therapiearm B Placebo für sechs Wochen gefolgt von Verum für sechs Wochen, beide Gruppen anschließend wiederum unverblindet Verum für sechs Wochen (Arm A=VPV, Arm B=PVV). Danach folgte eine offene *homöopathische Langzeitbehandlung* von unbegrenzter Dauer.

EINSCHLUSSKRITERIEN Für die *Screening-Phase* wurden Kinder beiderlei Geschlechts im Alter zwischen 6 und 16 Jahren rekrutiert, bei welchen die ADHS/ADS Diagnose nach den DSM-IV Kriterien[35] in einer rigorosen, neurologischen und neuropsychologischen Untersuchung bestätigt worden war. Sie mussten eine Notwendigkeit zur Behandlung der

Symptomatik aufweisen und durften nicht an zusätzlichen chronischen Krankheiten leiden.

In die *Crossover-Studie* konnten Patienten eintreten, die in der Screening-Phase unter homöopathischer Behandlung eine Besserung des Conners Global Index von mindestes 50 % oder 9 Punkten erreichten.

THERAPEUTISCHE INTERVENTIONEN

Screening-Phase: Die individuelle homöopathische Behandlung erfolgte nach den Richtlinien von Hahnemann und Bönninghausen[7,9] mit Q-Potenzen in täglicher Verabreichung. Das genaue therapeutische Vorgehen in dieser Studie ist in früheren Publikationen veröffentlicht worden.[4,33] Jede andere Behandlung wurde sofort oder ausschleichend abgesetzt und der Therapieprozess in vier-wöchentlichen Intervallen kontrolliert. Bei ungenügendem Ansprechen musste die homöopathische Verordnung geändert werden.

Crossover-Studie: Beim Erreichen der Einschlusskriterien für die Crossover-Studie wurden die Patienten an die Universitäts-Kinderklinik zurück überwiesen. Zu diesem Zeitpunkt erfolgte die randomisierte Zuteilung auf Therapiearm A oder B. Die Patienten, deren Eltern, der behandelnde Arzt und die Untersucher waren bezüglich der Therapie völlig verblindet, und der behandelnde Arzt hatte während der Prüfphase keinen Kontakt mit Eltern und Patienten. Kinder mit akuten Erkrankungen, ernsthaften Unfällen oder schwerwiegenden sozialen Ereignissen während der Prüfphase wurden gemäß dem *Intention to treat Prinzip* nicht einfach von der Endanalyse ausgeschlossen, sondern soweit möglich in die Auswertung einbezogen.

Langzeitverlauf: Nach der zweiten Crossover-Periode erhielten alle Patienten wieder eine unverblindete Verum-Behandlung. Weitere Follow-Up-Untersuchungen erfolgten 14 Wochen nach der Crossover-Periode mit einer Eltern und Lehrer-Befragung sowie fünf Jahre nach Therapiebeginn mit einer schriftlichen und telefonischen Befragung der Eltern durch Dissertanden. Zu diesem Zeitpunkt waren die Eltern frei in ihrer Therapiewahl. Erfasst wurden die aktuelle Behandlung und die momentane Intensität der ADHS/ADS-Symptome.

MESSWERTE (OUTCOMES)

Als primäre Outcome-Variable diente das Eltern-Rating des Conners Global Index (CGI, Tabelle 66).[32] Der CGI, ein Fragebogen für

Verhaltensänderungen (QCB) sowie Untertests von HAWIK-III[50], K-ABC[51], VLMT[52] und TAP[53] wurden zu Beginn der Screening-Phase, vor und nach jeder Crossover-Periode und sechs Wochen nach Crossover-Periode 2 evaluiert. Um Lerneffekte zu minimieren, waren nur wenige dieser Untersuchungen identisch mit denjenigen, die zur Diagnosestellung verwendet wurden. 14 Wochen nach der Crossover-Studie füllten Eltern und Lehrer nochmals die Conners Parent/Teacher Rating Scales (CP/TRS)[32] aus, und bei der Fünf-Jahres-Kontrolle bewerteten sie den CGI und übermittelten den aktuellen Therapiestatus.

RANDOMISIERUNG, VERBLINDUNG UND STATISTISCHE AUSWERTUNG

Das IMSV generierte eine Randomisierungsliste und versiegelte die Zuordnungen zu Arm A oder B in fortlaufend nummerierten Briefumschlägen. Diese wurden dem Arzneimittelhersteller Spagyros überreicht, welcher die homöopathischen Arzneimittel und Placebos produzierte. Hatte ein Kind die Einschlusskriterien für die Prüfphase erreicht, so wurde Spagyros schriftlich informiert. Die teilnehmenden Familien erhielten das spezifische Medikament (Verum oder Placebo) für die vorgesehene

Tabelle 66: ADHS/ADS-Studie, Conners Global Index

ADHS/ADS STUDIE, CONNERS' GLOBAL INDEX	RATING
Überaktiv	0 = gar nicht,
Stört andere Kinder	1 = ein wenig,
Erregbar, impulsiv	2 = ziemlich stark,
Bringt angefange Dinge nicht zu einem Ende	3 = sehr stark
Ständig zappelig	
Unaufmerksam	
Leicht frustriert	
Weint häufig	
Schneller Stimmungswechsel	
Wutausbrüche	

Behandlungsphase per Post zu Beginn jeder Crossover-Periode zugesandt. Placebos bestanden aus 20 % Alkohol, (die in der Anwendung analog dem Verum im Verhältnis 1:1000 verdünnt wurden), und waren von Verum in Verpackung, Beschriftung, Farbe, Geruch und Geschmack nicht zu unterscheiden. Zwischen Spagyros einerseits und den Studienteilnehmern, dem behandelnden Arzt und den untersuchenden Psychologen anderseits gab es keine Kommunikation während der Prüfphase, ausgenommen wenn ein Kind aufgrund von unerwarteten Schwierigkeiten die Prüfphase verlassen musste. Die statistische Auswertung durch das IMSV erfolgte ebenfalls verblindet, d.h. dass die Statistiker nicht wussten, welchem Therapiearm die Patienten zugeordnet waren.

6.4.3 RESULTATE

REKRUTIERUNG UND TEILNEHMERFLUSS

Von 140 rekrutierten Kindern erfüllten 83 die Einschlusskriterien und traten in die Screening-Phase ein. Der mittlere CGI-Wert bei Eintritt betrug 19 (Range 15-25). Siebzig Kinder (84 %) erreichten die Einschlusskriterien für die Crossover-Studie und 62 Kinder nahmen auch daran teil. Die nachfolgenden Daten wurden nur bei den 62 Teilnehmern der Crossover-Studie erhoben.

SCREENING-PHASE

Zeitbedarf bis zum Erreichen der Einschlusskriterien
Nach einer mittleren Behandlungsdauer von 5,1 Monaten (SD 3,20, Range 1-18 Monate) erreichten die Patienten die Einschlusskriterien für die Crossover-Studie, mit einem mittleren CGI Wert von 8 (Range 4-15). In Abbildung 15 ist ersichtlich, nach welcher *Behandlungsdauer* die einzelnen Patienten die Einschlusskriterien erreichten.

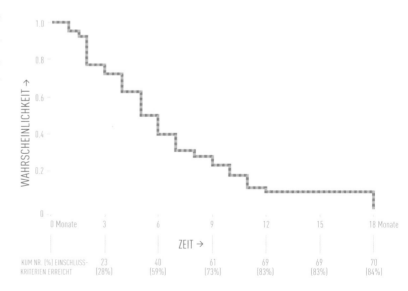

Abbildung 15: ADHS/ADS-Studie, Kaplan-Meier Kurve des Zeitbedarfs bis zum Erreichen der Einschlusskriterien

ARZNEIMITTEL Für die 62 Patienten wurden 17 verschiedene homöopathische Arzneimittel *erfolgreich* eingesetzt (Tabelle 67). Als erfolgreich wurde dasjenige Arzneimittel eingestuft, mit welchem der Patient die Einschlusskriterien für die Prüfphase erreichte. Weitere Arzneimittel fanden Verwendung, führten aber nicht zu einer andauernden Besserung im vorgegebenen Ausmaß; sie sind deshalb nicht aufgeführt.

Tabelle 67: ADHS/ADS-
Studie, Arzneimittelliste

ADHS/ADS STUDIE, ARZNEIMITTELLISTE	(Häufigkeit der Verordnungen in Klammern)
Calcium carbonicum (15)	Mercurius solubilis (3)
Sulfur (8)	Capsicum (1)
Chamomilla (5)	Causticum (1)
Lycopodium (5)	Hyoscyamus (1)
Silicea (5)	Phosphor (1)
Hepar sulfuris (4)	Phosphoricum acidum (1)
Nux vomica (4)	Sepia (1)
China (3)	Staphisagria (1)
Ignatia (3)	

NEUROPSYCHOLOGISCHE
VERÄNDERUNGEN

Einige neuropsychologische Untersuchungen waren sowohl bei Diagnosestellung als auch beim Eintritt in die Crossover Studie durchgeführt worden und erlaubten einen Vergleich des unbehandelten Zustandes mit den Wirkungen der homöopathischen Behandlung. Dabei konnten hochsignifikante Besserungen in der Fähigkeit visuelle Details zu erkennen, in der geteilten Aufmerksamkeit und der Impulsivität festgestellt werden (Tabelle 68).

CROSSOVER-STUDIE

Von den 62 Patienten fielen drei während der ersten und einer während der zweiten Crossover-Periode aus der Studie. Dropout-Gründe waren zunehmende Tics, Verhaltensstörungen und eine reaktive Depression. Diese Patienten wurden nach dem 'Intention-to-treat' Prinzip ebenfalls in die Endanalyse einbezogen.

Der Vergleich des Behandlungseffekts (within-patient differences) zeigt, dass der CGI unter Verum gegenüber Placebo durchschnittlich um 1,67 Punkte abnimmt. Diese Besserung ist statistisch signifikant mit einem p-Wert von 0,0479 und einem 95 % Vertrauensintervall (CI) von -3.316-0.016. Die weiteren neuropsychologischen Untersuchungen

MESSWERT (OUTCOME VARIABLE)	MEDIAN DER UNTERSCHIEDE	DIFFERENZ %*	P-WERT**	WIRKUNG
Ganzheitliches visuelles Erkennen (GC^A, K-ABC)	-3	10.1	0.0001	Besserung
Impulsivität (Go/NoGo, SD^B, TAP)	-13	17.0	0.1044	Besserung
Impulsivität (Go/NoGo, Median^C, TAP)	17.5	16.2	0.0001	Besserung
Impulsivität (Go/NoGo, Errors, TAP)	-43	104.2	0.0001	Besserung
Geteilte Aufmerksamkeit (SD^B, TAP)	-30.5	24.1	0.0001	Besserung
Geteilte Aufmerksamkeit (Median^C, TAP)	-32	44.3	0.0001	Besserung
Geteilte Aufmerksamkeit (Missings, TAP)	-29	24.6	0.0001	Besserung
Geteilte Aufmerksamkeit (Errors, TAP)	-30.5	27.1	0.0001	Besserung

während der Crossover-Studie ergaben eine signifikant bessere Resistenz gegen verbale Interferenz (VLMT-Test), mit einem p-Wert von 0.0328, einen Trend zur Stabilisierung der Stimmung (p=0.0693) und einen Trend zur Verbesserung der Reaktion auf unvorhergesehene Ereignisse (p=0,1001).

LANGZEITVERLAUF UNTER OFFENER HOMÖOPATHISCHER BEHANDLUNG

Vergleiche der Elternbeurteilung (Eltern Rating) nach der Conners Parents Rating Skala zwischen dem Zustand vor der Behandlung und 14 Wochen nach der Crossover-Studie zeigen hochsignifikante Besserungen in allen Rubriken, d.h. in Verhalten, Lernen/Aufmerksamkeit, psychosomatischen Beschwerden, Impulsivität/Hyperaktivität, Schüchternheit/Ängstlichkeit und Conners Global Index (Tabelle 69).

---

* Veränderungen im Vergleich zu den Testwerten vor Behandlung.
** p < 0.05 bedeutet einen signifikanten Leistungsunterschied zwischen Diagnose und Beginn der Crossover-Periode 1.
A Gestalt schließen
B Standartabweichung der Reaktionszeit
C Median der Reaktionszeit

ELTERN RATING	MEDIAN DER UNTERSCHIEDE	DIFFERENZ %	P-WERT	WIRKUNG
Verhalten	3.5	42.5	0.0001	Besserung
Lernen, Aufmerksamkeit	3	36.5	0.0001	Besserung
Psychosom. Beschwerden	1	46.5	0.0001	Besserung
Impulsivität, Hyperaktivität	3	41.5	0.0001	Besserung
Schüchternheit, Angst	1	39.5	0.0001	Besserung
Conners' Global Index	7	43.3	0.0001	Besserung

Auch die Lehrerbeurteilungen (Lehrer Rating) mit Hilfe der Conners Teachers Rating Scales zeigten eine signifikante Besserungen des Verhaltens, sowie Trends zur Besserung von Lernen/Aufmerksamkeit, Passivität und Conners Global Index (Tabelle 70):

LEHRER RATING	MEDIAN DER UNTERSCHIEDE	DIFFERENZ %	P-WERT	ERGEBNIS
Verhalten	3	36.4	0.0347	Besserung
Lernen, Aufmerksamkeit	2	27.8	0.1932	Besserung
Passivität	2	27.8	0.1194	Besserung
Conners' Global Index	3	30.8	0.0561	Besserung

In Abbildung 16 ist der Therapiestatus *fünf Jahre nach Studienbeginn* aufgezeichnet sowie die zu diesem Zeitpunkt von den Eltern erhobenen CGI Werte. Ab 14 Wochen nach Studienende waren die Patienten, respektive deren Eltern, frei in Bezug auf die Fortsetzung der weiteren Behandlung. 60 der 62 Elternpaare, die mit ihren Kindern an der Crossoverstudie teilgenommen hatten, konnten zu diesem Zeitpunkt kontaktiert werden. 28 Kinder (47 %) standen immer noch in homöopathischer Behandlung und hatten einen durchschnittlichen CGI Wert von 6.79, was einer Besserung von 64,3 % des CGI vor Behandlung entspricht. 25 Kinder (42 %) hatten jede Therapie gestoppt. Ihr CGI-Wert lag bei 8.75 Punkten, was immer noch einer Besserung von 53,5 % des Ausgangswertes entspricht. Sieben Kinder (11 %) standen zu diesem Zeitpunkt unter einer Methylphenidat-Behandlung. Ihr CGI-Wert lag bei 10, 64.[33]

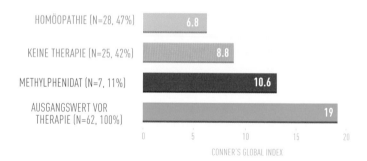

Abbildung 16: ADHS/ADS-Studie, Therapiestatus fünf Jahre nach Studienbeginn; CGI-Werte von den Eltern beurteilt (N=60)

In Abbildung 17 ist der Langzeitverlauf des Conners Global Index vom Beginn der Screening Phase bis zur letzten Kontrolle acht Jahre nach Studienbeginn aufgezeichnet. Zusätzlich enthält sie Informationen über der Therapiestatus fünf und acht Jahre nach Studienbeginn. Nach acht Jahren konnten noch 56 der 62 Studienteilnehmer kontaktiert werden. Nur noch neun Patienten (16 %) waren zu diesem Zeitpunkt in homöopathischer Behandlung. Deren CGI-Wert lag unverändert bei 6.8 Punkten. 38 Patienten (68 %) waren ohne jegliche Therapie und wiesen einen durchschnittlichen CGI-Wert von 8.8 Punkten auf. Weitere neun Patienten (16 %) nahmen Methylphenidat ein. Deren durchschnittlicher CGI-Wert lag bei 8.0 Punkten. Die Unterschiede der CGI-Werte der drei Gruppen sind nicht signifikant.

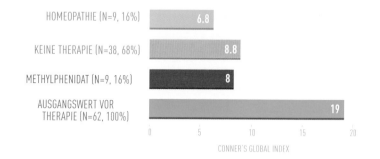

Abbildung 17: ADHS/ADS-Studie, Therapiestatus acht Jahre nach Studienbeginn, CGI-Werte von Eltern beurteilt (N=56)

6.4.4 DISKUSSION

Die *randomisierte Doppelblind-Studie* weist eine *signifikante Wirkung* der Homöopathie bei Kindern mit ADHS/ADS nach. Das angewendete Studiendesign ermöglichte eine individuelle Verschreibung der homöopathischen Medikamente, was eine zentrale Anforderung einer sorgfältig praktizierten Homöopathie ist. Signifikant bedeutet, dass sich die Wirkung der Homöopathie auch unter den rigorosen wissenschaftlichen Bedingungen einer Doppelblindstudie von Placebo unterscheidet. Wegen einem sehr starken Carryover-Effekt war der CGI-Unterschied zwischen Placebo und Verum jedoch mit 1.67 CGI Punkten kleiner als erwartet. Der Carryover-Effekt konnte bereits in einer Vorstudie beobachtet werden, fiel aber in der Doppelblindstudie stärker aus als prognostiziert, wahrscheinlich aufgrund einer präziseren homöopathischen Behandlung, die durch die zunehmende ADHS/ADS-Erfahrung des behandelnden Arztes bedingt war.

Der Verlauf einiger kognitiver Funktionen unter offener homöopathischer Behandlung in der *Screening-Phase* zeigt *hochsignifikante Besserungen* der visuellen Wahrnehmung, der Impulsivität und der geteilten Aufmerksamkeit. Aus der Literatur ist ersichtlich, dass auch Stimulantien Wahrnehmungsdefizite von ADHS/ADS-Patienten bessern.[54] Um hier quantitative Aspekte genauer zu untersuchen, wäre eine Studie mit vergleichbaren Patienten unter Homöopathie, Stimulantien und Placebo wertvoll.

Im *Langzeitverlauf* verminderten sich die CGI- und CPRS-Werte (Elternbeurteilung) ebenfalls *hochsignifikant* um 37 % bis 64 %, d.h. dass die Intensität der ADHS/ADS-Symptome schwächer wurde, und deutliche Besserungen im emotionalen und sozialen Bereich sowie im Schulverhalten zustande kamen. Überraschend war bei der 5-Jahreskontrolle, dass die erreichte Besserung nach Beendigung einer homöopathischen Langzeit-Behandlung bei vielen Kindern nur leicht abnimmt, und sich bei 47 % des CGI-Wertes vor Behandlung stabilisiert. Ein solcher Verlauf könnte unter Umständen als Hinweis auf eine partielle Heilung des ADHS/ADS interpretiert werden. Um diesbezüglich Gewissheit zu bekommen, brauchte es aber eine unbehandelte Kontrollgruppe, die über den gleichen Zeitraum beobachtet wird.

SCHLUSSFOLGERUNGEN   Berücksichtigt man die 16 % der Studienanfänger, die die Einschlusskriterien nicht erreicht haben, zusammen mit den 11 % der Teilnehmer, die nach der Studie auf Methylphenidat wechselten, so ergibt sich eine Erfolgsquote der homöopathischen Langzeitbehandlung von 75 %. Das heißt, man kann davon ausgehen, dass drei von vier Kindern mit ADHS/ADS, die eine homöopathische Behandlung antreten, einer stabilen Besserung zugeführt werden können.

DIE EVALUATION DER POLARITÄTSANALYSE BEI MULTIMORBIDEN PATIENTEN: EINE OFFENE, PROSPEKTIVE OUTCOME-STUDIE ÜBER 12 MONATE (KFA-STUDIE)[55]

6.5.1 EINFÜHRUNG

In der KFA-Studie (KFA=Komplexe Fallaufnahme) ging es darum, die Anwendung der Polaritätsanalyse bei multimorbiden Patienten, d.h. solchen mit mindestens drei Leidensbereichen (oder Diagnosen) prospektiv zu prüfen. Im Unterschied zu den vorgängigen Evaluationen bei akuten und einfachen chronischen Krankheiten bestehen bei multimorbiden Patienten praktisch immer sehr viele Symptome, auch sehr viele polare Symptome. Diese einem einzigen Mittel korrekt zuzuordnen, ist eine besondere Herausforderung. Ist dies überhaupt möglich oder nivelliert sich die Polaritätsdifferenz bei sehr vielen Symptomen und wird dadurch unbrauchbar? Und wie steht es mit dem Anspruch auf eine mathematischen Heilungsgewissheit,[10,56] den Samuel Hahnemann an seine Methode stellte: Ist sie Fiktion oder Realität?

Zusätzlich sollte geklärt werden, ob Homöopathie einen substanziellen Anteil der medizinischen Grundversorgung befriedigend abdecken kann, und zu welchen Kosten. Kann die unbefriedigende schulmedizinische Polypragmasie bei multimorbiden Patienten durch ein einziges oder eine Sequenz von mehreren hochpotenzierten homöopathischen Mitteln ersetzt werden?

STUDIENZIELE

Die Studie sollte die folgenden Fragen beantworten:
* Welche Diagnosen kommen bei multimorbiden Patienten häufig vor?
* Wie hoch ist der Anteil der homöopathisch erfolgreich behandelten Patienten?
* Wie sind die Besserungsraten pro Monat?
* Wie hoch ist der Anteil erfolgreicher Einzelverordnungen?
* Welche Behandlungen verlaufen erfolglos und warum?
* Wie ist das Spektrum der eingesetzten Arzneimittel?
* Wie hoch ist der Zeitbedarf des Arztes?
* Wie fällt ein Kostenvergleich Schulmedizin/Homöopathie aus?

Die homöopathische Vorgehensweise und die Anwendung der Polaritätsanalyse bei multimorbiden Patienten sind im 5. Kapitel detailliert beschrieben. Über die Bewertung der Wirkung homöopathischer Arzneien gibt der Abschnitt 1.8 (Verlaufsbeurteilung) Auskunft. Ein Arzneimittel wurde als *erfolgreiche Verordnung* betrachtet, wenn die bewirkte Besserung im Rahmen der Erwartungen lag. Diese ist definiert durch die durchschnittliche Besserung, die das Kollektiv in einem bestimmten Behandlungsmonat erreicht. Das heißt z.B., dass nach der ersten Mittelgabe eine mittlere Besserung der Symptomatik von ca. 40 %, nach der zweiten eine *zusätzliche* Besserung von 15-20 %, nach der dritten nochmals eine zusätzliche Besserung von 10 % erreicht werden, usw. Als *erfolgreich* wurde eine *Behandlung* betrachtet, wenn nach 12 Monaten die Gesamtbesserung aller Symptome 80 % oder mehr erreichte.

EIN- UND
AUSSCHLUSSKRITERIEN

Die in die Studie aufgenommen Patienten mussten die folgenden *Einschlusskriterien* erfüllen:
• Mindestalter 20 Jahre
• Drei oder mehr Diagnosen/Symptomenkomplexe
• Potentielle Heilbarkeit der Symptomatik
• Bereitschaft zur schrittweisen Reduzierung oder Beendigung einer konventionellen medikamentösen Behandlung (Ausnahme: Hypertoniebehandlungen)
• Einverständnis zu monatlichen Kontrollen während eines Jahres

Nicht aufgenommen wurden Patienten, wenn sie eines der nachstehenden *Ausschlusskriterien* aufwiesen:
• Lebensbedrohende Krankheiten, koronare Herzkrankheit, maligne Tumoren
• Substitutionsbedürftige Erkrankungen (z.B. Diabetes mellitus, Hypothyreose)
• Antikoagulantien-Therapie
• Irreversible Organschäden

UMFANG DER STUDIE

Die Größe des Studienkollektivs wurde auf 50 Patienten festgelegt, die Dauer der Behandlung auf 12 Monate.

Der Zeitbedarf für die homöopathische Behandlung konnte direkt aus den Krankengeschichten ermittelt werden, da er die Grundlage für die Abrechnung der Leistungen bildet. Der Zeitbedarf für eine schulmedizinische Behandlung komplexer Erkrankungen wurde auf 1 Stunde Abklärungsbedarf und 8 mal 20 Minuten für Verlaufskontrollen geschätzt. Die Kosten für den homöopathischen wie auch den konventionell-medizinischen Zeitaufwand konnten aufgrund des *Tarmed*, des Schweizerischen Tarifs für medizinische Leistungen,[57] berechnet werden. Zugrundegelegt wurde ein mittlerer Taxpunktwert von 0,86 CHF (Schweizer Franken). Die Medikamentenkosten für eine homöopathische Behandlung über 12 Monate setzen sich zusammen aus je drei Dosen der Potenzhöhe C200 und M, und je zwei Dosen der Potenzhöhe XM, LM und CM. Deren Preise sind in der *Schweizerischen Spezialitätenliste*[58] aufgeführt. Zur Berechnung der potentiellen Kosten einer konventionellen medikamentösen Behandlung wurden die Leidensbereiche jedes Patienten einer schulmedizinischen Diagnose zugeordnet, und die aktuellen Therapieempfehlungen für die einzelnen Diagnosen dem Standardwerk *Current Medical Diagnosis and Treatment*[59] entnommen. Auf dieser Basis erfolgte die Wahl entsprechender Medikamente im *Arzneimittelkompendium der Schweiz*[60]. Bei Dauerbehandlungen ließen sich die Kosten für jedes Medikament aufgrund einer mittleren täglichen Dosierung berechnen. Bei periodisch auftretenden Leiden, z.B. einer rezidivierenden Sinusitis maxillaris, konnten die Gesamtkosten pro Jahr aufgrund der Erkrankungshäufigkeit und der Dauer der einzelnen Krankheitsepisoden ermittelt, und auf durchschnittliche Kosten pro Tag und Jahr umgerechnet werden (Bsp. Tabelle 71). Ausgeklammert

Tabelle 71: KFA-Studie,
Beispiel einer Kostenschätzung
für konventionell-
medikamentöse Behandlungen

DIAGNOSE	MEDIKAMENT	DOSIERUNG	KOSTEN / TAG
Paraparese	(Physiotherapie)		
Depression	Deanxit	2 x 1 / Tag	€ 0.61
Colon irritabile	Duspatalin	2 x 1 / Tag	€ 1.36
Raynaud's Syndrom	Adalat retard	2 x 1 / Tag	€ 0.83
			TOTAL: € 2.80 *

* Die Berechnung erfolgte aufgrund der im *Arzneimittelkompendium der Schweiz 2010*[60] angegebenen Preise, mit einem Umrechnungskurs von 1.0 Euro =1.20 CHF.

von den Kostenberechnungen wurden Laboruntersuchungen und bildgebende Verfahren, welche auf konventionell-medizinischer Seite nochmals einen beträchtlichen Betrag ausmachen dürften. Ebenfalls ausgeklammert wurden physiotherapeutische Leistungen, welche wohl in beiden Therapiegruppen zu gleichen Teilen anfallen.

6.5.3 RESULTATE

BIOMETRISCHE DATEN DER STUDIENTEILNEHMER/INNEN

Der Frauenanteil in der KFA-Studie beträgt 39, also 78 %, der Männeranteil entsprechend 11 oder 22 % des Studienkollektivs. Das mittlere Alter der Patienten war 47,4 Jahre, mit einer Streuung von 24 bis 73 Jahren, die durchschnittliche Anzahl an Diagnosen pro Patient betrug 5,7 (Streuung 3-12), siehe Tabelle 72.

Tabelle 72: KFA-Studie, Biometrische Daten der Studienteilnehmer (n=50)

BIOMETRISCHE DATEN DER STUDIENTEILNEHMER (N=50)	
Frauen:	39 (78%)
Männer:	11 (22%)
Durchschnittsalter:	47.4 Jahre (24-73)
Anzahl Diagnosen/Patient:	5.7 (3-12)

DIAGNOSEN

In Tabelle 73 sind die häufigsten Diagnosen der KFA-Studie aufgeführt. Es handelt sich dabei um eine repräsentative Auswahl der in einer allgemeinmedizinischen Praxis häufig gesehenen Krankheiten. Den

Tabelle 73: KFA-Studie, häufigste Diagnosen

HÄUFIGSTE DIAGNOSEN
Asthma, Heuschnupfen, Ekzem
Weichteilrheumatismus, chronische Arthritis
Dysmenorrhoe, Klimakterische Beschwerden
Reizdivierende Atemwegsinfekte
Herzrhythmusstörungen
Sodbrennen, Colon irritabile
Kopfschmerzen, Migräne
Depressionen, Angststörungen, Erschöpfung
Ein- und Durchschlafstörungen
Reizdivierende Zystitiden

Ausschlusskriterien entsprechend fehlen Hypertonie und koronare Herzkrankheit, Krankheiten, die eine Substitutionstherapie erfordern, wie Diabetes mellitus oder Hypothyreose sowie maligne Erkrankungen.

• Asthma, Heuschnupfen, Ekzem
• Weichteilrheumatismus, chron. Arthritis
• Dysmenorrhoe, Klimakterische Beschwerden
• Rezidivierende Atemweginfekte
• Herzrhythmusstörungen
• Sodbrennen, Colon irritabile
• Kopfschmerzen, Migräne
• Depressionen, Angststörungen, Erschöpfung
• Ein- und Durchschlafstörungen
• Rezidivierende Zystitiden

ANTEIL AN HOMÖOPATHISCH ERFOLGREICH BEHANDELTEN PATIENTEN

43 von 50 Patienten (86 %) erreichten nach zwölf Monaten eine durchschnittliche Besserung von 91 %. Sechs Patienten brachen die Studie ab. Eine Patientin mit chronischer Schlaf- und Angststörung und Polyarthritis erreichte nach zwölf Monaten lediglich eine Besserung von 55 % (siehe unten).

HEILUNGSVERLAUF: BESSERUNGSRATEN PRO MONAT (ABBILDUNG 18)

Typisch für eine homöopathische Behandlung sind die anfänglich großen Fortschritte (47 % Besserung nach einem Monat, 63 % nach zwei Monaten), und die im weiteren Verlauf immer kleiner werdenden Besserungsschritte, mit einer asymptotischen Annäherung an 100 % (grüne Linie). Als Vergleich dienen die Resultate einer früheren Langzeitstudie mit jüngeren Patienten (Durchschnittsalter bei Beginn 11,8 Jahre) mit einfachen chronischen Erkrankungen, die nach der Bönninghausen-Methode, aber ohne Polaritätsanalyse und Fragebögen behandelt wurden (blaue Linie).[61]

ANTEIL ERFOLGREICHER VERORDNUNGEN

Der prozentuale Anteil erfolgreicher Verordnungen ist in Abbildung 19 zusammengefasst. Der Mittelwert über 12 Monate beträgt 87 %. Bei Mittelwechseln wurde die vorausgehende Verordnung als *nicht erfolgreich* betrachtet.

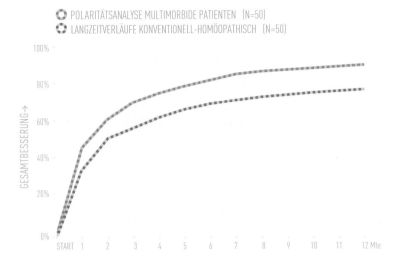

Abbildung 18:
Heilungsverlauf KFA-Studie
- Polaritätsanalyse bei
multimorbiden Patienten
vs. Langzeitverläufe
konventionell homöopathisch

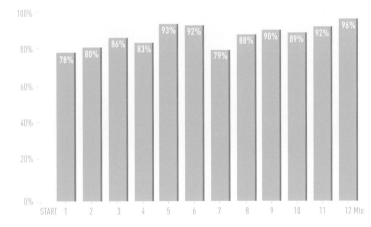

Abbildung 19: KFA-Studie,
Prozentsatz erfolgreicher
Verordnungen

ARZNEIMITTELLISTE   Die verwendeten Arzneimittel und die Häufigkeit ihrer Anwendung sind in der Tabelle 74 aufgeführt. Auffallend ist, dass nicht selten auch kleinere Mittel erfolgreich eingesetzt werden konnten.

ARZNEIMITTELLISTE

Acon	2x	Bell	2x	Hell	1x	Nat-m	7x	Sabin	1x
Alum	3x	Bry	1x	Hep	6x	Nit-ac	2x	Sep	6x
Am-m	1x	Calc-c	3x	Ign	2x	Nux-v	14x	Seneg	1x
Ars-a	5x	Camph	2x	Kali-c	1x	Phos	3x	Sil	8x
Arn	2x	Caust	2x	Laur	2x	Puls	3x	Staph	1x
Asar	1x	Con	1x	Lyc	7x	Rhod	1x	Sulph	1x
Aur	2x	Croc	1x	Mag-m	1x	Rhus-t	6x	Verat-a	1x
Bar-c	1x	Graph	5x	Merc-s	1x	Ruta	1x		

ERFOLGLOSE
BEHANDLUNGEN

Bei fünf Patienten wurde die Behandlung wegen ungenügenden Ansprechens oder ungenügenden Fortschreitens der Besserung abgebrochen. Ein sechster brach die Behandlung von sich aus bei einer Besserung von 75 % ab, weil ihm die monatlichen Kontrollen zu viel wurden. Die Diagnosen der Dropout-Patienten und deren Gründe für das Ausscheiden sind in Tabelle 75 aufgeführt.

DIAGNOSEN	DROPOUT-GRUND
1. Depression, Dysmenorrhoe, Migräne	Ungenügendes Ansprechen
2. Depression, Schwindel, Polyarthritis	Fehlende Vorbereitung der Fallaufnahme
3. Morbus Bechterew, Migräne, Dysmenorrhoe	Ungenügendes Ansprechen, Schwangerschaft
4. Polyposis nasi, Asthma, Kopfschmerzen	Ungenügendes Ansprechen
5. Rheum. Arthritis, Depression, Dysmenorrhoe	Ungenügende Symptomenbeobachtung
6. Lumbalgie, chron. Rhinitis, Migräne	Mangelnde Compliance

Die Dropout-Patienten unterscheiden sich nicht ersichtlich von den erfolgreich Behandelten, mit Ausnahme desjenigen, der alle Fragebögen leer zur großen Fallaufnahme mitbrachte.

ZEITBEDARF DES
ARZTES UND
MEDIKAMENTENKOSTEN

Der mittlere Zeitaufwand für die erste homöopathische Konsultation beträgt 20 Minuten, derjenige für die große Fallaufnahme 67 Minuten. In 12 Behandlungsmonaten lag der ärztlich-homöopathische Zeitaufwand bei durchschnittlich 260 Minuten (230 - 285 Min.). Er unterscheidet sich damit nur wenig vom geschätzten Zeitaufwand für eine schulmedizinische Behandlung (220 Minuten).

Die Medikamentenkosten betragen für eine Behandlung mit monatlich verabreichten Einzeldosen in aufsteigender Potenzhöhe

(C200, M, XM, LM, CM in zweieinhalb Durchgängen) 105.- Euro pro Jahr. Die geschätzten Kosten für eine schulmedizinische medikamentöse Behandlung der gleichen Leiden betragen im gleichen Zeitraum 1121.- Euro (Tabelle 76).

Tabelle 76: KFA-Studie, Kostenvergleich Homöopathie - Schulmedizin

HOMÖOPATHIE*		SCHULMEDIZIN*	
Durchschnittlicher Zeitaufwand Arzt/Jahr: ca. 260 mins	€ 533	Durchschnittlicher Zeitaufwand Arzt/Jahr: ca. 220 mins	€ 451
Medikamentenkosten/Jahr (1 dose per month)	€ 105	Medikamentenkosten/Jahr	€ 1121
Gesamtkosten homöopathischer Behandlung	**€ 638** (41%)	**Gesamtkosten schulmedizinischer Behandlung**	**€ 1572** (100%)

6.5.4 DISKUSSION

Die Erprobung der Polaritätsanalyse bei multimorbiden Patienten war ein letzter Prüfstein bei der Einführung der neuen Methode in die Homöopathie. Die Resultate zeigen, dass sich damit auch die Ergebnisse bei multimorbiden Patienten verbessern lassen. Sie erlaubt dem homöopathischen Arzt eine präzise und reproduzierbare Mittelbestimmung. Beides sind wichtige Anforderungen, die die Homöopathie erfüllen muss, wenn sie längerfristig einen größeren Anteil der medizinischen Behandlungen abdecken will. Mit der graphischen Aufzeichnung der Symptomenintensität erhält der Therapeut eine Dokumentation seines Behandlungserfolgs. Er sieht auch sofort, wann ein Mittelwechsel notwendig ist. Als Nachteil ist einzig zu vermerken, dass sich der Zeitaufwand einem konventionell- homöopathischen Vorgehen annähert.

Bemerkenswert ist die Tatsache, dass mit der Homöopathie Leiden behandelt werden können, für die die konventionelle Medizin keine Therapie hat, wie z.B. die Parästhesien oder Höhenängste. Viele Patienten, die an der vorliegenden Arbeit teilgenommen haben, sind zuvor jahrelang schulmedizinisch behandelt worden, ohne dass eine Heilung erreicht werden konnte.

Werden die Kosten der homöopathischen Behandlung hochgerechnet, so betragen sie lediglich 41 % einer schulmedizinischen

---

* Laborkosten, bildgebende Verfahren und Physiotherapie nicht berücksichtigt

Behandlung. Dieser Wert deckt sich mit dem Ergebnis des Schweizerischen Programmes zur Evaluation der Komplementärmedizin (PEK-Studie), deren Publikation 2005 durch den damaligen Gesundheitsminister aus politischen Gründen unterdrückt wurde ...

SCHLUSSFOLGERUNGEN Bei der Evaluation der Polaritätsanalyse wurden Resultate erreicht, die nahelegen, dass die Aussage von Samuel Hahnemann, die Homöopathie wirke *„[...] so zu sagen, nach mathematischer Gewissheit",* nicht aus der Luft gegriffen ist.[10,56] Sowohl bei akuten und einfachen chronischen Erkrankungen wie auch bei multimorbiden Patienten, kann eine deutliche Erhöhung der Treffsicherheit der Verordnungen und der Besserungsraten beobachtet werden. Kleinere Arzneimittel erhalten zudem ihren festen Stellenwert. Ein wichtiger Nebeneffekt der Methode ist die Ökonomisierung der Mittelbestimmung, welche die Homöopathie auch in einer stark frequentierten Grundversorgerpraxis möglich macht. Einschränkend ist zu berücksichtigen, dass die oft langjährige homöopathische Erfahrung der an den Studien teilnehmenden Eltern und deren Bewusstsein, wie wichtig eine genaue Symptomenbeobachtung ist, die Resultate wahrscheinlich eher positiv beeinflusst haben.

Als informelle, unabhängige Bestätigung der hier präsentierten Resultate seien hier noch die Erfahrungen eines Kollegenteams aus Kandern angeführt, das die Polaritätsanalyse in 2011 neu einführte und diese Einführung mit einer prospektiven Erfassung der Resultate begleitete: Die Kollegen schreiben: *„[...] Von den auswertbaren Fällen sind ca. 80 % Treffer, [davon] 30 % sehr gute Fälle. Oft sind die Mittelvorschläge überraschend gut und die Ergebnisse dann auch entsprechend."*

Voraussetzung dafür ist die konsequente Anwendung der Polaritätsanalyse. Schwankt der behandelnde Arzt zwischen verschiedenen Methoden hin und her, so wird es ihm schwerer fallen, diese Resultate zu reproduzieren. Als Ganzes legen die vorliegenden Arbeiten den Schluss nahe, dass die Homöopathie in der medizinischen Grundversorgung *auf breiter Basis* effizient und kostengünstig einsetzt werden kann.

7. ARBEITSINSTRUMENTE

Wir empfehlen Ihnen die Benutzung der neuen Polaritätsanalyse-Software des Autors. Gegenüber dem in diesem Buch verwendeten Repertorisations-programm hat sie den Vorteil, dass sie zuverlässige Symptome von weniger zuverlässigen unterscheidet, was sich positiv auf die Trefferquote auswirkt. Sie schlägt auch alternative Symptomen-Formulierungen vor, die Sie testen kön-nen, wenn Arzneimittel mit hohen Polaritätsdifferenzen Kontraindikationen aufweisen, und sie macht sie auf sich überschneidende Rubriken aufmerksam (wie < Kälte/ > Wärme), die die gleichen Arzneimittelzuordnungen aufweisen und die Polaritätsdifferenz künstlich überhöhen. Eine Testversion der Software können Sie von der Website: http://polarity-analysis.com herunterladen.

Für akute Erkrankungen werden die nachfolgend aufgeführten Checklis-ten verwendet. Optimal ist es, wenn die Eltern oder Patienten bei Erkrankung die ihren Symptomen entsprechende Checkliste von der Website des Autors (www.heinerfrei.ch) herunterladen und ausdrucken. So können sie bereits zuhause ihre Symptome genau beobachten und Modalitäten allenfalls auch erproben. Danach bringen sie die ausgefüllte Checkliste mit in die Sprech-stunde. Wenn dies, z.B. wegen eines Auslandaufenthaltes, nicht möglich ist, kann auch ein Schulmediziner konsultiert werden, damit eine saubere Diag-nosestellung vorliegt. Dann mailen die Patienten die ausgefüllte Checkliste an ihren homöopathischen Arzt und übermitteln ihm so die Symptome, die er für eine genaue Mittelbestimmung braucht. Dieser kann das passende Arz-neimittel dann telefonisch mitteilen.

Für chronische Erkrankungen wird der dem Hauptleiden entsprechende Fragebogen bei der vorbereitenden Konsultation abgegeben, zusammen mit dem Fragebogen Nebensymptome, damit der Patient sich sorgfältig auf die große Fallaufnahme vorbereiten kann.

Bei multimorbiden Patienten ist das Vorgehen dasselbe, nur dass diese für jedes ihrer Leiden einen entsprechenden Fragebogen erhalten. Auch hier wird zusätzlich ein Fragebogen für die Erfassung der Nebensymptome abge-geben. Bei der großen Fallaufnahme wird ein Anamneseprotokoll erstellt. Die dazu nötige *Excel-Datei Anamneseprotokoll* kann von der Website des Autors heruntergeladen werden (www.heinerfrei.ch). Voraussetzung ist das Vorhan-densein des Excel-Programmes. Sie erstellt bei den Verlaufsuntersuchungen auch automatisch die *Graphische Verlaufskontrolle*.

Datum: _____ Patientenname: _____

Damit eine homöopathische Arzneimittelbestimmung durchgeführt werden kann, müssen alle *Veränderungen* des Befindens, die im Laufe der *aktuellen Erkrankung* aufgetreten sind, *exakt* erfasst werden. Notieren Sie hier zunächst das, was Ihnen am meisten auffällt:

HAUPTSYMPTOME (z.B. Husten beim Einatmen von kalter Luft, rasselnde Atmung, Gesicht bläulich)

_____

_____

Als nächstes notieren Sie bitte die zutreffenden Modalitäten und Symptome.

FREIE LUFT/WETTER/KÄLTE/EINHÜLLEN

- Im Freien   verschlimmert/besser
- Verlangen freie Luft/Abneigung
- Wetter kalt/feucht-kalt   verschlimmert/bessert
- Wetter feucht   verschlimmert/bessert
- Wetter trocken   verschlimmert/bessert
- Kälte   verschlimmert/bessert
- Kaltwerden   verschlimmert/bessert
- Warmeinhüllen   verschlimmert/bessert
- Zimmerwärme   verschlimmert/bessert
- Beim/Nach Schwitzen   verschlimmert/gebessert
- Umschläge, feuchte,   verschlimmern/bessern

POSITION

- Liegen   verschlimmert/bessert
- Liegen auf schmerzhafte Seite   verschl./bessert
- Sitzen   verschlimmert/bessert
- Sitzen krumm   verschlimmert/bessert
- Stehen   verschlimmert/bessert
- Bücken   verschlimmert/bessert
- Muskeln   schlaff/straff

BEWEGUNG/RUHE

- Bewegung   Verlangen/Abneigung
- Bewegung   verschlimmert/bessert
- Gehen   verschlimmert/bessert

- Auftreten hart   verschlimmert/bessert
- Anstrengung körperlich   verschlimmert/bessert
- Anstrengung geistig   verschlimmert/bessert
- Ruhe   verschlimmert/bessert

ESSEN/TRINKEN/SPRECHEN

- Schlucken   verschlimmert/bessert
- Beim/Nach Essen   verschlimmert/gebessert
- Nahrungsmittel (NM), Kaltes,   verschl./bessert
- Nach Trinken   verschlimmert/gebessert
- NM, Wasser kaltes,   verschlimmert/bessert
- Durst/Durstlosigkeit
- Hunger/Appetitlosigkeit
- Speichel   -vermehrung/-verminderung
- Sprechen   verschlimmert/bessert

SCHLAF

- Nach Hinlegen   verschlimmert/gebessert
- Beim Einschlafen   verschlimmert/gebessert
- Während Schlaf   verschlimmert/gebessert
- Beim Erwachen   verschlimmert/gebessert
- Beim/Nach Aufstehen vom Bett   verschl./b.

ATMUNG UND HUSTEN

- Atem   schnell/langsam
- Einatmen   verschlimmert/bessert

- Ausatmen   verschlimmert/bessert
- Tiefatmen   verschlimmert bessert
- Husten morgens mit/abends ohne Auswurf
- Husten abends mit/morgens ohne Auswurf
- Husten tags mit/nachts ohne Auswurf
- Husten nachts mit/tags ohne Auswurf

SEITENBEZIEHUNGEN

- Seite   links/rechts
- Nase   links/rechts
- Brust   links/rechts

EMPFINDUNGEN

- Berührung   verschlimmert/bessert
- Druck, äußerer,   verschlimmert/bessert
- Reiben   verschlimmert/bessert
- Niesen   verschlimmert/bessert
- Geruchsinn   empfindlich/vermindert

GEMÜTSVERÄNDERUNGEN

- Gereiztheit/Sanftheit (ungewöhnlich)
- Traurigkeit/Fröhlichkeit (ungewöhnlich)
- Alleinsein   verschlimmert/bessert

Datum: _____ Patientenname: _____

Damit eine homöopathische Arzneimittelbestimmung durchgeführt werden kann, müssen alle *Veränderungen* des Befindens, die im Laufe der *aktuellen Erkrankung* aufgetreten sind, *exakt* erfasst werden. Notieren Sie hier zunächst das, was Ihnen am meisten auffällt:

HAUPTSYMPTOME (z.B. Knieschmerzen links nach Anstrengungen, Schwellung, Kälteempfindlichkeit)

_____

_____

Als nächstes notieren Sie bitte die zutreffenden Modalitäten und Symptome.

FREIE LUFT/WETTER/KÄLTE/EINHÜLLEN

- Im Freien   verschlimmert/besser
- Verlangen freie Luft/Abneigung
- Wetter kalt/feucht-kalt   verschlimmert/bessert
- Wetter feucht   verschlimmert/bessert
- Wetter trocken   verschlimmert/bessert
- Kälte   verschlimmert/bessert
- Kaltwerden   verschlimmert/bessert
- Warmeinhüllen   verschlimmert/bessert
- Zimmerwärme   verschlimmert/bessert
- Warmwerden im Bett   verschlimmert/bessert
- Beim/Nach Schwitzen   verschlimmert/gebessert
- Umschläge, feuchte,   verschlimmern/bessern

POSITION

- Liegen   verschlimmert/bessert
- Liegen auf Rücken   verschlimmert/bessert
- Liegen auf Seite   verschlimmert/bessert
- Liegen auf schmerzhafte Seite   verschl./bessert
- Lagewechsel   verschlimmert/bessert
- Sitzen   verschlimmert/bessert
- Sitzen krumm   verschlimmert/bessert
- Stehen   verschlimmert/bessert
- Hängenlassen der Gliedmaßen   verschl./bessert
- Aufstützen der Gliedmaßen   verschl./bessert
- Beim Anlehnen   verschlimmert/gebessert
- Muskeln   schlaff/straff

BEWEGUNG/RUHE

- Verlangen Bewegung/Abneigung
- Bewegung   verschlimmert/bessert
- Bewegung, fortgesetzte,   verschlimmert/bessert
- Bewegung leidender Teile   verschlimmert/bessert
- Drehen leidender Teile   verschlimmert/bessert
- Heben leidender Gliedmaßen   verschl./bessert
- Heranziehen leidender Gliedmaßen   verschl./b.
- Ausstrecken des Gliedes   verschlimmert/bessert
- Gehen   verschlimmert/bessert
- Gehen im Freien   verschlimmert/bessert
- Laufen   verschlimmert/bessert
- Auftreten hart   verschlimmert/bessert
- Anstrengung körperlich   verschlimmert/bessert
- Steigen hinauf   verschlimmert/bessert
- Steigen hinunter   verschlimmert/bessert
- Ruhe   verschlimmert/bessert
- Bücken   verschlimmert/bessert
- Beim Aufrichten   verschlimmert/besser
- Beim/Nach Hinsetzen   verschlimmert/gebessert
- Beim/Nach Aufstehen vom Sitz   verschl./b.

SCHLAF

- Nach Hinlegen   verschlimmert/gebessert
- Beim Einschlafen   verschlimmert/gebessert
- Während Schlaf   verschlimmert/gebessert
- Beim Erwachen   verschlimmert/gebessert
- Beim/Nach Aufstehen vom Bett   verschl./bessert

SEITENBEZIEHUNGEN

- Seite   links/rechts
- Äußerer Hals   links/rechts
- Rücken   links/rechts
- Arm   links/rechts
- Leiste   links/rechts
- Bein   links/rechts

EMPFINDUNGEN

- Berührung   verschlimmert/bessert
- Druck, äußerer,   verschlimmert/bessert
- Reiben   verschlimmert/bessert
- Niesen   verschlimmert/bessert

GEMÜTSVERÄNDERUNGEN

- Gereiztheit/Sanftheit (ungewöhnlich)
- Traurigkeit/Fröhlichkeit (ungewöhnlich)
- Alleinsein   verschlimmert/bessert

Datum: _____   Patientenname: _____

Damit eine homöopathische Arzneimittelbestimmung durchgeführt werden kann, müssen alle *Veränderungen des Befindens*, die im Laufe der *aktuellen Erkrankung* aufgetreten sind, *exakt* erfasst werden. Notieren Sie hier zunächst das, was Ihnen am meisten auffällt:

HAUPTSYMPTOME (z.B. Kopfschmerzen, Schluckweh, Husten, Gliederschmerzen, Durstlosigkeit)

_____

_____

Als nächstes notieren Sie bitte die zutreffenden Modalitäten und Symptome.

FREIE LUFT/WETTER/KÄLTE/EINHÜLLEN

- Im Freien   verschlimmert/besser
- Verlangen freie Luft/Abneigung
- Wetter kalt/feucht-kalt   verschlimmert/besser
- Wetter feucht   verschlimmert/besser
- Wetter trocken   verschlimmert/besser
- Kälte   verschlimmert/besser
- Kaltwerden   verschlimmert/besser
- Warmeinhüllen   verschlimmert/besser
- Zimmerwärme   verschlimmert/besser
- Beim/Nach Schwitzen   verschlimmert/gebessert
- Umschläge, feuchte,   verschlimmern/bessern

POSITION

- Liegen   verschlimmert/besser
- Liegen auf schmerzhafte Seite   verschl./besser
- Sitzen   verschlimmert/besser
- Sitzen krumm   verschlimmert/besser
- Stehen   verschlimmert/besser
- Bücken   verschlimmert/besser
- Muskeln   schlaff/straff

BEWEGUNG/RUHE

- Verlangen Bewegung/Abneigung
- Bewegung   verschlimmert/besser
- Gehen   verschlimmert/besser
- Auftreten hart   verschlimmert/besser
- Anstrengung körperlich   verschlimmert/besser
- Anstrengung geistig   verschlimmert/besser
- Ruhe   verschlimmert/besser

ESSEN/TRINKEN/SPRECHEN

- Schlucken   verschlimmert/bessert
- Beim/nach Essen   verschlimmert/gebessert
- Nahrungsmittel (NM), Kaltes,   verschl./bessert
- Nach Trinken   verschlimmert/gebessert
- NM, Wasser kaltes,   verschlimmert/bessert
- Durst/Durstlosigkeit
- Hunger/Appetitlosigkeit
- Speichelvermehrung/-verminderung
- Sprechen   verschlimmert/bessert

SCHLAF

- Nach Hinlegen   verschlimmert/gebessert
- Beim Einschlafen   verschlimmert/gebessert
- Während Schlaf   verschlimmert/gebessert
- Beim Erwachen   verschlimmert/gebessert
- Beim/Nach Aufstehen vom Bett   verschl./b.

SEHEN

- Licht   verschlimmert/bessert
- Dunkelheit   verschlimmert/bessert
- Augenschließen   verschlimmert/bessert
- Sehen angestrengt   verschlimmert/bessert
- Lesen   verschlimmert/bessert

ATMUNG UND HUSTEN

- Atem   schnell/langsam
- Einatmen   verschlimmert/bessert
- Ausatmen   verschlimmert/bessert
- Tiefatmen   verschlimmert bessert

- Husten morgens mit/abends ohne Auswurf
- Husten abends mit/morgens ohne Auswurf
- Husten tags mit/nachts ohne Auswurf
- Husten nachts mit/tags ohne Auswurf

EMPFINDUNGEN

- Berührung   verschlimmert/bessert
- Druck, äußerer,   verschlimmert/bessert
- Reiben   verschlimmert/bessert
- Geruchsinn   empfindlich/vermindert
- Niesen   verschlimmert/bessert

GEMÜTSVERÄNDERUNGEN

- Gereiztheit/Sanftheit (ungewöhnlich)
- Traurigkeit/Fröhlichkeit (ungewöhnlich)
- Alleinsein   verschlimmert/bessert

Datum: _____ Patientenname: _____

Damit eine homöopathische Arzneimittelbestimmung durchgeführt werden kann, müssen alle *Veränderungen des Befindens*, die im Laufe der *aktuellen Erkrankung* aufgetreten sind, *exakt* erfasst werden. Notieren Sie hier zunächst das, was Ihnen am meisten auffällt:

HAUPTSYMPTOME (z.B. Stechende Schmerzen beim Schlucken, Mundtrockenheit, Durst)

_____

_____

Als nächstes notieren Sie bitte die zutreffenden Modalitäten und Symptome.

FREIE LUFT/WETTER/KÄLTE/EINHÜLLEN

- Im Freien   verschlimmert/besser
- Verlangen freie Luft/Abneigung
- Wetter kalt/feucht-kalt   verschlimmert/bessert
- Wetter feucht   verschlimmert/bessert
- Wetter trocken   verschlimmert/bessert
- Kälte   verschlimmert/bessert
- Kaltwerden   verschlimmert/bessert
- Warmeinhüllen   verschlimmert/bessert
- Zimmerwärme   verschlimmert/bessert
- Beim/Nach Schwitzen   verschlimmert/gebessert
- Umschläge, feuchte,   verschlimmern/bessern

POSITION

- Liegen   verschlimmert/bessert
- Liegen auf schmerzhafte Seite   verschl./bessert
- Sitzen   verschlimmert/bessert
- Sitzen krumm   verschlimmert/bessert
- Stehen   verschlimmert/bessert
- Bücken   verschlimmert/bessert
- Muskeln   schlaff/straff

BEWEGUNG/RUHE

- Verlangen Bewegung/Abneigung
- Bewegung   verschlimmert/bessert
- Gehen   verschlimmert/bessert
- Auftreten hart   verschlimmert/bessert
- Anstrengung körperlich   verschlimmert/bessert
- Anstrengung geistig   verschlimmert/bessert
- Ruhe   verschlimmert/bessert

ESSEN/TRINKEN/SPRECHEN

- Schlucken   verschlimmert/bessert
- Beim/nach Essen   verschlimmert/gebessert
- Nahrungsmittel (NM), Kaltes,   verschl./bessert
- Nach Trinken   verschlimmert/gebessert
- NM, Wasser kaltes,   verschlimmert/bessert
- Durst/Durstlosigkeit
- Hunger/Appetitlosigkeit
- Speichelvermehrung/-verminderung
- Sprechen   verschlimmert/bessert

SCHLAF

- Nach Hinlegen   verschlimmert/gebessert
- Beim Einschlafen   verschlimmert/gebessert
- Während Schlaf   verschlimmert/gebessert
- Beim Erwachen   verschlimmert/gebessert
- Beim/Nach Aufstehen vom Bett   verschl./bessert

SEHEN

- Licht   verschlimmert/bessert
- Dunkelheit   verschlimmert/bessert
- Augenschließen   verschlimmert/bessert
- Pupillen   erweitert/verengt
- Sehen angestrengt   verschlimmert/bessert
- Lesen   verschlimmert/bessert

SEITENBEZIEHUNGEN

- Seite   links/rechts
- Innerer Kopf   links/rechts

- Äußerer Kopf   links/rechts
- Gesicht   links/rechts
- Auge   links/rechts
- Nase   links/rechts
- Ohr   links/rechts
- Mund   links/rechts
- Zähne   links/rechts
- Äußerer Hals   links/rechts

EMPFINDUNGEN

- Berührung   verschlimmert/bessert
- Druck, äußerer,   verschlimmert/bessert
- Reiben   verschlimmert/bessert
- Geruchsinn   empfindlich/vermindert
- Niesen   verschlimmert/bessert

GEMÜTSVERÄNDERUNGEN

- Gereiztheit/Sanftheit (ungewöhnlich)
- Traurigkeit/Fröhlichkeit (ungewöhnlich)
- Alleinsein   verschlimmert/bessert

Datum: _____   Patientenname: _____

Damit eine homöopathische Arzneimittelbestimmung durchgeführt werden kann, müssen alle *Veränderungen des Befindens*, die im Laufe der *aktuellen Erkrankung* aufgetreten sind, *exakt* erfasst werden. Notieren Sie hier zunächst das, was Ihnen am meisten auffällt:

HAUPTSYMPTOME (z.B. Bauchkrämpfe nach hastigem Trinken mit Zusammenkrümmen)

_____

_____

Als nächstes notieren Sie bitte die zutreffenden Modalitäten und Symptome.

FREIE LUFT/WETTER/KÄLTE/EINHÜLLEN

- Im Freien   verschlimmert/besser
- Verlangen freie Luft/Abneigung
- Wetter feucht   verschlimmert/bessert
- Wetter trocken   verschlimmert/bessert
- Kälte   verschlimmert/bessert
- Kaltwerden   verschlimmert/bessert
- Warmeinhüllen   verschlimmert/bessert
- Zimmerwärme   verschlimmert/bessert
- Beim/Nach Schwitzen   verschlimmert/gebessert
- Umschläge, feuchte,   verschlimmern/bessern

POSITION

- Liegen   verschlimmert/bessert
- Liegen auf schmerzhafte Seite   verschl./bessert
- Sitzen   verschlimmert/bessert
- Sitzen krumm   verschlimmert/bessert
- Stehen   verschlimmert/bessert
- Muskeln   schlaff/straff

BEWEGUNG/RUHE

- Verlangen Bewegung/Abneigung
- Bewegung   verschlimmert/bessert
- Gehen   verschlimmert/bessert
- Auftreten hart   verschlimmert/bessert
- Anstrengung körperlich   verschlimmert/bessert
- Ruhe   verschlimmert/bessert

ESSEN/TRINKEN/SPRECHEN

- Schlucken   verschlimmert/bessert

- Kauen   verschlimmert/bessert
- Beim/nach Essen   verschlimmert/gebessert
- Nahrungsmittel (NM), Kaltes,   verschl./bessert
- NM, Warmes,   verschlimmert/gebessert
- Nach Trinken   verschlimmert/gebessert
- NM, Wasser kaltes,   verschlimmert/bessert
- Durst/Durstlosigkeit
- Hunger/Appetitlosigkeit
- Speichelvermehrung/-verminderung

SCHLAF

- Nach Hinlegen   verschlimmert/gebessert
- Beim Einschlafen   verschlimmert/gebessert
- Während Schlaf   verschlimmert/gebessert
- Beim Erwachen   verschlimmert/bessert
- Beim/Nach Aufstehen vom Bett   verschl./gebessert

SEHEN

- Licht   verschlimmert/bessert
- Dunkelheit   verschlimmert/bessert
- Augenschließen   verschlimmert/bessert
- Sehen angestrengt   verschlimmert/bessert

ATMUNG UND HUSTEN

- Atem   schnell/langsam
- Einatmen   verschlimmert/bessert
- Ausatmen   verschlimmert/bessert
- Tiefatmen   verschlimmert bessert
- Husten morgens mit/abends ohne Auswurf
- Husten abends mit/morgens ohne Auswurf
- Husten tags mit/nachts ohne Auswurf
- Husten nachts mit/tags ohne Auswurf

EMPFINDUNGEN

- Berührung   verschlimmert/bessert
- Druck, äußerer,   verschlimmert/bessert
- Reiben   verschlimmert/bessert
- Geruchsinn   empfindlich/vermindert
- Niesen   verschlimmert/bessert

GEMÜTSVERÄNDERUNGEN

- Gereiztheit/Sanftheit (ungewöhnlich)
- Traurigkeit/Fröhlichkeit (ungewöhnlich)
- Alleinsein   verschlimmert/bessert

Datum: _____   Patientenname: _____

Damit eine homöopathische Arzneimittelbestimmung durchgeführt werden kann, müssen alle *Veränderungen des Befindens*, die im Laufe der *aktuellen Erkrankung* aufgetreten sind, *exakt* erfasst werden. Notieren Sie hier zunächst das, was Ihnen am meisten auffällt:

HAUPTSYMPTOME (z.B. Kopfschmerzen halbseitig, rechts, drückend, Lichtempfindlichkeit)

_____

_____

Als nächstes notieren Sie bitte die zutreffenden Modalitäten und Symptome.

FREIE LUFT/WETTER/KÄLTE/EINHÜLLEN

- Im Freien — verschlimmert/besser
- Verlangen freie Luft/Abneigung
- Wetter kalt/feucht-kalt — verschl./bessert
- Wetter feucht — verschlimmert/bessert
- Wetter trocken — verschlimmert/bessert
- Kälte — verschlimmert/bessert
- Kaltwerden — verschlimmert/bessert
- Warmeinhüllen — verschlimmert/bessert
- Warmeinhüllen des Kopfes — verschl./bessert
- Zimmerwärme — verschlimmert/bessert
- Beim/Nach Schwitzen — verschlimmert/gebessert
- Umschläge, feuchte, — verschlimmern/bessern

POSITION

- Liegen — verschlimmert/bessert
- Liegen auf schmerzhafte Seite — verschl./bessert
- Lagewechsel — verschlimmert/bessert
- Sitzen — verschlimmert/bessert
- Sitzen krumm — verschlimmert/bessert
- Stehen — verschlimmert/bessert
- Bücken — verschlimmert/bessert
- Muskeln — schlaff/straff

BEWEGUNG/RUHE

- Verlangen Bewegung/Abneigung
- Bewegung — verschlimmert/bessert
- Kopfschütteln — verschlimmert/bessert
- Fahren im Wagen — verschlimmert/bessert

- Gehen — verschlimmert/bessert
- Laufen (Joggen) — verschlimmert/bessert
- Auftreten hart — verschlimmert/bessert
- Anstrengung körperlich — verschlimmert/bessert
- Anstrengung geistig — verschlimmert/bessert
- Ruhe — verschlimmert/bessert

ESSEN/TRINKEN/SPRECHEN

- Beim/nach Essen — verschlimmert/gebessert
- Nahrungsmittel (NM), Kaltes, — verschl./bessert
- Nach Trinken — verschlimmert/gebessert
- NM, Wasser kaltes, — verschlimmert/bessert
- NM, Alkohol/Bier/Wein — verschlimmert/bessert
- NM, Kaffee — verschlimmert/bessert
- Durst/Durstlosigkeit
- Hunger/Appetitlosigkeit
- Speichelvermehrung/-verminderung
- Sprechen — verschlimmert/bessert

SCHLAF

- Nach Hinlegen — verschlimmert/gebessert
- Beim Einschlafen — verschlimmert/gebessert
- Während Schlaf — verschlimmert/gebessert
- Beim Erwachen — verschlimmert/gebessert
- Beim/Nach Aufstehen vom Bett — verschl./bessert

SEHEN

- Licht — verschlimmert/bessert
- Dunkelheit — verschlimmert/bessert

- Augenschließen — verschlimmert/bessert
- Pupillen — erweitert/verengt
- Sehen angestrengt — verschlimmert/bessert
- Lesen — verschlimmert/bessert

SEITENBEZIEHUNGEN

- Seite — links/rechts
- Innerer Kopf — links/rechts
- Äußerer Kopf — links/rechts
- Gesicht — links/rechts
- Auge — links/rechts

EMPFINDUNGEN

- Berührung — verschlimmert/bessert
- Druck, äußerer, — verschlimmert/bessert
- Reiben — verschlimmert/bessert
- Geruchsinn — empfindlich/vermindert
- Niesen — verschlimmert/bessert

GEMÜTSVERÄNDERUNGEN

- Gereiztheit/Sanftheit (ungewöhnlich)
- Traurigkeit/Fröhlichkeit (ungewöhnlich)
- Alleinsein — verschlimmert/bessert

Datum: _____ Patientenname: _____

Damit eine homöopathische Arzneimittelbestimmung durchgeführt werden kann, müssen alle *Veränderungen des Befindens*, die im Laufe der *aktuellen Erkrankung* aufgetreten sind, *exakt* erfasst werden. Notieren Sie hier zunächst das, was Ihnen am meisten auffällt:

HAUPTSYMPTOME (z.B. Bauchschmerzen im rechten Unterbauch, Durchfall, Erbrechen, Schwäche)

_____

_____

Als nächstes notieren Sie bitte die zutreffenden Modalitäten und Symptome.

FREIE LUFT/WETTER/KÄLTE/EINHÜLLEN

- Im Freien — verschlimmert/gebessert
- Verlangen freie Luft/Abneigung
- Wetter kalt/feucht-kalt — verschlimmert/bessert
- Wetter feucht — verschlimmert/bessert
- Wetter trocken — verschlimmert/bessert
- Kälte — verschlimmert/bessert
- Kaltwerden — verschlimmert/bessert
- Warmeinhüllen — verschlimmert/bessert
- Zimmerwärme — verschlimmert/bessert
- Warmwerden im Bett — verschlimmert/bessert
- Beim/Nach Schwitzen — verschlimmert/gebessert
- Umschläge, feuchte, — verschlimmern/bessern

POSITION

- Liegen — verschlimmert/bessert
- Liegen auf schmerzhafte Seite — verschl./bessert
- Lagewechsel — verschlimmert/bessert
- Sitzen — verschlimmert/bessert
- Sitzen krumm — verschlimmert/bessert
- Stehen — verschlimmert/bessert
- Bücken — verschlimmert/bessert
- Muskeln — schlaff/straff

BEWEGUNG/RUHE

- Verlangen Bewegung/Abneigung
- Bewegung — verschlimmert/bessert

- Tiefatmen — verschlimmert/bessert
- Gehen — verschlimmert/bessert
- Auftreten hart — verschlimmert/bessert
- Anstrengung körperlich — verschlimmert/bessert
- Anstrengung geistig — verschlimmert/bessert
- Ruhe — verschlimmert/bessert
- Fahren im Wagen — verschlimmert/bessert

ESSEN/TRINKEN/SPRECHEN

- Schlucken — verschlimmert/bessert
- Beim/nach Essen — verschlimmert/gebessert
- NM, Warmes, — verschlimmert/bessert
- NM, Brot/Fleisch/Obst, — verschlimmert/bessert
- Nach Trinken — verschlimmert/gebessert
- NM, Wasser kaltes, — verschl./bessert
- NM, Milch, — verschlimmert/bessert
- NM, Kaffee, — verschlimmert/bessert
- NM, Bier/Wein/Alkohol, — verschl./bessert
- Durst/Durstlosigkeit
- Hunger/Appetitlosigkeit
- Speichelvermehrung/-verminderung
- Sprechen — verschlimmert/bessert

SCHLAF

- Nach Hinlegen — verschlimmert/gebessert
- Beim Einschlafen — verschlimmert/gebessert
- Während Schlaf — verschlimmert/gebessert

- Beim Erwachen — verschlimmert/gebessert
- Beim/Nach Aufstehen vom Bett — verschl./bessert

MAGEN-DARM-TRAKT

- Aufstoßen — verschlimmert/bessert
- Nach Stuhlgang — verschlimmert/gebessert

SEITENBEZIEHUNGEN

- Innerer Bauch — links/rechts
- Hypochondrien (Oberbauch) — links/rechts
- Leiste — links/rechts

EMPFINDUNGEN

- Berührung — verschlimmert/bessert
- Druck, äußerer, — verschlimmert/bessert
- Reiben — verschlimmert/bessert
- Geruchsinn — empfindlich/vermindert
- Niesen — verschlimmert/bessert
- Nahrungsmittel (NM), Kaltes, — verschl./bessert

GEMÜTSVERÄNDERUNGEN

- Gereiztheit/Sanftheit (ungewöhnlich)
- Traurigkeit/Fröhlichkeit (ungewöhnlich)
- Alleinsein — verschlimmert/bessert

Datum: _____   Patientenname: _____

Damit eine homöopathische Arzneimittelbestimmung durchgeführt werden kann, müssen alle *Veränderungen des Befindens*, die im Laufe der *aktuellen Erkrankung* aufgetreten sind, *exakt* erfasst werden. Notieren Sie hier zunächst das, was Ihnen am meisten auffällt:

HAUPTSYMPTOME (z.B. Nierenschmerzen rechts, quälender Harndrang, Harn blutig, Durstlosigkeit)

_____

Als nächstes notieren Sie bitte die zutreffenden Modalitäten und Symptome.

FREIE LUFT/WETTER/KÄLTE/EINHÜLLEN

- Im Freien   verschlimmert/gebessert
- Verlangen freie Luft/Abneigung
- Wetter kalt /feucht-kalt   verschlimmert/bessert
- Wetter feucht   verschlimmert/bessert
- Wetter trocken   verschlimmert/bessert
- Kälte   verschlimmert/bessert
- Kaltwerden   verschlimmert/bessert
- Warmeinhüllen   verschlimmert/bessert
- Zimmerwärme   verschlimmert/bessert
- Warmwerden im Bett   verschlimmert/bessert
- Beim/Nach Schwitzen   verschlimmert/gebessert
- Umschläge, feuchte,   verschlimmern/bessern

POSITION

- Liegen   verschlimmert/bessert
- Liegen auf schmerzhafte Seite   verschl./bessert
- Lagewechsel   verschlimmert/bessert
- Sitzen   verschlimmert/bessert
- Sitzen krumm   verschlimmert/bessert
- Stehen   verschlimmert/bessert
- Bücken   verschlimmert/bessert
- Muskeln   schlaff/straff

BEWEGUNG/RUHE

- Verlangen Bewegung/Abneigung
- Bewegung   verschlimmert/bessert
- Tiefatmen   verschlimmert/bessert

- Gehen   verschlimmert/bessert
- Auftreten hart   verschlimmert/bessert
- Anstrengung körperlich   verschlimmert/bessert
- Anstrengung geistig   verschlimmert/bessert
- Ruhe   verschlimmert/bessert
- Fahren im Wagen   verschlimmert/bessert

ESSEN/TRINKEN

- Nahrungsmittel (NM), Kaltes,   verschl./bessert
- NM, Warmes,   verschlimmert/bessert
- Nach Trinken   verschlimmert/gebessert
- NM, Wasser kaltes,   verschlimmert/bessert
- Durst/Durstlosigkeit
- Hunger/Appetitlosigkeit
- Speichelvermehrung/-verminderung

SCHLAF

- Nach Hinlegen   verschlimmert/gebessert
- Beim Einschlafen   verschlimmert/gebessert
- Während Schlaf   verschlimmert/gebessert
- Beim Erwachen   verschlimmert/gebessert
- Nach Aufstehen   verschlimmert/gebessert

HARNWEGE/AUSSCHEIDUNGEN

- Harnabgang   viel/gering
- Harnabgang   oft/selten
- Nach Stuhlgang   verschlimmert/gebessert

SEITENBEZIEHUNGEN

- Rücken   links/rechts
- Innerer Bauch   links/rechts
- Leiste   links/rechts

EMPFINDUNGEN

- Berührung   verschlimmert/bessert
- Druck, äußerer,   verschlimmert/bessert
- Reiben   verschlimmert/bessert
- Geruchsinn   empfindlich/vermindert
- Niesen   verschlimmert/bessert
- Stechen   herein/heraus
- Stechen   herauf herunter

GEMÜTSVERÄNDERUNGEN

- Gereiztheit/Sanftheit (ungewöhnlich)
- Traurigkeit/Fröhlichkeit (ungewöhnlich)
- Alleinsein   verschlimmert/bessert

Datum: _____   Patientenname: _____

Damit eine homöopathische Arzneimittelbestimmung durchgeführt werden kann, müssen alle *Veränderungen des Befindens*, die im Laufe der *aktuellen Erkrankung* aufgetreten sind, *exakt* erfasst werden. Notieren Sie im *Feld Hauptsymptome* das, was Ihnen am meisten auffällt:

HAUPTSYMPTOME (z.B. Chronischer würgender Husten mit Atemnot und Auswurf)

_____

_____

Als nächstes unterstreichen Sie unten bitte die zutreffenden Modalitäten und Symptome.

FREIE LUFT/WETTER/KÄLTE /EINHÜLLEN

- Im Freien   verschlimmert/gebessert
- Verlangen freie Luft/Abneigung
- Wetter kalt/feucht-kalt   verschlimmert/bessert
- Wetter warm   verschlimmert/bessert
- Wetter feucht   verschlimmert/bessert
- Wetter trocken   verschlimmert/bessert
- Kälte   verschlimmert/bessert
- Kaltwerden   verschlimmert/bessert
- Warmeinhüllen   verschlimmert/bessert
- Zimmerwärme   verschlimmert/bessert
- Warmwerden im Bett   verschlimmert/bessert
- Beim/Nach Schwitzen   verschlimmert/gebessert
- Hitze/Schweiß mit Neigung zu Entblößung
- Hitze/Schweiß mit Abneig. gegen Entblößung
- Umschläge, feuchte,   verschlimmern/bessern
- Nasswerden/Durchnässung   verschlimmert
- Wind/Zugluft   verschlimmert

POSITION

- Liegen   verschlimmert/bessert
- Liegen auf Rücken   verschlimmert/bessert
- Liegen auf Seite   verschlimmert/bessert
- Liegen auf schmerzhafte Seite   verschl./bessert
- Lagewechsel   verschlimmert/bessert
- Sitzen   verschlimmert/bessert
- Sitzen krumm   verschlimmert/bessert
- Bücken   verschlimmert/bessert
- Stehen   verschlimmert/bessert

- Anlehnen   verschlimmert/bessert
- Beim/Nach Aufstehen vom Sitz   verschl./bessert
- Muskeln   schlaff/straff

BEWEGUNG/RUHE

- Verlangen Bewegung/Abneigung
- Bewegung   verschlimmert/bessert
- Gehen   verschlimmert/bessert
- Laufen (Joggen)   verschlimmert/bessert
- Auftreten hart   verschlimmert/bessert
- Anstrengung körperlich   verschl./bessert
- Steigen hinauf/hinunter   verschlimmert/bessert
- Anstrengung geistig   verschlimmert/bessert
- Ruhe   verschlimmert/bessert
- Fahren im Wagen   verschlimmert/bessert

ESSEN/TRINKEN/SPRECHEN

- Schlucken   verschlimmert/bessert
- Beim/nach Essen   verschlimmert/gebessert
- Nüchtern, vor Frühstück   verschlimmert/bessert
- Nach Frühstück   verschlimmert/gebessert
- Nahrungsmittel (NM), Kaltes,   verschl./bessert
- NM, Warmes,   verschlimmert/bessert
- Nach Trinken   verschlimmert/gebessert
- NM, Wasser kaltes,   verschl./bessert
- Durst/Durstlosigkeit
- Hunger/Appetitlosigkeit
- Speichelvermehrung/-verminderung

SCHLAF

- Nach Hinlegen   verschlimmert/gebessert
- Beim Einschlafen   verschlimmert/gebessert
- Während Schlaf   verschlimmert/gebessert
- Beim Erwachen   verschlimmert/gebessert
- Beim/Nach Aufstehen vom Bett   verschl./bessert

SEITENBEZIEHUNGEN

- Nase   links/rechts
- Brust   links/rechts

EMPFINDUNGEN

- Berührung   verschlimmert/bessert
- Druck, äußerer,   verschlimmert/bessert
- Reiben (Massieren)   verschlimmert/bessert
- Geruchsinn   empfindlich/vermindert
- Drücken von   außen herein/innen heraus
- Stechen von   außen herein/innen heraus
- Stechen   herauf/herunter

NASE

- Fließschnupfen/Stockschnupfen
- Schnupfen   blutig/dick/eitrig/gelb/grün/scharf/ schleimig/überliechend/wässrig/zäh
- Schnupfen   verschlimmert
- Unterdrückter Schnupfen   verschlimmert
- Niesen versagend
- Nasenbluten
- Geruchsinn verändert

LUNGE

- Atem   schnell/langsam
- Einatmen   verschlimmert/bessert
- Ausatmen   verschlimmert/bessert
- Tiefatmen   verschlimmert/bessert
- Niesen   verschlimmert/bessert
- Sprechen   verschlimmert/bessert
- Husten morgens mit/abends ohne Auswurf
- Husten abends mit/morgens ohne Auswurf
- Husten tags mit/nachts ohne Auswurf
- Husten nachts mit/tags ohne Auswurf
- Atemnot
- Atemversetzung (kann nicht tief Einatmen)
- Erstickungsanfälle
- Atem   ängstlich/keuchend/laut/rasselnd/
                   seufzend/ungleich/tief
- Husten   trocken/mit Auswurf
- Auswurf   blutig/eitrig/gelb/grünlich/
       scharf-wundmachend/schleimig/wässrig/zäh
- Auswurf Geschmack   bitter/fade/faul/metallisch/
                   salzig/sauer/süß/widrig
- Zyanose (bläuliche Hautfarbe)

GEMÜTSVERÄNDERUNGEN

- Gereiztheit/Sanftheit (ungewöhnlich)
- Traurigkeit/Fröhlichkeit (ungewöhnlich)
- Alleinsein   verschlimmert/bessert

WEITERE, IM FRAGEBOGEN NICHT AUFGEFÜHRTE SYMPTOME (FREIE FORMULIERUNG)::

Datum: _____   Patientenname: _____

Damit eine homöopathische Arzneimittelbestimmung durchgeführt werden kann, müssen alle *Veränderungen* des Befindens, die im Laufe der *aktuellen Erkrankung* aufgetreten sind, *exakt* erfasst werden. Notieren Sie hier zunächst das, was Ihnen am meisten auffällt:

HAUPTSYMPTOME (z.B. Knieschmerzen links nach Anstrengungen, Schwellung, Kälteempfindlichkeit)

_____

_____

Als nächstes unterstreichen Sie bitte die zutreffenden Modalitäten und Symptome.

FREIE LUFT/WETTER/KÄLTE/EINHÜLLEN

- Im Freien   verschlimmert/besser
- Verlangen freie Luft/Abneigung
- Wetter kalt/feucht-kalt   verschlimmert/bessert
- Wetter feucht   verschlimmert/bessert
- Wetter trocken   verschlimmert/bessert
- Kälte   verschlimmert/bessert
- Kaltwerden   verschlimmert/bessert
- Warmeinhüllen   verschlimmert/bessert
- Zimmerwärme   verschlimmert/bessert
- Warmwerden im Bett   verschlimmert/bessert
- Beim/Nach Schwitzen   verschlimmert/gebessert
- Hitze/Schweiß mit Neigung zu Entblößung
- Hitze/Schweiß mit Abneig. gegen Entblößung
- Umschläge, feuchte,   verschlimmern/bessern
- Nasswerden/Durchnässung   verschlimmert
- Wind/Zugluft   verschlimmert

POSITION

- Liegen   verschlimmert/bessert
- Liegen auf Rücken   verschlimmert/bessert
- Liegen auf Seite   verschlimmert/bessert
- Liegen auf schmerzhafte Seite   verschl./bessert
- Liegen auf schmerzlose Seite   verschl./bessert
- Lagewechsel   verschlimmert/bessert
- Sitzen   verschlimmert/bessert
- Sitzen krumm   verschlimmert/bessert
- Stehen   verschlimmert/bessert
- Hängenlassen der Gliedmaßen   verschl./bessert

- Aufstützen der Gliedmaßen   verschl./bessert
- Beim Anlehnen   verschl./gebessert
- Muskeln s   schlaff/straff

BEWEGUNG/RUHE

- Verlangen Bewegung/Abneigung
- Bewegung   verschlimmert/bessert
- Bewegung fortgesetzte   verschlimmert/bessert
- Bewegung leidender Teile   verschlimmert/bessert
- Drehen leidender Teile   verschlimmert/bessert
- Heben leidender Gliedmaßen   verschl./bessert
- Heranziehen leidender Gliedmaßen   verschl./b
- Ausstrecken des Gliedes   verschlimmert/bessert
- Gehen   verschlimmert/bessert
- Gehen im Freien   verschlimmert/bessert
- Laufen   verschlimmert/bessert
- Auftreten hart   verschlimmert/bessert
- Anstrengung körperlich   verschlimmert/bessert
- Steigen hinauf   verschlimmert/bessert
- Steigen hinunter   verschlimmert/bessert
- Ruhe   verschlimmert/bessert
- Bücken   verschlimmert/bessert
- Beim Aufrichten   verschlimmert/besser
- Beim/Nach Hinsetzen   verschlimmert/gebessert
- Beim/Nach Aufstehen vom Sitz   verschl./bessert
- Bewegung beginnend   verschlimmert
- Nach Bewegung   verschlimmert
- Bewegung der Arme   verschlimmert
- Bewegung des Kopfes   verschlimmert

- Heben des Armes   verschlimmert

SCHLAF

- Nach Hinlegen   verschlimmert/gebessert
- Beim Einschlafen   verschlimmert/gebessert
- Während Schlaf   verschlimmert/gebessert
- Beim Erwachen   verschlimmert/gebessert
- Beim/Nach Aufstehen vom Bett   verschl./b.

SEITENBEZIEHUNGEN

- Seite   links/rechts
- Äußerer Hals   links/rechts
- Rücken   links/rechts
- Arm   links/rechts
- Leiste   links/rechts
- Bein   links/rechts

EMPFINDUNGEN

- Berührung   verschlimmert/bessert
- Druck, äußerer,   verschlimmert/bessert
- Reiben   verschlimmert/bessert
- Niesen   verschlimmert/bessert
- Drücken   außen herein/innen heraus
- Stechen von   außen herein/innen heraus
- Stechen   herauf/herunter

VERLETZUNGEN

- Verletzung allgemein/mit Bluterguss
- Quetschungen/Prellungen
- Splitterverletzungen
- Weichteilverletzungen

- Drüsenverletzungen
- Knochenverletzungen
- Knochenbrüche, langsame Heilung
- Verrenkungen

GEMÜTSVERÄNDERUNGEN

- Gereiztheit/Sanftheit (ungewöhnlich)
- Traurigkeit/Fröhlichkeit (ungewöhnlich)
- Alleinsein   verschlimmert/bessert

WEITERE, IM FRAGEBOGEN NICHT AUFGEFÜHRTE SYMPTOME (FREIE FORMULIERUNG):

_____

_____

_____

_____

Datum: _____   Patientenname: _____

Damit eine homöopathische Arzneimittelbestimmung durchgeführt werden kann, müssen alle *Veränderungen des Befindens*, die im Laufe der *aktuellen Erkrankung* aufgetreten sind, *exakt* erfasst werden. Notieren Sie im *Feld Hauptsymptome* das, was Ihnen am meisten auffällt:

HAUPTSYMPTOME (z.B. Prämenstruelle Kopfschmerzen, Menstruationsblutung zu stark und zu lang)

_____

_____

Als nächstes unterstreichen Sie unten bitte die zutreffenden Modalitäten und Symptome.

FREIE LUFT/WETTER/KÄLTE/EINHÜLLEN

- Im Freien   verschlimmert/gebessert
- Verlangen freie Luft/Abneigung
- Wetter kalt/feucht-kalt   verschlimmert/bessert
- Wetter warm   verschlimmert/bessert
- Wetter feucht   verschlimmert/bessert
- Wetter trocken   verschlimmert/bessert
- Kälte   verschlimmert/bessert
- Kaltwerden   verschlimmert/bessert
- Warmeinhüllen   verschlimmert/bessert
- Zimmerwärme   verschlimmert/bessert
- Warmwerden im Bett   verschlimmert/bessert
- Beim/Nach Schwitzen   verschlimmert/gebessert
- Umschläge, feuchte,   verschlimmern/bessern
- Nasswerden, Durchnässung   verschlimmert
- Wind, Zugluft   verschlimmert

POSITION

- Liegen   verschlimmert/bessert
- Liegen auf Rücken   verschlimmert/bessert
- Liegen auf Seite   verschlimmert/bessert
- Liegen auf schmerzhafte Seite   verschl./bessert
- Lagewechsel   verschlimmert/bessert
- Sitzen   verschlimmert/bessert
- Sitzen krumm   verschlimmert/bessert
- Stehen   verschlimmert/bessert
- Bücken   verschlimmert/bessert
- Aufrichten   verschlimmert/bessert
- Beim/Nach Aufstehen vom Sitz   verschl./bessert

- Muskeln   schlaff/straff

BEWEGUNG/RUHE

- Verlangen Bewegung/Abneigung
- Bewegung   verschlimmert/bessert
- Gehen   verschlimmert/bessert
- Laufen (Joggen)   verschlimmert/bessert
- Auftreten hart   verschlimmert/bessert
- Anstrengung körperlich   verschlimmert/bessert
- Anstrengung geistig   verschlimmert/bessert
- Ruhe   verschlimmert/bessert
- Fahren im Wagen   verschlimmert/bessert
- Umdrehen im Bett   verschlimmert

ESSEN/TRINKEN/SPRECHEN

- Beim/nach Essen   verschlimmert/gebessert
- Nüchtern, vor Frühstück   verschlimmert/bessert
- Nach Frühstück   verschlimmert/gebessert
- Nahrungsmittel (NM), Kaltes,   verschl./bessert
- NM, Warmes,   verschlimmert/bessert
- Nach Trinken   verschlimmert/gebessert
- NM, Wasser kaltes,   verschl./bessert
- NM, Bier/Wein/Alkohol   verschl./bessert
- Durst/Durstlosigkeit
- Hunger/Appetitlosigkeit

SCHLAF

- Nach Hinlegen   verschlimmert/gebessert
- Beim Einschlafen   verschlimmert/gebessert
- Während Schlaf   verschlimmert/gebessert

- Beim Erwachen   verschlimmert/gebessert
- Beim/Nach Aufstehen vom Bett   verschl./b.

SEITENBEZIEHUNGEN

- Brust   links/rechts
- Innerer Bauch   links/rechts
- Leisten   links/rechts
- Genitalorgane   links/rechts

EMPFINDUNGEN

- Berührung   verschlimmert/bessert
- Druck, äußerer,   verschlimmert/bessert
- Reiben (Massieren)   verschlimmert/bessert
- Geruchsinn   empfindlich/vermindert
- Drücken von   außen herein/innen heraus
- Stechen von   außen herein/innen heraus
- Stechen   herauf/herunter
- Tiefatmen   verschlimmert/bessert
- Niesen   verschlimmert/bessert
- Völlegefühl innerer Teile
- Krämpfe in Inneren Teilen

GENITALORGANE

- Regelblutung   frühe/späte
- Regelblutung   starke/schwache
- Regelblutung   kurzdauernd/langdauernd
- Menstruationsblut   dunkles/helles
- Menstruationsblut   scharf/überriechend/ in
  Stücken abgehend

- Regelblutung   verschlimmert vorher/bei Eintritt/
  während/nachher
- Regelblutung unterdrückt (ausbleibend)
- Regelblutung verzögert (späte Menarche)
- Blutsturz
- Zwischenblutung
- Geschlechtstrieb (Libido)   stark/schwach
- Beischlaf verschlimmert   während/nachher
- Sexualleben exzessives   verschlimmert
- Ausfluss   scharf /mild
- Ausfluss allg./blutig/brennend/dick/gelb/juckend/
  milchfarbig/schleimig/übelriechend/wässrig
- Gebärmutterkrämpfe

SCHWANGERSCHAFT/GEBURT/STILLEN

- Übelkeit   allg./im Hals/im Magen/im Unterleib
- Erbrechen   allg./blutig/gallig (bitter)/sauer/
  schleimig/übelriechend/wässrig
- Erbrechen   verschlimmert
- Schwangerschaft   verschlimmert
- Zwischenblutung in Schwangerschaft
- Abort
- Wehenartiger Schmerz
- Wehen   unaufhörlich/krampfhaft/schmerzhaft/
  schwach
- Wöchnerinnen   verschlimmert
- Nachwehen
- Milch   vermehrt/vermindert
- Stillen   verschlimmert

KLIMAKTERIUM

- Frauenbeschwerden   verschlimmern
- Hitze/Schweiß mit Neigung zu Entblößung
- Hitze /Schweiß mit Abneig. gegen Entblößung
- Blutwallung
- Trockenheit innerer Teile
- Gefühl wie Herausfallen innerer Teile
- Knochenauflockerung (Osteoporose)

HARNORGANE

- Harnabgang   gering/viel
- Harnabgang   oft/selten

- Harnen   verschlimmert vorher/bei Eintritt/
  während/nachher
- Harndrang   allgemein/vergeblich
- Harnabgang   tropfenweise/unwillkürlich/nachts/
  unterbrochen

GEMÜTSVERÄNDERUNGEN

- Gereiztheit/Sanftheit (ungewöhnlich)
- Traurigkeit/Fröhlichkeit (ungewöhnlich)
- Alleinsein   verschlimmert/bessert

WEITERE, IM FRAGEBOGEN NICHT AUFGEFÜHRTE SYMPTOME (FREIE FORMULIERUNG):

Datum: _____   Patientenname: _____

Damit eine homöopathische Arzneimittelbestimmung durchgeführt werden kann, müssen alle *Veränderungen des Befindens*, die im Laufe der *aktuellen Erkrankung* aufgetreten sind, *exakt* erfasst werden. Notieren Sie im *Feld Hauptsymptome* das, was Ihnen am meisten auffällt:

HAUPTSYMPTOME [z.B. chronisch verstopfte Nase, rezidivierende Halsschmerzen, Schnarchen]

_____

Als nächstes unterstreichen Sie unten bitte die zutreffenden Modalitäten und Symptome.

FREIE LUFT/WETTER/KÄLTE/EINHÜLLEN

- Im Freien   verschlimmert/besser
- Verlangen freie Luft/Abneigung
- Wetter kalt/feucht-kalt   verschlimmert/bessert
- Wetter feucht   verschlimmert/bessert
- Wetter trocken   verschlimmert/bessert
- Kälte   verschlimmert/bessert
- Kaltwerden   verschlimmert/bessert
- Warmeinhüllen   verschlimmert/bessert
- Warmeinhüllen der Kopfes   verschl./bessert
- Zimmerwärme   verschlimmert/bessert
- Beim/Nach Schwitzen   verschlimmert/gebessert
- Hitze/Schweiß mit Neigung zu Entblößung
- Hitze /Schweiß mit Abneig. gegen Entblößung
- Umschläge, feuchte,   verschlimmern/bessern
- Nasswerden/Durchnässung   verschlimmert
- Wind, Zugluft   verschlimmert

POSITION

- Liegen   verschlimmert/bessert
- Liegen auf Rücken   verschlimmert/bessert
- Liegen auf Seite   verschlimmert/bessert
- Liegen auf schmerzhafte Seite   verschl./bessert
- Sitzen   verschlimmert/bessert
- Sitzen krumm   verschlimmert/bessert
- Stehen   verschlimmert/bessert
- Bücken   verschlimmert/bessert
- Muskeln   schlaff/straff

BEWEGUNG/RUHE

- Verlangen Bewegung/Abneigung
- Bewegung   verschlimmert/bessert
- Bewegung leidender Teile   verschlimmert/bessert
- Kopfschütteln   verschlimmert/bessert
- Auftreten hart   verschlimmert/bessert
- Gehen   verschlimmert/bessert
- Laufen (Joggen)   verschlimmert/bessert
- Anstrengung körperlich   verschlimmert/bessert
- Anstrengung geistig   verschlimmert/bessert
- Fahren im Wagen   verschlimmert/bessert
- Ruhe   verschlimmert/bessert

ESSEN/TRINKEN/SPRECHEN

- Schlucken   verschlimmert/bessert
- Beim/nach Essen   verschlimmert/gebessert
- Nahrungsmittel (NM), Kaltes,   verschl./bessert
- Nach Trinken   verschlimmert/gebessert
- NM, Wasser kaltes,   verschlimmert/bessert
- Durst/Durstlosigkeit
- Hunger/Appetitlosigkeit
- Speichelvermehrung/-verminderung
- Sprechen   verschlimmert/bessert

SCHLAF

- Nach Hinlegen   verschlimmert/gebessert
- Beim Einschlafen   verschlimmert/gebessert
- Während Schlaf   verschlimmert/gebessert

- Beim Erwachen   verschlimmert/gebessert
- Beim/Nach Aufstehen vom Bett   verschl./b.

SEHEN

- Licht   verschlimmert/bessert
- Dunkelheit   verschlimmert/bessert
- Pupillen   erweitert/verengt
- Sehen angestrengt   verschlimmert/bessert
- Lesen   verschlimmert/bessert

SEITENBEZIEHUNGEN

- Seite   links/rechts
- Innerer Kopf   links/rechts
- Äußerer Kopf   links/rechts
- Gesicht   links/rechts
- Auge   links/rechts
- Nase   links/rechts
- Ohr   links/rechts
- Mund   links/rechts
- Zähne   links/rechts
- Äußerer Hals   links/rechts

EMPFINDUNGEN

- Berührung   verschlimmert/bessert
- Druck, äußerer,   verschlimmert/bessert
- Reiben   verschlimmert/bessert
- Geruchsinn   empfindlich/vermindert
- Niesen   verschlimmert/bessert

MUND/HALS

- Kauen   verschlimmert/bessert
- Zähne zusammenbeißen   verschlimmert/bessert
- Aufstoßen   verschlimmert/bessert
- Zahnen   verschlimmert
- Geschmack   verändert
- Stimme   heiser/mangelnd/unrein

NASE

- Fließschnupfen/Stockschnupfen
- Schnupfen   verschlimmert
- Schnupfen, unterdrückter,   verschl./bessert
- Schnupfen   blutig/brennend/dickflüssig/eitrig/ gelb/grün/scharf/stinkend/wässrig/zäh
- Schnäuzen   verschlimmert
- Geruchstäuschungen
- Niesen   verschlimmert/bessert
- Nasenbluten   hellrot/dunkel/geronnen
- Polypen

OHREN

- Verstopftheitsgefühl der Ohren
- Absonderung aus Ohr   allg./Blut/Eiter
- Ohrgeräusch   allg./Brausen/Flattern/Klingen
- Geräusch, Lärm   verschlimmert
- Schwindel

AUGEN

- Bindehaut
- Augenlider   allg./Oberlider/Unterlider/Innere Lidfläche/Lidränder
- Tränen der Augen
- Augenschließen   verschlimmert/bessert
- Augenöffnen   verschlimmert/bessert

GEMÜTSVERÄNDERUNGEN

- Gereiztheit/Sanftheit (ungewöhnlich)
- Traurigkeit/Fröhlichkeit (ungewöhnlich)
- Alleinsein   verschlimmert/bessert

WEITERE, IM FRAGEBOGEN NICHT AUFGEFÜHRTE SYMPTOME (FREIE FORMULIERUNG):

Datum: _____   Patientenname: _____

Damit eine homöopathische Arzneimittelbestimmung durchgeführt werden kann, müssen alle *Veränderungen des Befindens*, die im Laufe der *aktuellen Erkrankung* aufgetreten sind, *exakt* erfasst werden. Notieren Sie im *Feld Hauptsymptome* das, was Ihnen am meisten auffällt:

HAUPTSYMPTOME (z.B. Anfallsweise Herzrasen mit stechenden Schmerzen in Brust links)

_____

Als nächstes unterstreichen Sie unten bitte die zutreffenden Modalitäten und Symptome.

FREIE LUFT/WETTER/KÄLTE/EINHÜLLEN

- Im Freien   verschlimmert/besser
- Verlangen freie Luft/Abneigung
- Wetter kalt/feucht-kalt   verschlimmert/bessert
- Wetter feucht   verschlimmert/bessert
- Wetter trocken   verschlimmert/bessert
- Kälte   verschlimmert/bessert
- Kaltwerden   verschlimmert/bessert
- Warmeinhüllen   verschlimmert/bessert
- Zimmerwärme   verschlimmert/bessert
- Beim/Nach Schwitzen   verschlimmert/gebessert
- Hitze/Schweiß mit Neigung zu Entblößung
- Hitze /Schweiß mit Abneig. gegen Entblößung
- Umschläge, feuchte,   verschlimmern/bessern
- Nasswerden, Durchnässung   verschlimmert
- Wind, Zugluft   verschlimmert

POSITION

- Liegen   verschlimmert/bessert
- Liegen auf Rücken   verschlimmert/bessert
- Liegen auf Seite   verschlimmert/bessert
- Liegen auf schmerzhafte Seite   verschl./bessert
- Sitzen   verschlimmert/bessert
- Sitzen krumm   verschlimmert/bessert
- Stehen   verschlimmert/bessert
- Bücken   verschlimmert/bessert
- Muskeln   schlaff/straff

BEWEGUNG/RUHE

- Verlangen Bewegung/Abneigung

- Bewegung   verschlimmert/bessert
- Auftreten hart   verschlimmert/bessert
- Gehen   verschlimmert/bessert
- Laufen (Joggen)   verschlimmert/bessert
- Anstrengung körperlich   verschlimmert/bessert
- Anstrengung geistig   verschlimmert/bessert
- Fahren im Wagen   verschlimmert/bessert
- Ruhe   verschlimmert/bessert

ESSEN/TRINKEN/SPRECHEN

- Beim/nach Essen   verschlimmert/gebessert
- Nahrungsmittel (NM), Kaltes,   verschl./bessert
- Nach Trinken   verschlimmert/gebessert
- NM, Wasser kaltes,   verschlimmert/bessert
- Durst/Durstlosigkeit
- Hunger/Appetitlosigkeit
- Speichelvermehrung/-verminderung
- Sprechen   verschlimmert/bessert

SCHLAF

- Nach Hinlegen   verschlimmert/gebessert
- Beim Einschlafen   verschlimmert/gebessert
- Während Schlaf   verschlimmert/gebessert
- Beim Erwachen   verschlimmert/gebessert
- Beim/Nach Aufstehen vom Bett   verschl./b.

SEITENBEZIEHUNGEN

- Seite   links/rechts
- Brust   links/rechts
- Hypochondrium (Oberbauch)   links/rechts

EMPFINDUNGEN

- Stechen von   außen herein/innen heraus
- Stechen   herauf/herunter
- Drücken von außen   herein/innen heraus
- Berührung   verschlimmert/bessert
- Druck, äußerer,   verschlimmert/bessert
- Reiben   verschlimmert/bessert
- Niesen   verschlimmert/bessert
- Beklemmender Schmerz (Klemmen)
- Zusammenschnüren innerer Teile
- Krampfartiger Schmerz   innere/äußere Teile

HERZ

- Herzklopfen/Herzklopfen mit Angst
- Puls   unregelmäßig/aussetzend
- Pulsieren   innerer/äußerer Teile
- Puls   hart/weich
- Puls   langsam/schnell
- Puls   voll/leer
- Atemnot
- Atem   schnell/langsam
- Ausatmen   verschlimmert/bessert
- Einatmen   verschlimmert/bessert
- Tiefatmen   verschlimmert/bessert
- Auswurf   schaumig/blutig
- Zyanose (Haut bläulich)
- Harnabgang   gering/viel
- Harnabgang   oft/selten
- Aufgedunsenheit

- Ödematöse Schwellung (Wassereinlagerung) innere/äußere Teile
- Schwäche
- Ohnmacht

KREISLAUF

- Adernanschwellung (Venen aufgetrieben)
- Krampfadern (Varizen)
- Krampfadern, entzündete
- Ulcus varicosum (venöse Geschwüre, offene Beine)
- Klopfen in Adern
- Blasswerden roter Teile (arterielle Durchblutungsstörung)
- Gefühllosigkeit leidender Teile
- Schwarzwerden äußerer Teile (Absterben/Gangrän)
- Blutmangel, Anämie
- Blutfülle, Plethora
- Blutwallungen
- Blutungen aus inneren Teilen
- Schlaganfall (Apoplexie)
- Säfteverlust verschlimmert (Erbrechen, Durchfall, Blutungen, Schweiß)

GEMÜTSVERÄNDERUNGEN

- Gereiztheit/Sanftheit (ungewöhnlich)
- Traurigkeit/Fröhlichkeit (ungewöhnlich)
- Alleinsein   verschlimmert/bessert

WEITERE, IM FRAGEBOGEN NICHT AUFGEFÜHRTE SYMPTOME (FREIE FORMULIERUNG):

_____

_____

_____

_____

Datum: _____   Patientenname: _____

Damit eine homöopathische Arzneimittelbestimmung durchgeführt werden kann, müssen alle *Veränderungen des Befindens*, die im Laufe der *aktuellen Erkrankung* aufgetreten sind, *exakt* erfasst werden. Notieren Sie im *Feld Hauptsymptome* das, was Ihnen am meisten auffällt:

HAUPTSYMPTOME   (z.B. Schmerzen im Unterbauch links, Verstopfung mit Kotverhärtung, Stuhl schleimig)

_____

_____

Als nächstes unterstreichen Sie unten bitte die zutreffenden Modalitäten und Symptome.

FREIE LUFT/WETTER/KÄLTE/EINHÜLLEN

- Im Freien   verschlimmert/gebessert
- Verlangen freie Luft/Abneigung
- Wetter kalt/feucht-kalt   verschlimmert/bessert
- Wetter warm   verschlimmert/bessert
- Wetter feucht   verschlimmert/bessert
- Wetter trocken   verschlimmert/bessert
- Kälte   verschlimmert/bessert
- Kaltwerden   verschlimmert/bessert
- Warmeinhüllen   verschlimmert/bessert
- Zimmerwärme   verschlimmert/bessert
- Warmwerden im Bett   verschlimmert/bessert
- Beim/Nach Schwitzen   verschlimmert/gebessert
- Hitze/Schweiß, Neigung Entblößung
- Hitze/Schweiß, Abneigung Entblößung
- Umschläge, feuchte,   verschlimmern/bessern
- Nasswerden, Durchnässung   verschlimmert
- Wind, Zugluft   verschlimmert

POSITION

- Liegen   verschlimmert/bessert
- Liegen auf Rücken   verschlimmert/bessert
- Liegen auf Seite   verschlimmert/bessert
- Liegen auf schmerzhafte Seite   verschl./besser
- Lagewechsel   verschlimmert/bessert
- Sitzen   verschlimmert/bessert
- Sitzen krumm   verschlimmert/bessert
- Stehen   verschlimmert/bessert
- Bücken   verschlimmert/bessert

- Aufrichten   verschlimmert/bessert
- Beim/Nach Aufstehen vom Sitz   verschl./bessert
- Muskeln   schlaff/straff

BEWEGUNG/RUHE

- Verlangen Bewegung/Abneigung
- Bewegung   verschlimmert/bessert
- Gehen   verschlimmert/bessert
- Laufen (Joggen)   verschlimmert/bessert
- Auftreten hart   verschlimmert/bessert
- Anstrengung körperlich   verschlimmert/bessert
- Anstrengung geistig   verschlimmert/bessert
- Ruhe   verschlimmert/bessert
- Fahren im Wagen   verschlimmert/bessert

ESSEN/TRINKEN/SPRECHEN

- Schlucken   verschlimmert/bessert
- Beim/nach Essen   verschlimmert/gebessert
- Nüchtern, vor Frühstück   verschlimmert/bessert
- Nach Frühstück   verschlimmert/gebessert
- Nahrungsmittel (NM), Kaltes,   verschl./bessert
- NM, Warmes,   verschlimmert/bessert
- NM, Brot/Fleisch/Obst,   verschlimmert/bessert
- Nach Trinken   verschlimmert/gebessert
- NM, Wasser kaltes,   verschlimmert/bessert
- NM, Milch,   verschlimmert/bessert
- NM, Kaffee,   verschlimmert/bessert
- NM, Bier/Wein/Alkohol,   verschlimmert/bessert
- Durst/Durstlosigkeit

- Hunger/Appetitlosigkeit
- Speichelvermehrung/-verminderung
- Sprechen   verschlimmert/bessert

SCHLAF

- Nach Hinlegen   verschlimmert/gebessert
- Beim Einschlafen   verschlimmert/gebessert
- Während Schlaf   verschlimmert/gebessert
- Beim Erwachen   verschlimmert/gebessert
- Beim/Nach Aufstehen vom Bett   verschl./b.

SEITENBEZIEHUNGEN

- Innerer Mund   links/rechts
- Äußerer Hals   links/rechts
- Innerer Bauch   links/rechts
- Hypochondrium (Oberbauch)   links/rechts
- Leisten   links/rechts

EMPFINDUNGEN

- Berührung   verschlimmert/bessert
- Druck, äußerer,   verschlimmert/bessert
- Reiben (Massieren)   verschlimmert/bessert
- Geruchsinn   empfindlich/vermindert
- Drücken von   außen herein/innen heraus
- Stechen von   außen herein/innen heraus
- Stechen   herauf/herunter
- Völlegefühl innerer Teile
- Krämpfe in Inneren Teilen

MUND / HALS

- Geschmack   fein/schwach/verloren
- Geschmack verändert (wie...........................?)
- Mundgeruch
- Wasserzusammenlaufen im Mund

MAGEN

- Schluckauf/Schluckauf   verschlimmert
- Aufstoßen
- Ekel
- Brechwürgen
- Übelkeit   allg./im Hals/im Magen/im Unterbauch
- Erbrechen   allg./blutig/gallig (bitter)/sauer/
schleimig/wässrig
- Magenverderben   verschlimmert
- Erbrechen   verschlimmert
- Sodbrennen
- Nahrungsmittel Blähendes/Saures/Süßes
verschlimmert

DARM

- Blähungen   allg./faulriechend/sauerriechend/
stinkend
- Blähungsschmerz
- Blähungsabgang   verschlimmert/bessert
- Stuhldrang   allg./vergeblich
- Stuhlgang unwillkürlich
- Durchfall   allg./schmerzhaft/schmerzlos
- Stuhl   blutig/grün/sauerriechend/unverdaut
- Verstopfung   mit Untätigkeit des Darmes/mit
Kotverhärtung
- Stuhl zu dickgeformt/schafkotartig
- Stuhlgang ungenügend
- Stuhlgang   verschlimmert vorher/während
- Säfteverluste   verschlimmern
- Umdrehen im Bett   verschlimmert
- Zahnen   verschlimmert
- Hämorrhoiden

MODALITÄTEN DES MAGEN-DARM-TRAKTS

- Tiefatmen   verschlimmert/bessert
- Niesen   verschlimmert/bessert
- Aufstoßen   verschlimmert/bessert
- Nach Stuhlgang   verschlimmert/gebessert

LEBER

- Gelbsucht

GEMÜTSVERÄNDERUNGEN

- Gereiztheit/Sanftheit (ungewöhnlich)
- Traurigkeit/Fröhlichkeit (ungewöhnlich)
- Alleinsein   verschlimmert/bessert

WEITERE, IM FRAGEBOGEN NICHT AUFGEFÜHRTE SYMPTOME (FREIE FORMULIERUNG):

_____

_____

_____

_____

Datum: _____   Patientenname: _____

Damit eine homöopathische Arzneimittelbestimmung durchgeführt werden kann, müssen alle *Veränderungen des Befindens*, die im Laufe der *aktuellen Erkrankung* aufgetreten sind, *exakt* erfasst werden. Notieren Sie im *Feld Hauptsymptome* das, was Ihnen am meisten auffällt:

HAUPTSYMPTOME [z.B. rezidivierende Migräne, Stechen im Kopf rechts, Sehstörungen]

_____

Als nächstes unterstreichen Sie unten bitte die zutreffenden Modalitäten und Symptome.

FREIE LUFT/WETTER/KÄLTE/EINHÜLLEN

- Im Freien — verschlimmert/gebessert
- Verlangen freie Luft/Abneigung
- Wetter kalt/feucht-kalt — verschlimmert/bessert
- Wetter warm — verschlimmert/bessert
- Wetter feucht — verschlimmert/bessert
- Wetter trocken — verschlimmert/bessert
- Kälte — verschlimmert/bessert
- Kaltwerden — verschlimmert/bessert
- Warmeinhüllen — verschlimmert/bessert
- Zimmerwärme — verschlimmert/bessert
- Warmwerden im Bett — verschlimmert/bessert
- Beim/Nach Schwitzen — verschlimmert/gebessert
- Hitze/Schweiß, Neigung Entblößung
- Hitze/Schweiß, Abneigung Entblößung
- Umschläge, feuchte, — verschlimmern/bessern
- Nasswerden, Durchnässung — verschlimmert
- Wind, Zugluft — verschlimmert

POSITION

- Liegen — verschlimmert/bessert
- Liegen auf Rücken — verschlimmert/bessert
- Liegen auf Seite — verschlimmert/bessert
- Liegen auf schmerzhafte Seite — verschl./bessert
- Lagewechsel — verschlimmert/bessert
- Sitzen — verschlimmert/bessert
- Sitzen krumm — verschlimmert/bessert
- Stehen — verschlimmert/bessert
- Bücken — verschlimmert/bessert

- Aufrichten — verschlimmert/bessert
- Beim/Nach Aufstehen vom Sitz — verschl./b.
- Muskeln — schlaff/straff

BEWEGUNG/RUHE

- Verlangen Bewegung/Abneigung
- Bewegung — verschlimmert/bessert
- Bewegung Kopf/Augen — verschlimmert
- Kopfschütteln — verschlimmert/bessert
- Gehen — verschlimmert/bessert
- Laufen (Joggen) — verschlimmert/bessert
- Auftreten hart — verschlimmert/bessert
- Anstrengung körperlich — verschlimmert/bessert
- Anstrengung geistig — verschlimmert/bessert
- Niesen — verschlimmert/bessert
- Ruhe — verschlimmert/bessert
- Fahren im Wagen — verschlimmert/bessert

ESSEN/TRINKEN/SPRECHEN

- Schlucken — verschlimmert/bessert
- Beim/nach Essen — verschlimmert/gebessert
- Nüchtern, vor Frühstück — verschlimmert/bessert
- Nach Frühstück — verschlimmert/gebessert
- Nahrungsmittel (NM), Kaltes, — verschl./bessert
- NM, Warmes, — verschlimmert/bessert
- Nach Trinken — verschlimmert/gebessert
- NM, Wasser kaltes, — verschlimmert/bessert
- NM, Kaffee, — verschlimmert/bessert
- NM, Bier/Wein/Alkohol, — verschlimmert/bessert
- Durst/Durstlosigkeit

- Hunger/Appetitlosigkeit
- Speichelvermehrung/-verminderung
- Sprechen — verschlimmert/bessert

SCHLAF

- Nach Hinlegen — verschlimmert/gebessert
- Beim Einschlafen — verschlimmert/gebessert
- Während Schlaf — verschlimmert/gebessert
- Beim Erwachen — verschlimmert/gebessert
- Beim/Nach Aufstehen vom Bett — verschl./b.

SEITENBEZIEHUNGEN

- Innerer Kopf — links/rechts
- Äußerer Kopf — links/rechts
- Gesicht — links/rechts
- Augen — links/rechts
- Mund — links/rechts
- Arm — links/rechts
- Bein — links/rechts

EMPFINDUNGEN

- Berührung — verschlimmert/bessert
- Druck, äußerer, — verschlimmert/bessert
- Reiben (Massieren) — verschlimmert/bessert
- Geruchsinn — empfindlich/vermindert
- Geschmacksinn — fein/schwach/verloren
- Geschmack verändert (wie?)
- Gehör empfindlich/Schwerhörigkeit
- Lärm, Geräusch — verschlimmert
- Drücken von — außen herein/innen heraus

- Stechen von   außen herein/innen heraus
- Stechen   herauf/herunter
- Kribbeln   innere/äußere Teile
- Gefühllosigkeit der Haut
- Ameisenlaufen der Haut

SEHEN

- Licht   verschlimmert/bessert
- Dunkelheit   verschlimmert/bessert
- Augenschließen   verschlimmert/bessert
- Augenöffnen   verschlimmert/bessert
- Pupillen   erweitert/verengt
- Sehen angestrengt   verschlimmert/bessert
- Lesen   verschlimmert/bessert
- Schwarzwerden vor Augen
- Sehen   undeutlich/starr
- Doppelsehen
- Blindheit   allgemein/periodisch
- Andere Sehstörung

BEWEGUNGSAPPARAT

- Muskeln   straff/schlaff
- Muskelverkürzungen
- Muskelverhärtungen
- Muskelkrämpfe
- Fallen leicht, oft
- Schwerfälligkeit des Körpers
- Taumeln, Schwanken (Ataxie)
- Bewegungen   unwillkürlich/erschwert/
       konvulsivisch

KRÄMPFE

- Fallsucht (Epilepsie)
- Fallsucht mit Bewusstsein
- Fallsucht mit Bewusstseinsverlust
- Fallsucht mit Konvulsionen (Krämpfen)
- Fallsucht mit Starrheit
- Krämpfe tonisch (Starrheit lokal)
- Krämpfe klonisch (Zuckungen lokal)
- Krämpfe mit Rückwärtsbiegung
- Zuckungen

LÄHMUNGEN

- Schlaganfall
- Lähmungen der Gliedmaßen
- Lähmungen halbseitig
- Lähmungen schmerzlos
- Blutfülle

BEWUSSTSEIN

- Benebelung
- Betäubung
- Ohnmacht
- Schlaf komatös, betäubt
- Schläfrigkeit tagsüber
- Schläfrigkeit veranlassende Beschwerden

GEMÜTSVERÄNDERUNGEN

- Gereiztheit/Sanftheit (ungewöhnlich)
- Traurigkeit/Fröhlichkeit (ungewöhnlich)
- Alleinsein   verschlimmert/bessert

WEITERE, IM FRAGEBOGEN NICHT AUFGEFÜHRTE SYMPTOME (FREIE FORMULIERUNG):

_____

_____

_____

_____

Datum: _____   Patientenname: _____

Damit eine homöopathische Arzneimittelbestimmung durchgeführt werden kann, müssen alle *Veränderungen des Befindens*, die im Laufe der *aktuellen Erkrankung* aufgetreten sind, *exakt* erfasst werden. Notieren Sie im *Feld Hauptsymptome* das, was Ihnen am meisten auffällt:

HAUPTSYMPTOME (z.B. Ängste in Menschenmengen, mit Schweissausbrüchen und Atemnot)

_____

_____

Als nächstes unterstreichen Sie unten bitte die zutreffenden Modalitäten und Symptome.

FREIE LUFT/WETTER/KÄLTE/EINHÜLLEN

- Im Freien — verschlimmert/gebessert
- Verlangen freie Luft/Abneigung
- Wetter kalt/feucht-kalt — verschlimmert/bessert
- Wetter warm — verschlimmert/bessert
- Wetter feucht — verschlimmert/bessert
- Wetter trocken — verschlimmert/bessert
- Kälte — verschlimmert/bessert
- Kaltwerden — verschlimmert/bessert
- Warmeinhüllen — verschlimmert/bessert
- Zimmerwärme — verschlimmert/bessert
- Warmwerden im Bett — verschlimmert/bessert
- Beim/Nach Schwitzen — verschlimmert/gebessert
- Hitze/Schweiß, Neigung Entblößung
- Hitze/Schweiß, Abneigung Entblößung
- Umschläge, feuchte, — verschlimmern/bessern
- Nasswerden, Durchnässung — verschlimmert
- Wind/Zugluft — verschlimmert

POSITION

- Liegen — verschlimmert/bessert
- Liegen auf Rücken — verschlimmert/bessert
- Liegen auf Seite — verschlimmert/bessert
- Liegen auf schmerzhafte Seite — verschl./bessert
- Sitzen — verschlimmert/bessert
- Sitzen krumm — verschlimmert/bessert
- Stehen — verschlimmert/bessert
- Muskeln — schlaff/straff

BEWEGUNG/RUHE

- Verlangen Bewegung/Abneigung
- Bewegung — verschlimmert/bessert

- Gehen — verschlimmert/bessert
- Laufen (Joggen) — verschlimmert/bessert
- Anstrengung körperlich — verschlimmert/bessert
- Ruhe — verschlimmert/bessert
- Fahren im Wagen — verschlimmert/bessert
- Tiefatmen — verschlimmert/bessert

ESSEN/TRINKEN/SPRECHEN

- Schlucken — verschlimmert/bessert
- Beim/nach Essen — verschlimmert/gebessert
- Nüchtern, vor Frühstück — verschlimmert/besser
- Nach Frühstück — verschlimmert/gebessert
- Nahrungsmittel (NM), Kaltes, — verschl./bessert
- NM, Warmes, — verschlimmert/bessert
- Nach Trinken — verschlimmert/gebessert
- NM, Wasser kaltes, — verschlimmert/bessert
- NM, Bier/Wein/Alkohol, — verschlimmert/bessert
- Durst/Durstlosigkeit
- Hunger/Appetitlosigkeit
- Speichelvermehrung/-verminderung
- Sprechen — verschlimmert/bessert

SCHLAF

- Nach Hinlegen — verschlimmert/gebessert
- Beim Einschlafen — verschlimmert/gebessert
- Während Schlaf — verschlimmert/gebessert
- Beim Erwachen — verschlimmert/gebessert
- Beim/Nach Aufstehen vom Bett — verschl/b.

EMPFINDUNGEN

- Berührung — verschlimmert/bessert
- Druck, äußerer, — verschlimmert/bessert
- Reiben (Massieren) — verschlimmert/bessert
- Geruchsinn — empfindlich/vermindert
- Drücken von — außen herein/innen heraus
- Stechen von — außen herein/innen heraus
- Stechen — herauf/herunter

GEMÜTSVERÄNDERUNGEN

- Traurigkeit/Fröhlichkeit
- Gereiztheit/Sanftheit
- Alleinsein — verschlimmert/bessert
- Gesellschaft — verschlimmert/bessert
- Weinen — verschlimmert/bessert
- Denken an Beschwerden — verschlimmert/bessert
- Sprechen anderer — verschlimmert
- Musik — verschlimmert
- Gemütsbewegung — verschlimmert
- Ärger — verschlimmert
- Kummer — verschlimmert
- Kränkung — verschlimmert
- Liebe, unglückliche — verschlimmert
- Menschenüberfüllte Räume — verschlimmern
- Angst, Furcht, Schreck — verschlimmert
- Zorn — verschlimmert
- Trost — verschlimmert
- Aufregung, nervöse
- Stimmungsschwankungen
- Stolz
- Verdrießlichkeit

- Boshaftigkeit
- Dreistigkeit, Frechheit
- Ernsthaftigkeit
- Misstrauen, Argwohn
- Angst, Furcht, Schreckhaftigkeit
- Gleichgültigkeit, Apathie, Desinteresse
- Hoffnungslosigkeit
- Hypochondrie
- Melancholie
- Einbildungen, Halluzinationen, Zwangsvorstellungen
- Wahnvorstellungen
- Benebelung
- Betäubung
- Delirien

VERSTAND/GEDÄCHTNIS

- Begreifen   leichtes/schweres
- Anstrengung geistig   verschlimmert/bessert
- Verstand angegriffen
- Zerstreutheit
- Gedächtnis   lebhaft/schwach/verloren

PSYCHOSOMATISCHE BESCHWERDEN

- Aufstoßen
- Ekel
- Brechwürgen
- Übelkeit   allg./im Hals/im Magen/im Unterbauch
- Erbrechen
- Sodbrennen
- Durchfall
- Völlegefühl innerer Teile
- Krämpfe in inneren Teilen
- Beklemmender Schmerz
- Harndrang
- Harnabgang   oft/wenig

WEITERE, IM FRAGEBOGEN NICHT AUFGEFÜHRTE SYMPTOME (FREIE FORMULIERUNG):

_____

_____

_____

_____

Datum: _____   Patientenname: _____

Damit eine homöopathische Arzneimittelbestimmung durchgeführt werden kann, müssen alle *Veränderungen des Befindens*, die im Laufe der *aktuellen Erkrankung* aufgetreten sind, *exakt* erfasst werden. Notieren Sie im *Feld Hauptsymptome* das, was Ihnen am meisten auffällt:

HAUPTSYMPTOME (z.B., Einschlafen spät, Erwachen um 2.00 Uhr, Einschlafen unmöglich nach Erwachen)

_____

_____

Als nächstes unterstreichen Sie unten bitte die zutreffenden Modalitäten und Symptome.

FREIE LUFT/WETTER/KÄLTE/EINHÜLLEN

- Verlangen freie Luft/Abneigung
- Wetter kalt/feucht-kalt   verschlimmert/bessert
- Wetter warm   verschlimmert/bessert
- Wetter feucht   verschlimmert/bessert
- Wetter trocken   verschlimmert/bessert
- Kälte   verschlimmert/bessert
- Kaltwerden   verschlimmert/bessert
- Warmeinhüllen   verschlimmert/bessert
- Zimmerwärme   verschlimmert/bessert
- Warmwerden im Bett   verschlimmert/bessert
- Hitze/Schweiß, Neigung Entblößung
- Hitze/Schweiß, Abneigung Entblößung
- Umschläge, feuchte,   verschlimmern/bessern
- Nasswerden, Durchnässung   verschlimmert
- Wind, Zugluft   verschlimmer

POSITION

- Liegen auf Rücken   verschlimmert/bessert
- Liegen auf Seite   verschlimmert/bessert
- Liegen auf schmerzhafte Seite   verschl./bessert
- Lagewechsel   verschlimmert/bessert
- Aufrichten   verschlimmert/bessert

BEWEGUNG/RUHE

- Tiefatmen   verschlimmert/bessert
- Anstrengung körperlich   verschlimmert/bessert
- Anstrengung geistig   verschlimmert/bessert
- Ruhe   verschlimmert/bessert

ESSEN/TRINKEN

- Durst/Durstlosigkeit
- Hunger/Appetitlosigkeit
- Nach Essen   verschlimmert/gebessert
- Nahrungsmittel (NM), Kaltes,   verschl./bessert
- NM, Warmes,   verschlimmert/bessert
- Nach Trinken   verschlimmert/gebessert
- NM, Wasser kaltes,   verschlimmert/bessert
- NM, Bier/Wein/Alkohol,   verschlimmert/bessert

EMPFINDUNGEN

- Herzklopfen
- Atmen ängstlich
- Völlegefühl innerer Teile
- Krämpfe in Inneren Teilen
- Berührung   verschlimmert/bessert
- Druck, äußerer,   verschlimmert/bessert
- Reiben (Massieren)   verschlimmert/bessert

SCHLAF

- Einschlafen spätes
- Einschlafen verhindert durch Beschwerden
- Schlaf   ängstlich/tief/wie betäubt/zu lang/
                  unerquicklich/unruhig
- Schlaflosigkeit vor Mitternacht
- Schlaflosigkeit nach Mitternacht
- Schlaflosigkeit mit Schläfrigkeit
- Schlaflosigkeit veranlassende Beschwerden
- Erwachen öfters nachts

- Erwachen zu früh
- Einschlafen unmöglich nach Erwachen
- Schläfrigkeit   tagsüber/morgens/vormittags/
                         nachmittags/abends
- Schläfrigkeit veranlassende Beschwerden
- Schlafsucht
- Schlaftrunkenheit
- Schlafmangel   verschlimmert
- Gähnen
- Gähnen krampfhaft
- Nach Hinlegen   verschlimmert/gebessert
- Beim Einschlafen   verschlimmert/gebessert
- Während Schlaf   verschlimmert/gebessert
- Beim Erwachen   verschlimmert/gebessert
- Tiefatmen   verschlimmert/bessert
- Zahnen   verschlimmert
- Schnupfen   verschlimmert
- Schwangerschaft   verschlimmert
- Regelblutung   verschlimmert vorher/bei Eintritt/
                  während/nachher
- Vollmond/Neumond   verschlimmert
- Ärger   verschlimmert
- Kummer   verschlimmert
- Kränkung   verschlimmert
- Zorn   verschlimmert
- Angst, Furcht, Schreck   verschlimmert

TRÄUME (NUR TRÄUME, DIE SICH ÖFTERS
WIEDERHOLEN SIND RELEVANT)

- Träume ängstlich
- Träume angenehm
- Träume anhaltend

GEMÜTSVERÄNDERUNGEN

- Gereiztheit/Sanftheit (ungewöhnlich)
- Traurigkeit/Fröhlichkeit (ungewöhnlich)
- Alleinsein   verschlimmert/bessert

WEITERE, IM FRAGEBOGEN NICHT AUFGEFÜHRTE SYMPTOME (FREIE FORMULIERUNG):

Datum: _____ Patientenname: _____

Damit eine homöopathische Arzneimittelbestimmung durchgeführt werden kann, müssen alle *Veränderungen des Befindens*, die im Laufe der *aktuellen Erkrankung* aufgetreten sind, *exakt* erfasst werden. Notieren Sie im *Feld Hauptsymptome* das, was Ihnen am meisten auffällt:

HAUPTSYMPTOME (z.B. Rezivierende Blasenentzündungen nach Kälteexposition)

_____

_____

Als nächstes unterstreichen Sie unten bitte die zutreffenden Modalitäten und Symptome.

FREIE LUFT/WETTER/KÄLTE/EINHÜLLEN

- Im Freien   verschlimmert/gebessert
- Verlangen freie Luft/Abneigung
- Wetter kalt/feucht-kalt   verschlimmert/bessert
- Wetter warm   verschlimmert/bessert
- Wetter feucht   verschlimmert/bessert
- Wetter trocken   verschlimmert/bessert
- Kälte   verschlimmert/bessert
- Kaltwerden   verschlimmert/bessert
- Warmeinhüllen   verschlimmert/bessert
- Zimmerwärme   verschlimmert/bessert
- Warmwerden im Bett   verschlimmert/bessert
- Beim/Nach Schwitzen   verschlimmert/gebessert
- Hitze/Schweiß, Neigung Entblößung
- Hitze/Schweiß, Abneigung Entblößung
- Umschläge, feuchte,   verschlimmern/bessern
- Nasswerden, Durchnässung   verschlimmert
- Wind/Zugluft   verschlimmert

POSITION

- Liegen   verschlimmert/bessert
- Liegen auf Rücken   verschlimmert/bessert
- Liegen auf Seite   verschlimmert/bessert
- Liegen auf schmerzhafte Seite   verschl./bessert
- Lagewechsel   verschlimmert/bessert
- Sitzen   verschlimmert/bessert
- Sitzen krumm   verschlimmert/bessert
- Stehen   verschlimmert/bessert
- Bücken   verschlimmert/bessert
- Aufrichten   verschlimmert/bessert
- Beim/Nach Aufstehen vom Sitz   verschl./bessert
- Muskeln   schlaff/straff

BEWEGUNG/RUHE

- Verlangen Bewegung/Abneigung
- Bewegung   verschlimmert/bessert
- Gehen   verschlimmert/bessert
- Laufen (Joggen)   verschlimmert/bessert
- Auftreten hart   verschlimmert/bessert
- Anstrengung körperlich   verschlimmert/bessert
- Ruhe   verschlimmert/bessert

ESSEN/TRINKEN/SPRECHEN

- Nahrungsmittel (NM), Kaltes,   verschl./bessert
- NM, Warmes,   verschlimmert/bessert
- Nach Trinken   verschlimmert/gebessert
- NM, Wasser kaltes,   verschlimmert/bessert
- NM, Kaffee,   verschlimmert/bessert
- NM, Bier/Wein/Alkohol,   verschlimmert/bessert
- Durst/Durstlosigkeit
- Hunger/Appetitlosigkeit

SCHLAF

- Nach Hinlegen   verschlimmert/gebessert
- Beim Einschlafen   verschlimmert/gebessert
- Während Schlaf   verschlimmert/gebessert
- Beim Erwachen   verschlimmert/gebessert
- Beim/Nach Aufstehen vom Bett   verschl./b.

SEITENBEZIEHUNGEN

- Rücken   links/rechts
- Innerer Bauch   links/rechts
- Leisten   links/rechts
- Geschlechtsorgane   links/rechts

EMPFINDUNGEN

- Berührung   verschlimmert/bessert
- Druck, äußerer,   verschlimmert/bessert
- Reiben (Massieren)   verschlimmert/bessert
- Geruchsinn   empfindlich/vermindert
- Drücken von   außen herein/innen heraus
- Stechen von   außen herein/innen heraus
- Stechen   herauf/herunter
- Völlegefühl innerer Teile
- Krämpfe in Inneren Teilen

HARNORGANE

- Harnabgang   gering/viel
- Harnabgang   oft/selten
- Harndrang
- Harndrang vergeblich
- Harnabgang tropfenweise/unterbrochen/verhalten
- Harnabgang unwillkürlich   tags/nachts
- Harnen verschlimmert vorher/während/nachher
- Harnbeschaffenheit blass/blutig/dunkel/heiß/ scharf/schleimig/trüb/zuckerhaltig
- Harn, Bodensatz allg./blutig/rötlich/sandig/ schleimig/weißlich
- Kalte Füße   verschlimmern
- Husten   verschlimmert
- Kleiderdruck   verschlimmert
- Kleiderlösen   bessert

MÄNNLICHE GESCHLECHTSORGANE

- Geschlechtstrieb (Libido)   stark/schwach
- Beischlaf   verschlimmert während/nachher
- Sexualleben exzessives   verschlimmert

- Erektion zu oft (Priapismus)
- Samenerguss unfreiwillig
- Geschlechtsvermögen schwach
- Impotenz
- Prostatasekretion

GEMÜTSVERÄNDERUNGEN

- Gereiztheit/Sanftheit (ungewöhnlich)
- Traurigkeit/Fröhlichkeit (ungewöhnlich)
- Alleinsein   verschlimmert/bessert

FRAGEBOGEN FÜR ⬤ WAHRNEHMUNGSSTÖRUNGEN, ADS/ADHS

2012 Dr. med. Heiner Frei, CH-3177 Laupen

Datum: _____   Patientenname: _____

Damit eine homöopathische Arzneimittelbestimmung durchgeführt werden kann, müssen die Veränderungen des Befindens, wenn es dem Patienten nicht gut geht, möglichst exakt erfasst werden. Zu diesem Zweck, notieren Sie

1. *im Feld Hauptsymptome das, was Ihnen am meisten auffällt:*

HAUPTSYMPTOME (z.B. Unruhe, Impulsivität, Konzentrationsschwäche, Sprachstörung)

_____

_____

_____

2. *Unterstreichen Sie unten die auf ihr Kind zutreffenden Modalitäten und Symptome. Für eine homöopathische Mittelbestimmung sollten Sie wenn möglich mindesten fünf Symptome auf dieser Seite unterstreichen können.*

ZUVERLÄSSIGE SYMPTOME	
• Licht (helles): verschlimmert	
• Sehen angestrengt: verschlimmert (z.B. Unruhe nach TV, PC)	Sehen
• Lesen: verschlimmert (liest nicht gerne, ermüdet schnell)	
• Sprechen: verschlimmert (Sprachstörung)	Sprache
• Berührung: verschlimmert (auch Abneigung gegen Berührung)	Tastsinn
• Wärme: verschlimmert (ist ihm/ihr unangenehm)	
• Zimmerwärme: verschlimmert (z.B. Unruhe in warmen Zimmern)	
• Entblößung: bessert	Temperaturempfindung
• Kälte: verschlimmert (friert schnell)	
• Entblößung: verschlimmert	
• Abneigung gegen Bewegung, Trägheit	Bewegung
• Schreiben: verschlimmert (schreibt verkrampft, ermüdet schnell)	Feinmotorik
• Nach dem Erwachen: verschlimmert	Verschlimmerungszeit
• Vor dem Einschlafen: verschlimmert	
• Begreifen schweres	Verstand
• Traurigkeit, Niedergeschlagenheit, Weinerlich	Gemütsveränderungen
• Gereiztheit, Aggressivität, Zornausbrüche	
• Muskeln straff/schlaff	Muskelspannung
MÄSSIG ZUVERLÄSSIGE SYMPTOME	
• Geräusch, Lärm: verschlimmert	Hören
• Geruchsinn: empfindlich	Riechen
• Geschmacksinn: vermindert (würzt alles nach)	Geschmacksinn
• Fahren im Wagen: verschlimmert (Übelkeit, etc.)	Gleichgewicht
• Bewegung bessert	Bewegung
• Gedächtnis schwach	Gedächtnis

3. *Die folgenden Symptome sind bei Wahrnehmungsstörungen und ADS/ADHS zwar häufig, aber weniger zuverlässig für die homöo-pathische Mittelbestimmung. Bitte unterstreichen Sie trotzdem was zutrifft, aber nur Symptome, die sehr ausgeprägt sind.*

GEMÜTSSYMPTOME

- Stimmungsschwankungen
- Verdrießlichkeit
- Ernsthaftigkeit
- Ängstlichkeit
- Zwangsvorstellungen
- Stolz, Arroganz
- Boshaftigkeit
- Eifersucht
- Habsucht, Geiz
- Dreistigkeit, Frechheit,
- Diktatorisch   (Kent I/S. 25)*
- Abneigung sich Waschen

Modalitäten des Gemüts

- Anstrengung geistig   verschlimmert
- Alleinsein   verschlimmert
- Gesellschaft   verschlimmert
- in Dunkelheit   verschlimmert
- Menschenüberfüllte Räume   verschlimmern
- Fremde Menschen   verschlimmern
- Trost   verschlimmert, will keinen T.
- Angst   verschlimmert
- Kummer   verschlimmert

- Ärger   verschlimmert
- Zorn   verschlimmert
- Schlafmangel   verschlimmert

Gemütsabhängige motorische Phänomene

- Stottern   (Kent III/S. 208)*
- Zähneknirschen   (Kent III/S. 220)*

TEILLEISTUNGSSCHWÄCHEN

- Fehler beim Rechnen   (Kent I/S. 35)*
- Langsamkeit   (Kent I/S. 68)*

FRISCHE LUFT/BEWEGUNG

- Verlangen/Abneigung frische Luft
- im Freien   besser
- Gehen im Freien   bessert
- Anstrengung körperlich   bessert
- Bewegungen unwillkürlich (Tics)

BERÜHRUNG

- Kleiderdruck   verschlimmert
- Haarekämmen   verschlimmert
- Berührung   bessert
- Reiben/Massieren   bessert

WETTER/MONDPHASEN

- Wetter feucht-kalt   verschlimmert
- Herbst   verschlimmert
- Winter   verschlimmert
- Wetter windig   verschlimmert
- Wetterwechsel   verschlimmert
- Vollmond   verschlimmert
- Neumond   verschlimmert

ESSEN/TRINKEN

- Ekel
- Verlangen Süßes
- Verlangen Salziges
- Verlangen Milch
- Zeit Mittags   verschlimmert
- Hunger   verschlimmert
- Nahrungsmittel Süßes   verschlimmert
- Milch   verschlimmert
- Nach Essen   verschlimmert
- Nach Trinken   besser

4. *Notieren Sie nachfolgend Symptome, die Sie nicht auf diesem Fragebogen gefunden haben:*

_____

_____

_____

INSTRUKTIONEN FÜR DEN REPERTORISIERENDEN ARZT:

1. Machen Sie zunächst nur mit den polaren Symptomen auf Seite 1(P) eine Differentialdiagnose der in Frage kommenden Arzneimittel.

2. Die Symptome der Seite 2 werden erst beim anschließenden Materia medica-Vergleich verwendet. Deren Einbezug in die Repertorisation kann irreführend sein. Ausgenommen von dieser Regel sind die Symptome Stottern und Zähneknirschen, Fehler beim Rechnen, Langsamkeit. Empfohlenes Repertorium und PC-Programm: Bönninghausens Therapeutisches Taschenbuch, Revidierte Ausgabe 2000. Weiterführende Informationen: www.heinerfrei.ch und www.boenninghausen.de

* Symptome, die nicht in Bönninghausens Therapeutischem Taschenbuch aufgeführt sind, siehe Kent JT, Kents Repertorium, 13. Aufl., Hrsg. G. v. Keller, J Künzli, Haug Verlag, Heidelberg, 1993.

ADS- ADHD BEURTEILUNGSBLATT

Patientenname: _____   Beurteilt von Mutter/Vater/LehrerIn

1. Legen Sie immer den gleichen Massstab an, den *Ihrer* Beobachtungen.

2. Beobachtungen verschiedener Beurteiler müssen nicht identisch sein.

3. Urteilen Sie nicht aufgrund von Einzelereignissen, sondern nehmen Sie einen Querschnitt über die letzten *zwei* Wochen.

Beurteilungsskala: 0 = gar nicht, 1 = ein wenig, 2 = ziemlich stark, 3 = sehr sta

	VOR START	1	2	3	4	5	6
ERREGBAR, IMPULSIV							
WEINT LEICHT UND HÄUFIG							
UNRUHIG, ZAPPELIG							
UNRUHIG, AUF DEM SPRUNG							
ZERSTÖRERISCH							
FEHLENDE AUSDAUER							
KONZENTRATIONSMANGEL							
SCHNELLE STIMMUNGSWECHSEL							
LEICHT FRUSTRIERT							
STÖRT ANDERE KINDER							
TOTAL							
DATUM							
MEDIKAMENT	--						

EINNAHMEANWEISUNG FÜR PATIENTEN

ERSTE EINNAHME DES MITTELS

Sie erhalten ein Fläschchen, das vollständig mit dem Medikament gefüllt ist, damit es vor Gebrauch nicht geschüttelt wird. Beim Gebrauch muss es vor jeder Anwendung verschüttelt werden. Damit sich dabei die Flüssigkeit im Fläschchen bewegen kann, müssen Sie zuerst einen kleinen Teil des Medikaments verwerfen (bis Oberrand Etikette).

Vor jeder Verschüttelung Pipette ins Fläschchen hinein leeren, dann dieses wieder gut verschließen. Danach 10 Mal kräftig schütteln (gleiche Bewegung wie beim Herunterschütteln eines Quecksilber-Fieberthermometers).

Geben Sie danach zwei Tropfen in einen Wegwerfbecher (2 dl), der zur Hälfte mit Leitungswasser gefüllt ist, und rühren mit einem Plastiklöffel kräftig um.

Von diesem Becher werden 5ml mit einem Plastiklöffel eingenommen. Der übrige Inhalt kann weggeschüttet werden. Becher und Löffel werden mit Wasser gespült und weggestellt. Sie dürfen nur vom Patienten verwendet werden. Beim Anbruch eines neuen Fläschchens werden sie weggeworfen und durch neue ersetzt..

Einnahmezeit _____

WEITERE EINNAHMEN DES MITTELS

Gleiches Vorgehen wie bei der ersten Einnahme, aber ohne vorher etwas auszuschütten. Die Flasche muss jedes Mal 10 x kräftig geschüttelt werden.

Wiederholung der Dosen _____

Nach _____ *Wochen Kontrolle beim Arzt*

WICHTIG

Es ist mit einer anfänglichen Verschlimmerung der Symptome zu rechen, welche meist nicht länger als zwei Wochen dauert.

Während der homöopathischen Behandlung müssen folgende Dinge unbedingt gemieden werden:

• Andere homöopathische Mittel (auch homöopathische Komplexmittel, Schüßlersalze, etc.)
• Pfefferminze/Menthol (z.B. Tee, Kaugummi, Zahnpasta, etc.). Geeignete Zahnpasten sind u. a. *Elmex mentholfrei* (Bananengeschmack), *Homeodent* (Anis- oder Zitronengeschmack) oder *Candida pH-Control* (Eisenkraut-Geschmack).
• Kamillentee, Kaffee (coffeinfrei erlaubt)
• Kampferhaltige Salben (Vicks, Pulmex, Liberol, Transpulmin).
• Das Medikament darf nicht in der Nähe elektronischer Geräte (TV, PCs, Mikrowellengerät, Handys, usw.) aufbewahrt werden.

Datum: _____ Patient name: _____

Das Hauptsymptom wird mit dem ihm entsprechenden Fragebogen erfasst. Damit Sie ganzheitlich behandelt werden können, müssen auch allfällige Nebensymptome bekannt sein, die mit dem Hauptleiden, das Sie zum Arzt geführt hat, nichts zu
tun haben. Gehen Sie die nachfolgende Liste von Kopf-zu-Fuß durch, unterstreichen Sie, was zutrifft, und machen Sie dazu
allfällige, präzisierende Notizen. Die Liste ist nicht abschließend. Wenn Sie weitere Leiden finden, notieren Sie diese bitte ins
entsprechende Feld.

KOPF

- Kopfschmerzen
- Augenleiden
- Schnupfen/Kieferhöhlenentzündungen
- Rachenentzündungen
- Ohrentzündungen

BRUST

- Herz (Rhythmusstörungen/Schwäche/Schmerzen)
- Lunge (Husten/Bronchitis/Asthma)

BAUCHORGANE

- Magen (Aufstoßen/Brennen/Krämpfe)
- Darm (Verdauungsstörungen/Durchfall/
- Verstopfung)

NIEREN UND HARNWEGE

- Nieren- und Blasenentzündungen
- Harninkontinenz

GESCHLECHTSORGANE

- Menstruationsbeschwerden
- Dyspareunie

BEWEGUNGSAPPARAT

- Weichteilrheumatismus
- Gelenkbeschwerden

HAUT

- Hautausschläge/Entzündungen/Warzen
- Schweiß

SCHLAF

- Ein- und Durchschlafstörungen
- Angstträume/Pavor

GEMÜTSVERÄNDERUNGEN

- Ängste
- Depressionen

Weitere, hier nicht erwähnte Symptome

_____

_____

_____

_____

_____

_____

_____

_____

_____

_____

_____

_____

Jetzt unterstreichen Sie bitte auf der Rückseite die zu den Nebensymptomen gehörenden Modalitäten.

FREIE LUFT/WETTER/KÄLTE/EINHÜLLEN

- Im Freien   verschlimmert/besser
- Verlangen freie Luft/Abneigung
- Wetter kalt/feucht-kalt   verschlimmert/bessert
- Wetter feucht   verschlimmert/bessert
- Wetter trocken   verschlimmert/bessert
- Kälte   verschlimmert/bessert
- Kaltwerden   verschlimmert/bessert
- Warmeinhüllen   verschlimmert/bessert
- Warmeinhüllen der Kopfes   verschl./bessert
- Zimmerwärme   verschlimmert/gebessert
- Beim/Nach Schwitzen   verschlimmert/gebessert
- Hitze/Schweiß mit Neigung zu Entblößung
- Hitze /Schweiß mit Abneig. gegen Entblößung
- Umschläge feuchte   verschlimmern/bessern
- Nasswerden, Durchnässung   verschlimmert
- Wind, Zugluft   verschlimmert

POSITION

- Liegen   verschlimmert/bessert
- Liegen auf Rücken   verschlimmert/bessert
- Liegen auf Seite   verschlimmert/bessert
- Liegen auf schmerzhafte Seite   verschl./bessert
- Sitzen   verschlimmert/bessert
- Sitzen krumm   verschlimmert/bessert
- Stehen   verschlimmert/bessert
- Bücken   verschlimmert/bessert
- Muskeln   schlaff/straff

BEWEGUNG/RUHE

- Verlangen Bewegung/Abneigung
- Bewegung   verschlimmert/bessert
- Bewegung leidender Teile   verschlimmert/bessert

- Kopfschütteln   verschlimmert/bessert
- Auftreten hart   verschlimmert/bessert
- Gehen   verschlimmert/bessert
- Laufen (Joggen)   verschlimmert/bessert
- Anstrengung körperlich   verschlimmert/bessert
- Anstrengung geistig   verschlimmert/bessert
- Fahren im Wagen   verschlimmert/bessert
- Ruhe   verschlimmert/bessert

ESSEN/TRINKEN/SPRECHEN

- Schlucken   verschlimmert/bessert
- Beim/nach Essen   verschlimmert/gebessert
- Nahrungsmittel (NM), Kaltes,   verschl./bessert
- Nach Trinken   verschlimmert/gebessert
- NM, Wasser kaltes,   verschlimmert/bessert
- Durst/Durstlosigkeit
- Hunger/Appetitlosigkeit
- Speichelvermehrung/-verminderung
- Sprechen   verschlimmert/bessert

SCHLAF

- Nach Hinlegen   verschlimmert/gebessert
- Beim Einschlafen   verschlimmert/gebessert
- Während Schlaf   verschlimmert/gebessert
- Beim Erwachen   verschlimmert/gebessert
- Beim/Nach Aufstehen vom Bett   verschl./b.

SEHEN

- Licht   verschlimmert/bessert
- Dunkelheit   verschlimmert/bessert
- Pupillen   erweitert/verengt
- Sehen angestrengt   verschlimmert/bessert
- Lesen   verschlimmert/bessert

SEITENBEZIEHUNGEN

- Seite   links/rechts
- Innerer Kopf   links/rechts
- Äußerer Kopf   links/rechts
- Gesicht   links/rechts
- Auge   links/rechts
- Nase   links/rechts
- Ohr   links/rechts
- Mund   links/rechts
- Zähne   links/rechts
- Äußerer Hals   links/rechts
- Brust   links/rechts
- Hypochondrien (Oberbauch)   links/rechts
- Innerer Bauch   links/rechts
- Leisten   links/rechts
- Genitalorgane   links/rechts
- Arm   links/rechts
- Bein   links rechts

EMPFINDUNGEN

- Berührung   verschlimmert/bessert
- Druck äußerer   verschlimmert/bessert
- Reiben   verschlimmert/bessert
- Geruchsinn   empfindlich/vermindert
- Niesen   verschlimmert/bessert

Datum: _____   Patientenname: _____

Dieser Fragebogen dient dazu, Einflüsse zu erkennen, die Ihre Genesung fördern oder
behindern können. Bitte beschreiben Sie auch Umstände, die zeitlich weiter zurückliegen.

Ihr familiäres Umfeld: _____

_____

_____

_____

Ihre aktuelle und ihre früheren beruflichen Tätigkeiten: _____

_____

_____

_____

Ihre Wohnsituation: _____

_____

_____

_____

Umstände, von denen Sie den Eindruck haben, dass sie Ihre Gesundheit negativ beeinflussen: _____

_____

_____

_____

Umstände, von denen Sie den Eindruck habben, dass sie Ihre Gesundheit positiv beeinflussen: _____

_____

_____

_____

Frühere Erkrankungen, Unfälle, Operationen: _____

_____

_____

_____

_____

ANHANG

QUIZ 1: GRUNDLAGEN DER HOMÖOPATHIE

1 Das „zu Heilende" ist die *Gesamtheit der aktuell vorhandenen Symptome*.

2 *Symptome sind* Abweichungen vom ursprünglichen gesunden Zustand, also *Veränderungen des Befindens bei Krankheit*.

3 Das Arzneimittel muss vor allem den *Modalitäten* des Patienten entsprechen.

4 *Gemütssymptome sind Veränderungen des Gemüts bei Krankheit*, also Abweichungen vom ursprünglichen gesunden Zustand des Patienten. Sie müssen von den Charaktereigenschaften und Eigenheiten des Patienten unterschieden werden.

5 Gemütssymptome *geben allenfalls den Ausschlag* für ein bestimmtes Arzneimittel, nachdem die Auswahl der in Frage kommenden Mittel aufgrund der polaren Symptome und Modalitäten eingegrenzt worden ist.

6 *Charaktereigenschaften und Eigenheiten* des Patienten spielen *keine* Rolle bei der Bestimmung des am besten passenden Arzneimittels.

QUIZ 2: BÖNNINGHAUSEN-METHODE

7 *Bönninghausens Rangordnung der Symptome*:
1. Causa
2. Hauptsymptom mit seinen Eigenheiten
3. Nebensymptome mit ihren Eigenheiten
4. Veränderungen des Gemüts

8 *Die Eigenheiten eines Symptoms sind* Lokalisation/Empfindungen und Befunde/Modalitäten/Begleitsymptome und Erstreckungen.

9 *Zuverlässigkeit der Symptome von oben nach unten:*
Modalitäten/polare Symptome
Befunde
Empfindungen/Gemütssymptome

10 Nach heutigem Verständnis sind *pathognomonische Symptome* diejenigen, die eine schulmedizinische Diagnose begründen. Die Homöopathen des 19. Jahrhunderts verstanden darunter irreversible Organschäden.

11 *Der Genius eines Arzneimittels,* umfasst diejenigen Modalitäten, Empfindungen und Befunde, die sich in der Arzneimittelprüfung in verschiedenen Lokalisationen mehrfach gezeigt haben und auch klinisch geheilt worden sind. Sie sind das eigentlich Charakteristische des Arzneimittels.

12 *Die Symptomengrade Bönninghausens* sind

1. Grad	Seltenes Vorkommen des Symptoms in der Arzneimittelprüfung.
2. Grad	Häufiges Vorkommen des Symptoms in der Arzneimittelprüfung.
3. Grad	Das Symptom kommt in der Prüfung vor und ist durch das Arzneimittel klinisch geheilt worden.
4. Grad	Das Symptom kommt in der Prüfung vor und ist durch das Arzneimittel häufig klinisch geheilt worden.
5. Grad	Symptom 4.Grades, das von Bönninghausen durch zusätzliche Unterstreichung aufgrund sehr häufiger klinischer Beobachtung hervorgehoben wurde.

13 *Bönninghausens Kontraindikationen*
Polare Symptome (Symptome, die auch ein Gegenteil aufweisen können, wie Durst/Durstlosigkeit) sollten vom homöopathischen Arzneimittel möglichst in hohen Graden (3-5) abgedeckt sein. Ist der Gegenpol in einem hohen Grad (3-5), das Patientensymptom

aber in einem niedrigen Grad (1-2), so entspricht der Genius des Arzneimittels nicht der Patientensymptomatik. Es wird den Patienten deshalb kaum heilen und ist kontraindiziert.

14 *Kernaussage der Hering'schen Regel*
„Gesetzt der Fall, der Patient leidet an Symptomen, die in der Reihenfolge a, b, c, d, e aufgetreten sind, dann sollten sie ihn, vorausgesetzt die Behandlung soll vollständig und dauerhaft sein, in der Reihenfolgee, d, c, b, a verlassen."
Konsequenz: Bei sich widersprechenden Patientensymptomen haben die in der Krankheitsentwicklung zuletzt aufgetretenen Symptome Priorität bei der Bestimmung des Arzneimittels.

15 *Gemütssymptome* lässt man am besten im *Materia medica-Vergleich* in die Mittelwahl einfließen.

....

QUIZ 3: POLARITÄTSANALYSE

16 zur *Berechnung der Polaritätsdifferenz* addiert man bei jedem in Frage kommenden Mittel die Grade der *polaren* Patientensymptome und subtrahiert davon die Grade der entsprechenden Gegenpole.

17 Einer Polaritätsanalyse sollten *mindestens fünf polare Symptome* zugrunde liegen.

18 *Je höher die Polaritätsdifferenz, umso eher entspricht das Arzneimittel der Patientensymptomatik, vorausgesetzt es liegen keine Kontraindikationen vor.*

19 *Gewichtung des Resultats einer Polaritätsanalyse* (abnehmende Bedeutung von oben nach unten):
1. Fehlen von Kontraindikationen
2. Höhe der Polaritätsdifferenz
3. Vollständigkeit der Symptomenabdeckung
4. Übereinstimmung mit dem in Frage kommenden Arzneimittel im Materia medica-Vergleich.

20 *Nichtpolare Symptome,* besonders Modalitäten, und wenn nötig auch Befunde, werden für die Mittelbestimmung beigezogen, wenn die polaren Symptome nicht ausreichen, um die in Frage kommenden Arzneimittel zu differenzieren.

21 *Hilfsmittel für die Fallaufnahme* sind
• 8 Checklisten für akute Erkrankungen
• 13 Fragebögen für chronische Erkrankungen
• Excel File Anameseprotokoll
Sie können von der Website www.heinerfrei.ch heruntergeladen werden.

22 PC-Programme mit Polaritätsanalyse in Englisch sind das:
• Programm der Bönninghausen Arbeitsgemeinschaft (www. boenninghausen.de) *[empfohlen],* und das Bönninghausen Modul des Radar-Programms

....

QUIZ 4: AKUTE ERKRANKUNGEN, ERSTER TEIL

23 *Checklisten für akute Erkrankungen*
Atemwege
Bewegungsapparat
Grippale Erkrankungen
HNO-und Augen-Erkrankungen
Akute Erkrankungen von Kleinkindern
Kopfschmerzen und Schwindel
Magen-Darm-Erkrankungen
Harnwege

24 Bei akuten Erkrankungen werden am besten *Einzeldosen in der Potenzhöhe C200* verwendet. Der Patient erhält zwei (oder mehrere) Globuli des am besten passenden Arzneimittels in der Praxis.

25 Ist *zwei Tage* nach der Einnahme des Arzneimittels nicht *mindestens eine Besserung von 50 % der Gesamtsymptomatik* eingetreten, so nimmt der Patient das als Reserve mitgegebene zweite Mittel ein.